胃肠道黏膜下病变内镜超声检查术应用

主　编　许国强

副主编　陈洪潭　陈李华　单国栋　章粉明

编　者（按姓氏汉语拼音排序）

陈洪潭　陈李华　陈文果　丁　樑　杜浩杰　胡凤玲

蒋　婷　李　莎　郦鲁秀　楼歆荷　宁龙贵　单国栋

项赛衡　许国强　许骁玮　杨　铭　俞静华　张　程

章粉明　朱华陀

人民卫生出版社

·北京·

图书在版编目（CIP）数据

胃肠道黏膜下病变内镜超声检查术应用/许国强主编. —北京：人民卫生出版社，2020.8

ISBN 978-7-117-30253-1

Ⅰ.①胃… Ⅱ.①许… Ⅲ.①胃粘膜疾病-超声波诊断②肠粘膜-超声波诊断 Ⅳ.①R570.4

中国版本图书馆 CIP 数据核字（2020）第 130169 号

人卫智网 www.ipmph.com	医学教育、学术、考试、健康，购书智慧智能综合服务平台	
人卫官网 www.pmph.com	人卫官方资讯发布平台	

胃肠道黏膜下病变内镜超声检查术应用

Weichangdao Nianmoxia Bingbian Neijing
Chaosheng Jianchashu Yingyong

主　　编：许国强
出版发行：人民卫生出版社（中继线 010-59780011）
地　　址：北京市朝阳区潘家园南里 19 号
邮　　编：100021
E - mail：pmph @ pmph.com
购书热线：010-59787592　010-59787584　010-65264830
印　　刷：三河市潮河印业有限公司
经　　销：新华书店
开　　本：787×1092　1/16　印张：20
字　　数：499 千字
版　　次：2020 年 8 月第 1 版
印　　次：2020 年 8 月第 1 次印刷
标准书号：ISBN 978-7-117-30253-1
定　　价：179.00 元

打击盗版举报电话：010-59787491　E-mail：WQ @ pmph.com
质量问题联系电话：010-59787234　E-mail：zhiliang @ pmph.com

主编简介

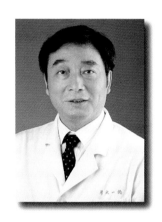

许国强

- 医学博士，主任医师、博士生导师。
- 我国著名的消化病学和消化内镜学领域专家，浙江省消化内镜诊治创新学科带头人，擅长消化道疾病诊治和消化内镜诊治技术。
- 1993 年获浙江医科大学消化内科学硕士学位，2000 年获德国吕贝克医科大学医学博士学位。
- 现任浙江大学医学院附属第一医院副院长、科主任。

学术任职：亚洲超声内镜联盟执行委员，中华医学会消化内镜分会常务委员，中华医学会消化内镜分会食管疾病协作组组长，中国医师协会内镜医师分会常务委员，中国医师协会内镜医师分会消化内镜专业委员会常务委员，中国医师协会内镜医师分会内镜质量管理与质控专业委员会常务委员，中国 EUS 专家委员会副主任，浙江省医学会消化内镜学分会主任委员，浙江省消化内镜学会超声内镜学组组长，《中华消化杂志》《中华消化内镜杂志》编委等。

主持承担国家自然基金等各类研究项目；先后因"内镜超声微创诊疗体系的建立与临床应用"和"EUS 对消化道黏膜下病变诊治价值的研究"等项目荣获国家科学技术进步奖二等奖，浙江省科技进步奖二等奖，浙江省医药创新奖一等奖等。以第一作者和通信作者发表 SCI 论文 50 余篇，中华系列杂志 30 余篇；担任《内科疑难病例丛书》副主编，参编《消化超声内镜学》《现代食管病学》《普通内科学高级教程》等；入选浙江省新世纪 151 人才。

前　　言

内镜超声检查术(endoscopic ultrasonography,EUS)具有内镜和超声两种功能,既能显示胃肠道黏膜的表面结构变化,又能显示胃肠道壁的层次结构以及与周围组织器官的相互关系。与常规胃肠镜相比,能提供更多的影像学信息帮助临床诊断和鉴别,特别是在胃肠道黏膜下病变的诊治方面发挥着非常重要和不可替代的作用。胃肠道黏膜下病变主要包括黏膜下肿瘤和非肿瘤两大类,这类病变因上皮黏膜结构正常,常规胃肠镜很难对其作出正确的诊断,活检上皮和黏膜也大多无法获得病变组织,常常造成漏诊和误诊,使这类疾病成为目前临床诊治的难题。随着EUS的日渐普及,这类疾病在临床上发现得越来越多。虽然我们对这类疾病的认识和诊断水平在逐渐提高,相关的文献报道也很丰富,但是目前尚缺乏有关这类疾病的规范、系统的学习教材和书籍,特别是这类疾病EUS影像方面系统、全面的介绍与分析等,也缺乏有关如何应用EUS及其相关技术在胃肠道不同部位、不同黏膜下病变的诊治价值的总结分析和规范要领等书籍。

为了有效提高我们对这类疾病的正确诊断和鉴别水平,显著改善我们对这类疾病的精准处理和治疗能力,本书共收集、分析和精选浙江大学医学院附属第一医院消化内镜中心20年来4万多例胃肠道黏膜下病变,总结诊治经验,通过展示与分析大量优质、清晰的EUS影像图片,图文并茂地介绍每个胃肠道黏膜下病变的EUS特征,从典型的到不典型的,从常见的到少见的,从EUS设备和技术的选择到不同疾病EUS图像的诊断、鉴别的重点和要点。本书分别从食管、胃、十二指肠和结肠4个不同部位着手,系统、全面地介绍了每个部位各种相对常见的黏膜下病变的概述、EUS表现、影像学比较、治疗和随访等方面的内容和经验;同时,每个部位均设外压隆起和诊断与鉴别诊断章节,专门介绍不同部位外压隆起的诊断和鉴别诊断,以及因为EUS影像相似或不典型所造成的误诊情况。

本书全面、系统地阐述EUS及其相关技术在胃肠道黏膜下病变的诊断与鉴别诊断、指导治疗方案的制订和复查随访等方面的临床作用和价值,作者认为本书特别适合于消化内科、胃肠外科等和具有一定内镜诊治基础的消化内镜医师阅读、参考,尤其是正在学习应用EUS诊治胃肠道疾病的内镜医师。希望读者通过阅读,既能增长对这类疾病诊治的理论知识,又能提高对这类疾病诊治的实践能力,特别是提高消化内镜医师应用EUS及其相关技术诊治胃肠道黏膜下病变的能力和水平。

本书的编写得到本科室同仁、研究生们以及放射影像科、病理科、信息科等同事的大力支持和帮助,从查阅文献、统计分析、收集图片、病例随访到内容编写等,均付出了大量的心血和努力,在此表示衷心的感谢。

    EUS 是一项相对新的技术,近年来无论是设备还是技术等方面进展也很快、很多,由于编者水平有限,书中难免有疏漏和错误之处,敬请广大同道批评、指正。

许国强

2020 年 3 月 4 日

目　　录

第一章

食管黏膜下病变

第一节　食管平滑肌瘤

一、概述

食管平滑肌瘤是食管黏膜下肿瘤中发病率最高的疾病,根据文献报道,占食管黏膜下肿瘤的80%~90%。近年来随着内镜超声检查术临床应用的日渐普及,该病的发现率和诊断率有了显著提高。我们的临床研究发现,近10年来在浙江大学医学院附属第一医院消化内镜中心,经内镜超声检查术(endoscopic ultrasonography,EUS)初步诊断为食管黏膜下病变2 614例,其中食管平滑肌瘤占90.40%,发病年龄在20~80岁,平均为40~50岁;在性别方面,女性多于男性。有关该病确切的发病原因和机制目前尚不清楚。大多数病灶是在做胃镜检查上消化道其他疾病时意外发现的,患者通常缺乏与病灶相关的临床症状,少数病例可因为病灶体积较大和位置较高出现吞咽不畅和异物感等症状。体格检查无相关的阳性体征。血清学检查也无肿瘤、炎症和免疫等方面指标的明显异常,若有肿瘤标志物等血清指标升高,要警惕伴发其他恶性肿瘤或误诊的可能性。食管平滑肌瘤可发生在食管的任何部位,但以食管中下段较为多见,绝大多数为单发病灶,病灶形状以类圆形多见,也有长条状或不规则形。从我们的临床研究发现,病灶大多数在0.5~1.0cm,少数也有大至10cm;大多数病灶起源于黏膜层和固有肌层,也有少数起源于黏膜下层,通常不伴有食管旁淋巴结肿大。该病初步诊断主要依靠EUS检查,确诊则需要组织病理学和免疫组化检查,显微镜下平滑肌瘤表现为平滑肌束、纤维和神经组织,有丝分裂活动度很低;免疫组化染色表现为SMA和Desmin阳性,CD117、CD34和DCG1阴性。该病目前尚缺乏有效的药物治疗手段,临床实际工作中可根据患者的个体情况,结合病灶大小、位置和层次起源等,选择内镜下治疗、外科手术治疗或随访观察。食管平滑肌瘤生长缓慢,根据文献报道和我们的临床实践经验发现,绝大多数病灶属于良性肿瘤,几乎无恶变的报道。

二、EUS 表现

EUS具有内镜和超声双重功能,不但能够显示食管黏膜表面结构的变化,也能清楚地显示食管壁的层次结构,显示病灶的起源、大小、部位、数量、边界、生长方式、内部回声及与周围器官的关系,对食管黏膜下病变的诊断和鉴别诊断具有极其重要的临床价值,并已成为该类疾病最有价值的诊断方法。临床上可根据常规胃镜等提供的病灶大小、部位等信息,选择不同的 EUS 设备进行检查,包括 12~20MHz 的超声微探头或 5~10MHz 的内镜超声检查术(环扫和线阵),采用直接接触法、浸水法、连续注水法或水囊法等扫查病灶,必要时还可通过造影增强内镜超声检查术(contrast-enhanced harmonic EUS,CE-EUS)、内镜超声检查术弹性成像(EUS elastography,EUS-EG)和内镜超声检查术下细针穿刺(EUS-guided fine needle aspiration,EUS-FNA)等帮助诊断和鉴别诊断。食管平滑肌瘤在 EUS 下主要表现为食管黏膜下隆起,黏膜表面光整,结构色泽如常,质地中硬。病灶多为类圆形,也可呈不规则形,围绕食管生长者可呈马蹄形(图 1-1-1)。多数向腔内生长,以单发为主,少数可见多发病灶(图 1-1-2)。通常内部回声均匀,呈低回声改变,部分内部可见高强回声并伴声影(图 1-1-3);病灶边界清楚、规则。可起源于黏膜层(图 1-1-4),也可起源于黏膜下层或肌层(图 1-1-3,图 1-1-5)。周围食管壁层次结构正常,壁周无相关肿大淋巴结。根据这些 EUS 的影像学特征,可初步诊断为食管平滑肌瘤。目前有关食管平滑肌瘤是否需要进行 EUS-FNA 尚有争议,EUS-FNA 虽有助于明确诊断,但它是一项有创的侵入性技术,存在一定的并发症,可能会影响后续治疗且性价比相对低。因此,我们的临床实践体会是若病灶较小、超声影像基本考虑为平滑肌瘤者,通常不考虑行 EUS-FNA;若病灶较大并怀疑有恶性病变的可能性时,则需选择 EUS-FNA(图 1-1-6)。当然,如设备条件允许,也可以应用 EUS 下的谐波造影(图 1-1-7)和弹性成像(图 1-1-8)等检查来帮助诊断和鉴别诊断。

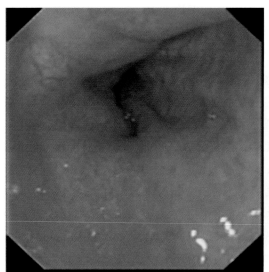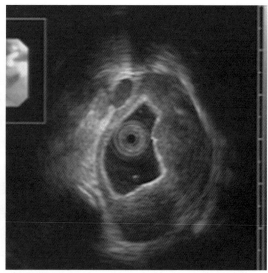

图 1-1-1 食管平滑肌瘤(不规则形)

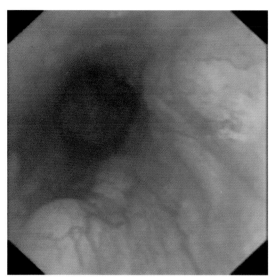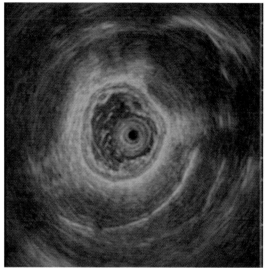

图 1-1-2 食管平滑肌瘤(多发)

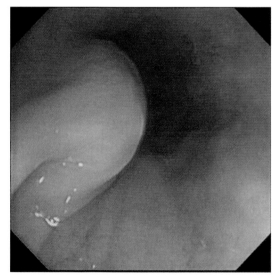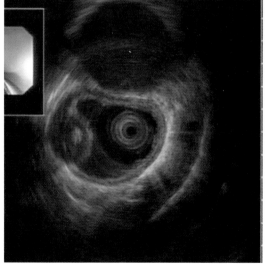

图 1-1-3 食管平滑肌瘤伴钙化(固有肌层)

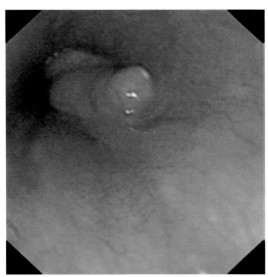
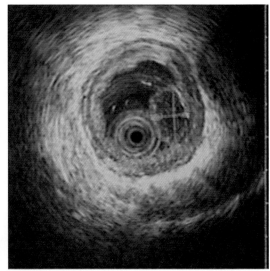

图 1-1-4　食管平滑肌瘤（黏膜层）

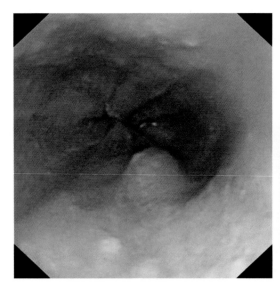
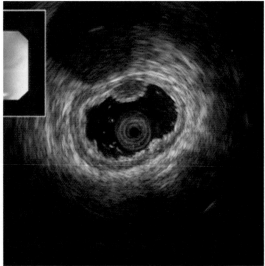

图 1-1-5　食管平滑肌瘤（黏膜下层）

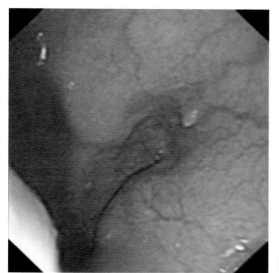
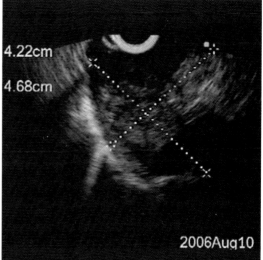
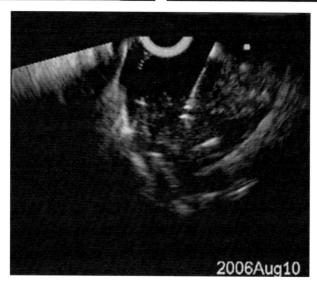

图 1-1-6　食管平滑肌瘤（EUS-FNA）

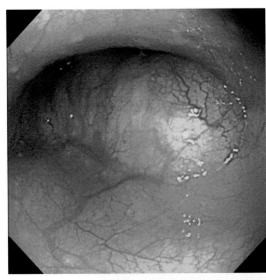
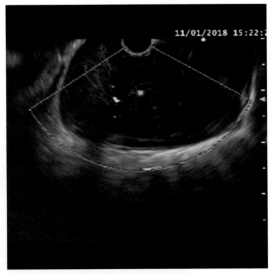
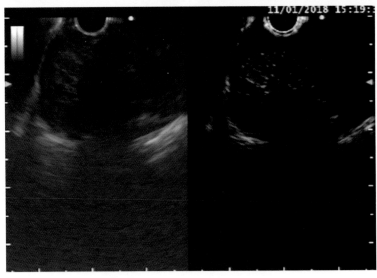

图 1-1-7 食管平滑肌瘤（CE-EUS）

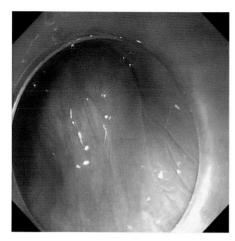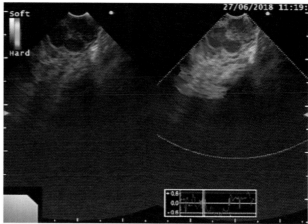

图 1-1-8　食管平滑肌瘤(EUS-EG)

三、影像学比较

临床上绝大多数食管平滑肌瘤患者是通过常规胃镜检查发现黏膜下隆起病变后,再经EUS检查来作出初步的影像学诊断的,也有少数是经食管吞钡造影或胸部CT和MRI检查发现后,再做EUS检查的。通常食管吞钡造影检查只能发现较大的病灶,表现为腔内圆形光滑的隆起,无法显示病灶的起源、内部组成和表面结构等,也无法与外压隆起相鉴别,因此临床上已不用该方法进行检查诊断。与食管吞钡造影相比,胸部CT和MRI检查能够提供更多的有关病灶大小、边界、内部结构和血供情况(图1-1-9)等信息,也能显示病灶内部钙化和液化等表现,对病灶>2cm的食管平滑肌瘤的诊断具有一定的临床意义。但我们的临床实践表明,大部分食管平滑肌瘤患者病灶<1cm,CT和MRI检查难以显示1cm以下的病灶,有时只能提示局部食管壁增厚(图1-1-10),在显示病灶确切大小、边界、内部结构等方面清晰度远不如EUS,无法显示病灶的层次起源和表面黏膜结构,也无法进行组织活检。因此,与常规胃镜和CT、MRI等影像学检查相比,EUS检查能够获得更清晰的病灶影像和更多的诊断信息来帮助诊断食管平滑肌瘤,其临床诊断价值明显优于CT和MRI等。但部分经EUS初步诊断为平滑肌瘤的患者,若病灶较大、内部回声不均匀、有淋巴结肿大或有其他特殊病史等情况,我们还是需要用CT和MRI进行佐证,明确病灶的整体范围、与周围组织结构的关系和周边淋巴结等情况。

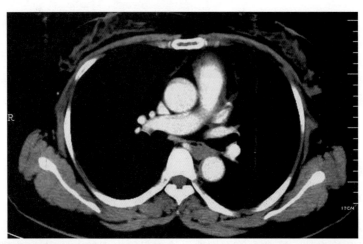

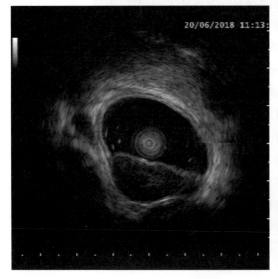

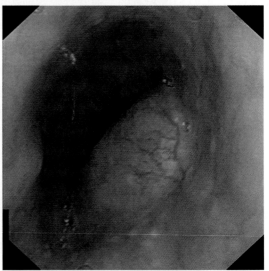

图 1-1-9　食管平滑肌瘤（CT/EUS）

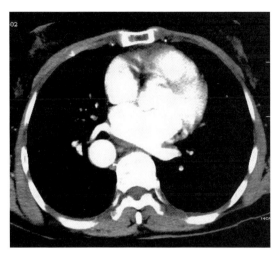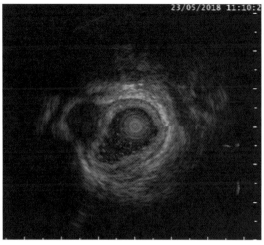

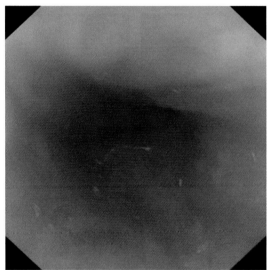

图 1-1-10 食管平滑肌瘤(CT/EUS)

四、治疗和随访

EUS 的检查诊断结果对于食管平滑肌瘤患者选择和制订科学、合理的治疗方案具有极其重要的指导意义,我们可以根据病灶的部位、数量、大小、层次起源、与周围组织结构的关系和患者的个体情况选择不同的处理方法,包括内镜下治疗,如内镜黏膜下肿瘤结扎术、内镜下黏膜切除术(endoscopic mucosal resection,EMR)、内镜下黏膜下剥离术(endoscopic submucosal dissection,ESD)、内镜下黏膜下隧道内肿瘤切除术(submucosal tunneling endoscopic resection,STER)等;外科手术,如胸腔镜、开胸手术或双镜联合等;观察随访,如通过常规胃镜、EUS 或 CT/MRI 等检查。通常对起源于黏膜或黏膜下层的病灶,选择内镜下 EMR(图 1-1-11)或 ESD(图 1-1-12)治疗;对起源于固有肌层的病灶,可选择 ESD 或 STER(图 1-1-13)治疗;对巨大病灶、不能行内镜治疗者,可选择外科手术治疗或双镜联合治疗。我们的临床实践和研究均表明,无论是内镜下治疗还是外科手术治疗成功率均可达到 95% 以上。治疗的并发症主要包括短期并发症(穿孔、出血、局部感染、纵隔气肿、气胸及胸腔积液等)和长期并发症(复发、食管狭窄、憩室、食管气管瘘等)。从短期并发症的角度看,内镜下治疗比外科手术更有优势;从长期并发症的角度看,内镜下治疗和外科手术未见明显区别。因此,在可选择的情况下,食管平滑肌瘤应更倾向于进行内镜下治疗。近年来文献报道显示,在一系列食管黏膜下肿瘤比较研究中发现,平滑肌瘤表现为惰性生物学行为且没有肿瘤相关死亡报道,多数未治疗的患者在数年的随访期间病灶几乎无明显增大,治疗后复发报道少见,常与切除不完全或与之前未被检测到的瘤体有关。我们的临床研究也与国外的报道一致,在对浙江大学医学院附属第一医院2 346 例 EUS 诊断为平滑肌瘤的病例进行治疗和随访过程中发现,接受内镜下治疗或手术治疗的患者术后均无复发。EUS 或胃镜对未接受治疗的患者进行随访 4~5 年(图 1-1-14),病灶几乎无增大,也没有发现恶变病例。通过随访,还能够及时发现被误诊为平滑肌瘤的少数恶性黏膜下病灶的变化和发展,显示了 EUS 在该病随访评估等方面重要的临床价值和意义。但是,目前有关该病是否需要治疗,什么样的患者、什么样的病灶需要治疗,如何选择不同的治疗方法,该病是否需要随访,什么样的患者需要随访,随访的时间间隔和时间长度,选用什么设备器械进行随访等临床问题尚缺乏明确、标准、统一的共识意见,有待我们进一步深入的研究探讨。

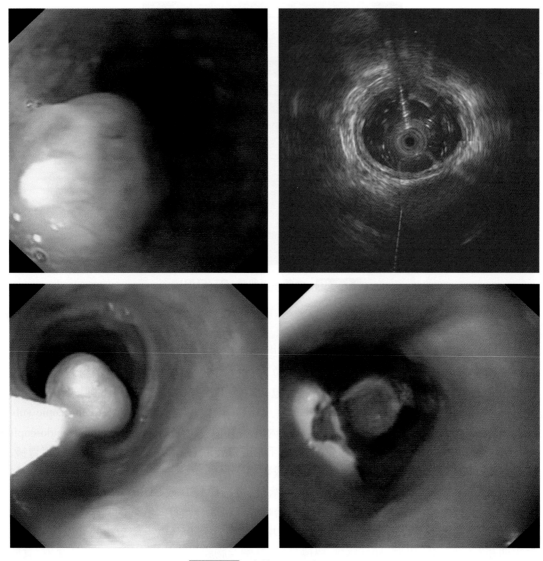

图 1-1-11 食管平滑肌瘤(EMR)

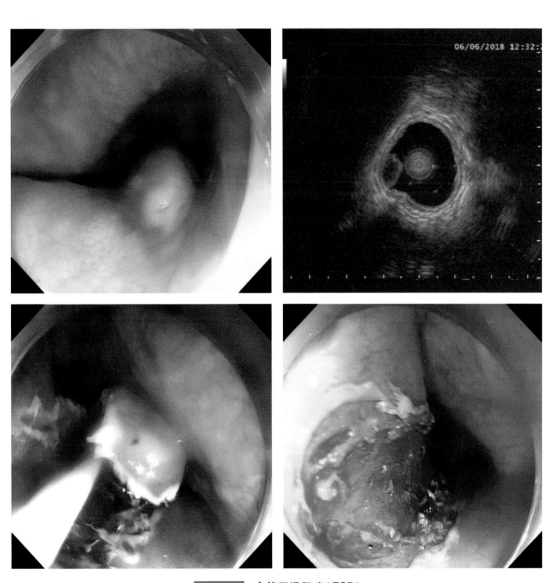

图 1-1-12　食管平滑肌瘤（ESD）

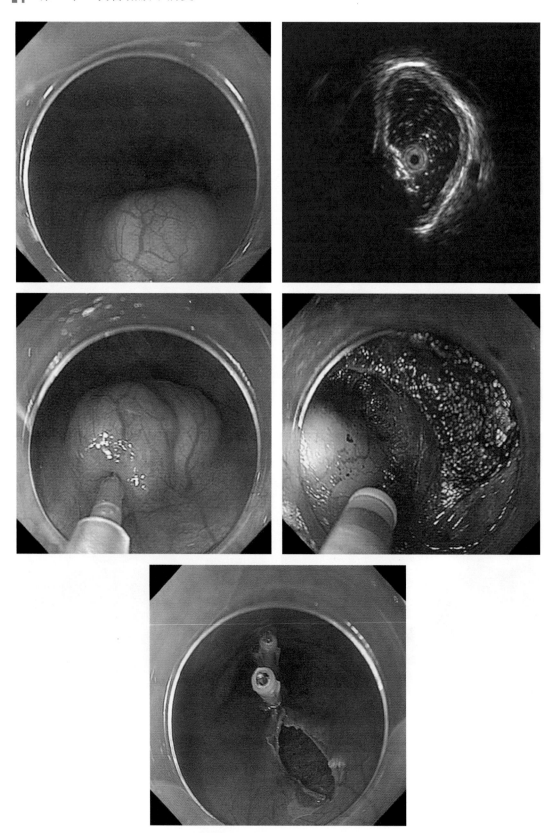

图 1-1-13　食管平滑肌瘤（STER）

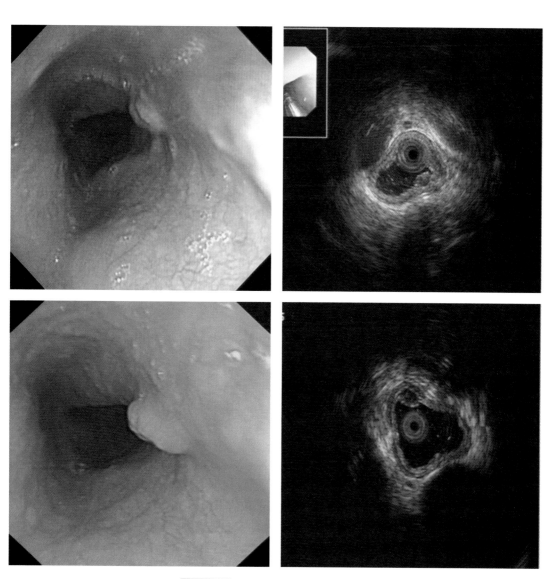

图 1-1-14 食管平滑肌瘤随访（6年）

━━━━━━━━━━━━ 参考文献 ━━━━━━━━━━━━

［1］ XU G Q,QIAN J J,CHEN M H,et al. Endoscopic ultrasonography for the diagnosis and selecting treatment of esophageal leiomyoma［J］. J Gastroenterol Hepatol,2012,27(3):521-525.

［2］ SEREMETIS M G,LYONS W S,DEGUZMAN V C,et al. Leiomyomata of the esophagus. An analysis of 838 cases［J］. Cancer,1976,38(5):2166-2177.

［3］ FEI B Y,YANG J M,ZHAO Z S. Differential clinical and pathological characteristics of esophageal stromal tumors and leiomyomata［J］. Dis Esophagus,2014,27(1):30-35.

［4］ SUN L J,CHEN X,DAI Y N,et al. Endoscopic Ultrasonography in the Diagnosis and Treatment Strategy Choice of Esophageal Leiomyoma［J］. Clinics (Sao Paulo),2017,72(4):197-201.

［5］ HALLIN M,MUDAN S,THWAY K. Interstitial Cells of Cajal in Deep Esophageal Leiomyoma［J］. Int J Surg Pathol,2017,25(1):51-53.

［6］ 许国强.超声内镜在消化系疾病诊治中的应用［J］.现代实用医学,2008,20(5):329-331.

［7］ 葛宏华,胡裕耀,李峰,等.超声内镜引导下圈套切除术治疗食管黏膜下平滑肌瘤［J］.浙江医学,2008,30(6):627,667.

［8］ 许国强,金恩芸,厉有名,等.微型超声探头对消化道疾病的诊治价值［J］.中华医学杂志,2004,84(2):119-124.

［9］ 许国强,陈李华,厉有名,等.内镜超声检查术对胃肠道平滑肌瘤的诊断价值［J］.中华医学杂志,2003,83(10):877-878.

［10］ 许国强,厉有名,陈卫星,等.微型超声探头对食管、胃粘膜下病变的诊断价值［J］.中华超声影像学杂志,2002,11(3):188-189.

［11］ 许国强,方英,厉有名,等.微型超声探头对消化道疾病的诊断价值［J］.中国内镜杂志,2002,8(1):1-3,6.

第二节　食　管　囊　肿

一、概述

食管囊肿是食管黏膜下病变中较为少见的疾病,根据文献报道,其发病率占食管黏膜下病变的0.5%~2.5%。若按病因分类,可将食管部位囊肿分为先天性囊肿和后天性囊肿两大类。先天性囊肿起源于原始前肠胚芽,也可称为食管前肠囊肿,是起源于胚胎原始前肠的发育畸形,包括重复畸形囊肿、包涵囊肿及食管壁内支气管源性囊肿,其发生确切原因尚不清楚。其中,重复畸形囊肿和包涵囊肿发生的代表性学说有两种,一是消化道憩室学说,指前肠发育形成的各种小憩室不退化、后逐渐膨大形成囊肿;二是食管发育时中空异常学说,指食管中空期某个有分化潜能的空腔未与其他食管腔完全融合而形成囊肿。食管壁内支气管源性囊肿发生的代表学说则主要是Sumiyoshi等学者在1985年提出的胚芽脱落移位假说,即在胚胎发育的第3周,胸腔和腹腔为一个整体,原始前肠向腹侧分出气管、支气管树异常胚芽,异常胚芽与支气管树离断后随着生长、发育而迁移,若在胚胎发育第6周末,异常的萌芽在纵隔内容物融合前已迁移,则可形成异位支气管囊肿,食管前肠囊肿由于较大,一般多在儿童期即被发现。食管部位的后天性囊肿一般指潴留囊肿,其发生与食管慢性炎症有关,是食管壁腺管阻塞后，分泌液聚集所形成的囊状肿物，多见于成人。根据国外文献报道，本病一般男性患者多见，男女比例在(1~2)∶1。我们的临床研究发现，食管囊肿的发病情况约占所有食管黏膜下病变的 3.5%，发病年龄在 20~80 岁，男女比例约在 1.25∶1。多数食管前肠囊肿的患者在儿童期间即可诊断，患者可能出现吞咽困难、呼吸困难、胸痛和反复发作的胸部感染，有些囊肿包含胃或胰腺成分，患者甚至可能出血、呕血、穿孔甚至出现极为罕见的恶变风险，而成人患者大多是没有症状的。后天性的食管囊肿均无临床症状，平均为 50~60 岁，多在上消化道胃镜检查时意外被发现。患者体格检查无相关的阳性体征，通常血清学检查也无肿瘤、炎症和免疫等方面指标的异常。食管囊肿可发生在食管的任何部位，但以食管下段多见，绝大多数为单发病灶，病灶形状以类圆形、圆形多见，也有管状病灶的报道。食管前肠囊肿直径一般较大，为 2.0~10.0cm，而潴留囊肿一般直径较小，多为 0.2~1.5cm。病灶多分布于食管下段。目前食管囊肿的初步诊断主要依靠 EUS 检查，确诊则需要组织病理学检查。重复畸形囊肿被两层肌层覆盖，内衬细胞为鳞状上皮细胞或胚胎期食管各种上皮细胞。支气管源性囊肿壁内含分泌腺、软骨和平滑肌，内覆假复层纤毛柱状上皮，囊壁是否出现软骨是重复畸形囊肿和支气管源性囊肿的鉴别要点。潴留性囊肿外囊是纤维组织，内壁是扁平上皮组织，囊内含有清亮液体或黏液。食管囊肿治疗目前尚无有效的药物手段，只有通过内镜下治疗或外科手术两种方法进行治疗，儿童期发现的食管前肠囊肿，患儿多有症状，病变一般较大且有恶变报道，通常需要外科手术干预。而成人的食管囊肿，则可根据患者的个体情况，结合病灶大小、位置和层次起源等，选择内镜下治疗、外科手术治疗或随访观察。一般成人食管囊肿生长缓慢，根据文献报道和我们的临床实践经验发现，绝大多数病灶为良性，几乎无恶变的报道。

二、EUS 表现

食管囊肿 EUS 下表现为食管黏膜下隆起，多呈圆形、类圆形，黏膜表面光整，色泽如常，部分黏膜表面呈半透明状，压之质软、变形。超声扫描显示病灶位于食管壁内或外侧，边界清楚、光整，呈均匀低或无回声改变，探头压之会变形。多普勒扫描低或无回声区内无血流信号。病灶多起源于黏膜下层，也可起源于黏膜层或固有肌层，典型病灶部分可见病灶后方有增强效应(图 1-2-1)。重复畸形囊肿因其表面覆有双层肌层，在 EUS 下可表现为多层壁(图 1-2-2)。若囊肿中含有脓液或血液，则表现为不均匀伴无回声区域，而支气管源性囊肿囊壁有时可见低回声软骨成分。通常支气管源性囊肿病灶较大(图 1-2-3)，而重复畸形囊肿和潴留性囊肿病灶较小(图 1-2-4)。CE-EUS 和 EUS-EG 的应用能够显示病灶的囊性特征和无增强、无血管分布的表现(图 1-2-5)，以及囊液性肿块的软硬度等特征(图 1-2-6)，具有很好的诊断和鉴别诊断价值。EUS-FNA 对食管囊肿的确诊具有重要价值，但在食管前肠囊肿中的应用尚有争议，因其可能引起感染。有研究显示，即使在术前或术后应用抗生素，对前肠囊肿进行 EUS-FNA 后发生感染的概率也会增加 14%。对于诊断不明确的患者，当前肠囊肿影像学表现不典型或考虑为恶性时，建议行 EUS-FNA，获取标本以明确细胞学和组织学诊断。前肠囊肿 EUS-FNA 结果多显示鳞状细胞及囊液结果，而无非典型细胞(图 1-2-7)。

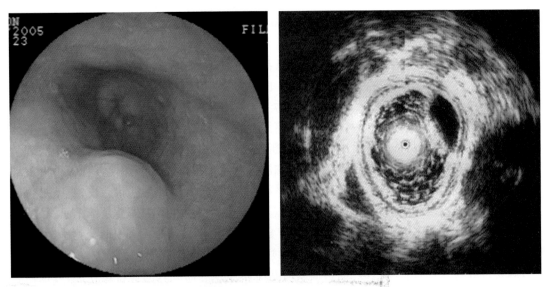

图 1-2-1　食管囊肿(后方增强效应)

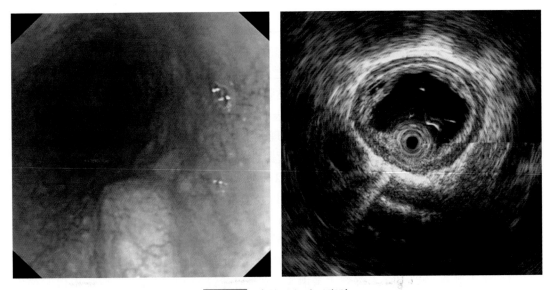

图 1-2-2　食管重复畸形囊肿

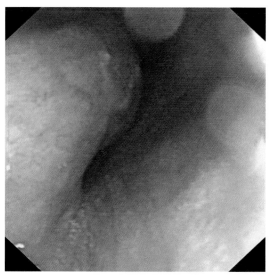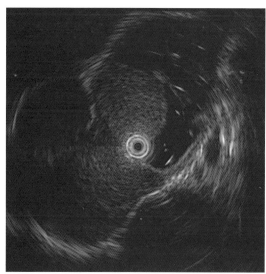

图 1-2-3 食管支气管囊肿（固有肌层）

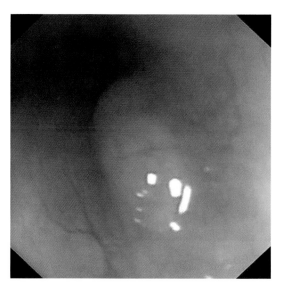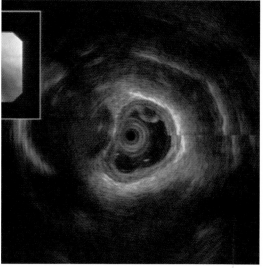

图 1-2-4 食管囊腺潴留

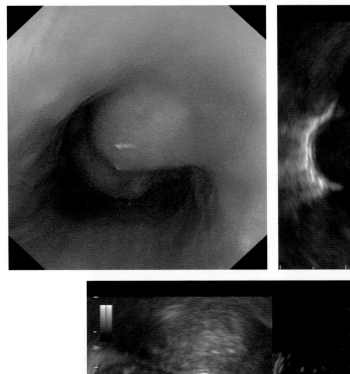
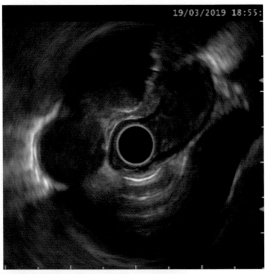
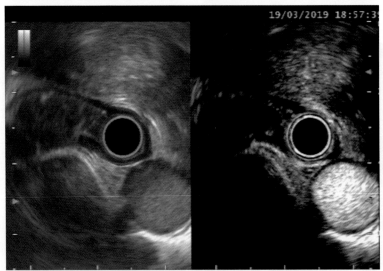

图 1-2-5 食管囊肿 CE-EUS（无增强）

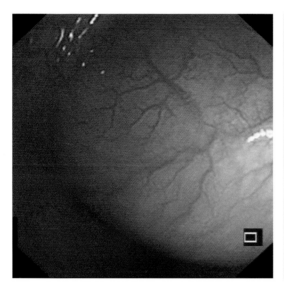
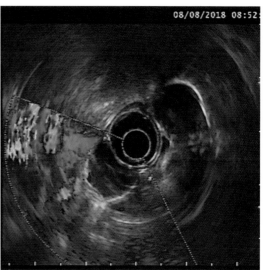
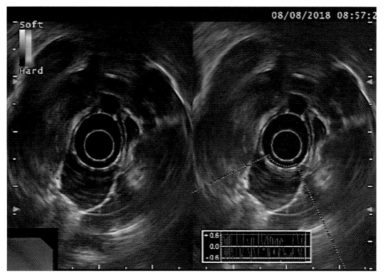

图 1-2-6　食管壁内支气管源性囊肿 EUS-EG

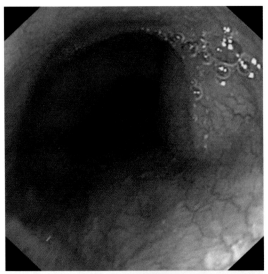
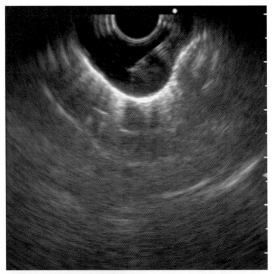

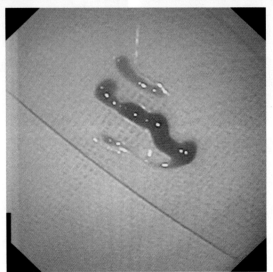

图 1-2-7 食管壁内支气管源性囊肿（EUS-FNA）

三、影像学比较

临床上绝大多数成人食管囊肿是通过常规胃镜检查发现黏膜下隆起病变后，再经 EUS 检查来作出初步诊断的，也有少数是经食管吞钡造影或胸部 CT 和 MRI 检查发现后，再做 EUS 检查的。钡餐造影检查只能发现较大的病灶，食管囊肿可表现为正常黏膜覆盖的圆形或类圆形充盈缺损，无法显示病灶的起源、内部组成和表面结构等，也无法鉴别外压隆起，仅有提示黏膜下病变的可能，无法用于临床诊断，目前临床已不选择采用。常规内镜检查只能提供隆起病变的表象信息，能证实 X 线检查提出的良性性质，并帮助排除溃疡的可能，内镜活检对大多数病例来说用处不大，因病灶多位于黏膜下层。CT 和 MRI 可以提示食管壁及周缘囊性病变的大小、数量和部位，病灶有无强化等信息（图 1-2-8），然而，当前肠囊肿感染或内含蛋白质或钙质时，其密度将发生改变，可能增加诊断的不确定性，对不典型或疑有恶变的病灶，也无法进行组织活检。同样，CT 和 MRI 检查通常无法提供食管黏膜的表象信息，很难显示病灶的层次起源,特别是大小在 1cm 左右的病灶很难被发现和显示。因此,与常规胃镜和 CT、MRI、钡餐等影像学检查相比,EUS 检查能够获得更清晰的病灶影像和更多的诊断信息来帮助诊断食管囊肿,其临床诊断价值明显占有优势。但部分经 EUS 初步诊断为食管囊肿的患者,若病灶较大、内部回声不均匀、有淋巴结肿大或有其他特殊病史等情况,我们还是需要用 CT 和 MRI 来佐证,明确病灶的整体情况、与周围组织结构的关系和淋巴结等情况。

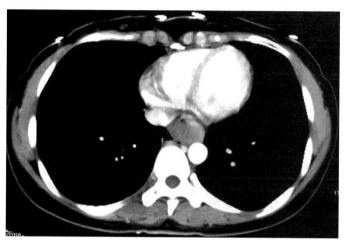

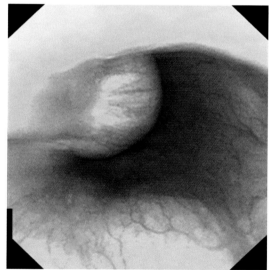 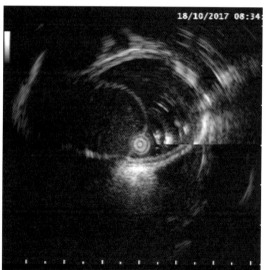

图 1-2-8　食管支气管囊肿(CT/EUS)

四、治疗和随访

EUS 的诊断结果对于食管囊肿患者选择和制订科学、合理的治疗处理方案具有极其重要的指导意义,我们可以根据病灶的部位、数量、大小、层次起源、与周围组织结构的关系和患者的个体情况选择不同的处理方法,包括内镜下治疗(EMR、ESD、囊肿开窗术等)、外科手术(胸腔镜、开胸手术或双镜联合等)、观察随访(常规胃镜、EUS 或 CT/MRI 等)。当 EUS 提示食管囊肿起源黏膜下层及以上层次,我们可以选择内镜下治疗。如病灶起源于黏膜层且不大的食管重复囊肿,可采用 EMR 完全切除(图 1-2-9)。较大一些的囊肿或起源于固有肌层者,可选择囊肿开窗引流术或 ESD 等进行治疗(图 1-2-10)。对于前肠型囊肿,患者大多伴有症状,若病灶较大且向食管壁外生长或有感染、出血、恶变风险等,一般选择外科进行完整的囊肿切除或摘除术。对于已基本诊断明确、病灶<2cm 的食管囊肿患者,可以进行随访观察,不进行治疗。对于无症状、病灶>2cm 的食管囊肿患者,是否治疗尚无定论,考虑到少数患者内镜下治疗和手术治疗可能带来的并发症,有研究建议对无症状的囊肿患者可进行周期性 EUS 监测,特别是老年人或有其他重要器官病变者应以随访观察为主。但是,确切的 EUS 监测时间、监测频率以及这一方式的性价比尚无文献报道。我们的临床研究发现,成人食管囊肿是一种良性的食管黏膜下病变,后天性的潴留性囊肿均局限于食管壁的黏膜下层以上,且病灶较小,内镜下切除安全、可靠,术后无复发。病灶较大的食管支气管囊肿可根据不同大小、部位选择内镜下或外科手术治疗,通常疗效确切,术后无复发。大多数病灶<1cm 的患者选择观察随访(图 1-2-11),在随访期间病灶几乎无明显增大。

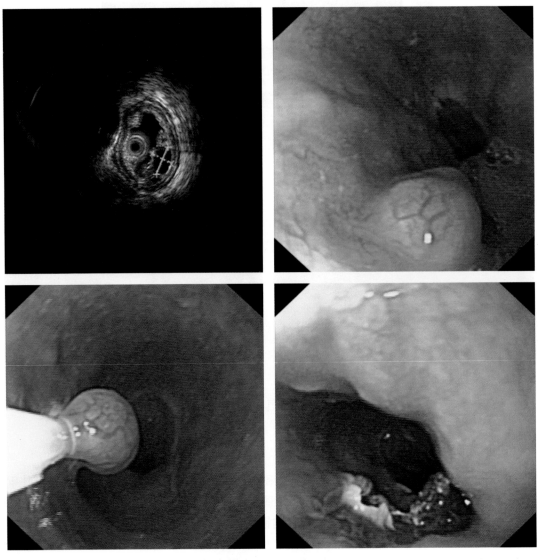

图 1-2-9 食管囊肿(EMR)

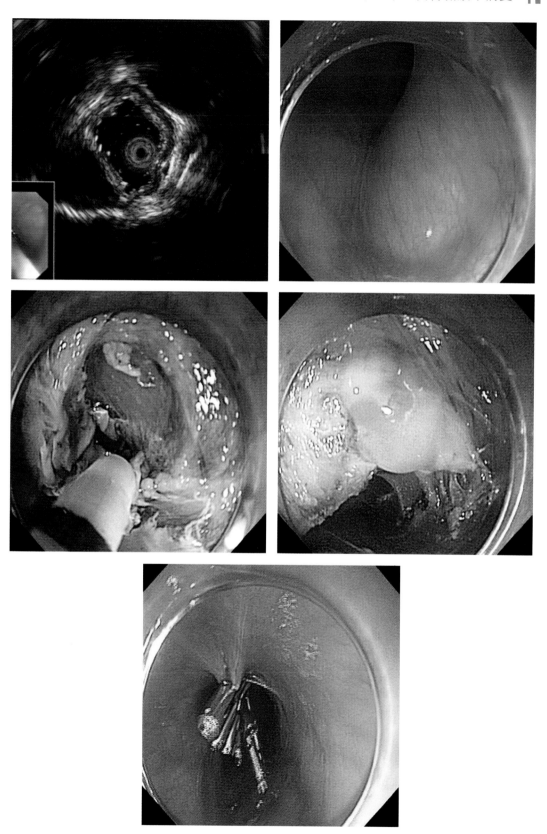

图 1-2-10　食管囊肿（ESD）

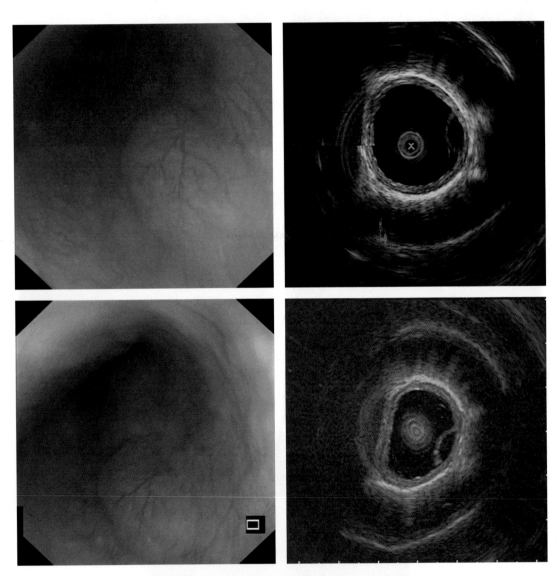

图 1-2-11 食管壁内支气管源性囊肿随访 4 年无变化

====== 参考文献 ======

[1] MUELLER D K. Esophageal Cysts［EB/OL］.（2020-01-29）［2020-06-23］. http://emedicine. medscape. com/article/426589-overview.

[2] WILDI S M,HODA R S,FICKLING W,et al. Diagnosis of benign cysts of the mediastinum:the role and risks of EUS and FNA［J］. Gastrointest Endosc,2003,58(3):362-368.

[3] PAGES O N,RUBIN S,BAEHREL B. Intra-esophageal rupture of a bronchogenic cyst［J］. Interact Cardiovasc Thorac Surg,2005,4(4):287-288.

[4] LIM L L,HO K Y,GOH P M. Preoperative diagnosis of a paraesophageal bronchogenic cyst using endosonography［J］. Ann Thorac Surg,2002,73(2):633-635.

[5] JOYCE A M,ZHANG P J,KOCHMAN M L. Complete endoscopic resection of an esophageal duplication cyst（with video）［J］. Gastrointest Endosc,2006,64(2):288-289.

[6] IVEKOVIC H,JOURET-MOURIN A,DEPREZ P H. Endoscopic fenestration of esophageal duplication cysts［J］. Endoscopy,2012,44(Suppl 2 UCTN):E404-E405.

[7] SALO J A,ALA-KULJU K V. Congenital esophageal cysts in adults［J］. Ann Thorac Surg,1987,44(2):135-138.

[8] VERSLEIJEN M W,DRENTH J P,NAGENGAST F M. A case of esophageal duplication cyst with a 13-year follow-up period［J］. Endoscopy,2005,37(9):870-872.

第三节　食管静脉瘤

一、概述

食管静脉瘤是一种食管血管发育不良病变,文献报道其发病机制为食管上皮或黏膜下固有静脉丛先天或后天性血管闭塞、狭窄,导致近端血管扩张,形成孤立性、散在性或连续性的静脉瘤状扩张,日本内镜名词命名为"孤立性静脉扩张",国内目前尚无统一规范的命名,有命名为"食管静脉瘤",也有命名为"食管静脉结节"等,但通常不包括肝硬化等引起的食管静脉曲张。其发病机制尚不清楚,国内外也无有关其发病原因的研究报道,我们的临床实践推测,该病可能与局部静脉老化或静脉回流不畅有关。食管静脉瘤的临床发病率不高,文献报道其胃镜检出率占食管良性肿瘤的 0.2%~2.1%,患者年龄分布广泛,平均年龄在 55~60 岁,以中老年多见,可发生于食管各段,发病无明显性别差异。食管静脉瘤患者几乎无明显症状,常常因其他症状接受检查时发现,有许多病例未进行 EUS 检查,因为常规内镜下诊断的正确性也很高,因此,我们认为实际发病情况多于文献报道。食管静脉瘤病灶生长缓慢,一般无出血、溃疡、癌变和梗阻等症状,患者消化道症状几乎均与合并症有关。随着瘤体增大,局部梗阻及破裂出血的发生率也相应增高。医源性活检或内镜擦伤时可能会导致较为严重的局部出血,故一般不做活检,检查时动作更应轻柔。我们的临床研究发现食管静脉瘤病灶单发或多发,单发为主,以食管中段最多见,上段其次,食管下段最少见。常规内镜下表现为蓝色、紫蓝色或红色的圆形或卵圆形扁平状局限性小隆起,表面黏膜完好,无搏动,边界清楚,周围食管黏膜无异常。发生出血的静脉瘤表面可有点片状糜烂和/或覆血痂。若静脉瘤为多发性的,各个静脉瘤之间有正常食管黏膜间隔。在处理方面,对于无症状的食管静脉瘤,可密切随访,不予特殊处理。对于病灶较大或色泽明显发红的病灶,由于有消化道出血的风险,一般建议进行积极治疗。治疗方法包括激光微波、硬化剂注射或内镜下套扎。硬化剂治疗有发生异位栓塞等风险,近年来随着内镜下治疗技术的发展,内镜下套扎治疗食管静脉瘤的报道逐渐增多,内镜下套扎法安全、有效。该病为良性发展过程,进展缓慢,大多预后较好,目前尚无恶变等报道,绝大多数病灶不需要任何处理。

二、EUS 表现

食管静脉瘤在 EUS 下表现为特征性的蓝紫色或微蓝色的黏膜下隆起(图 1-3-1),部分病灶因起源于黏膜下层的深层,可表现为色泽如常(图 1-3-2),表面黏膜结构正常。多呈圆形和类圆形,边界清楚,质地柔软或镜下有质柔感,压之可变形,以单发为主,也有多发。多起源于黏膜下层,也可起源于黏膜层。超声下病灶呈低回声改变,虽为液性病灶,但其回声通常高于平滑肌瘤,内部回声不太均匀,有低、无回声相间的声像,内壁似有管壁样改变,边界欠清而不整齐(图 1-3-3)。较大病灶后方有增强效应,可见舒缩样改变。部分病灶局部切面可呈均匀的低回声改变,易误认为实质性病灶(图 1-3-4),需要不同切面多处超声检查、整体评估和分析判断。通常肌层、外膜完整,上覆的上皮和黏膜层完整,周围食管壁层次结构正常,也无肿大淋巴结。根据典型的内镜表象和超声影像特征,EUS 能很容易诊断食管静脉瘤或静脉结节。必要时,可应用 CE-EUS 和 EUS-FNA 来帮助诊断和鉴别诊断。由于有出血风险,临床上若考虑为食管静脉瘤诊断时,一般不进行活检。我们的临床经验表明该病病灶大多<1cm,选择微型超声探头进行 EUS 检查,便利性、敏感性和特异性明显优于标准的内镜超声检查术。

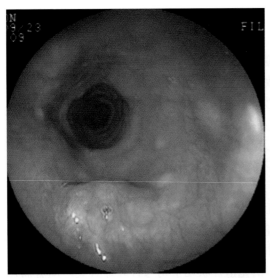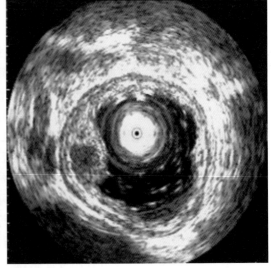

图 1-3-1　食管静脉瘤

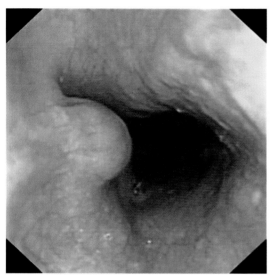
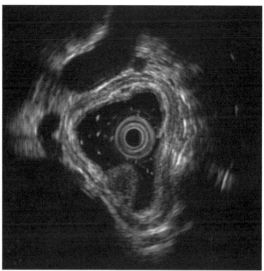

图 1-3-2　食管静脉瘤(黏膜下层)

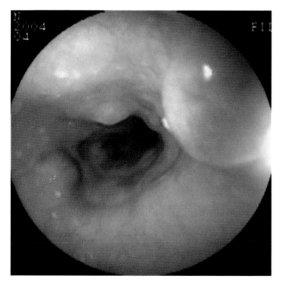
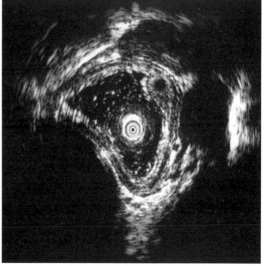

图 1-3-3　食管多发静脉瘤(有增强效应)

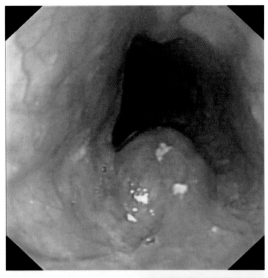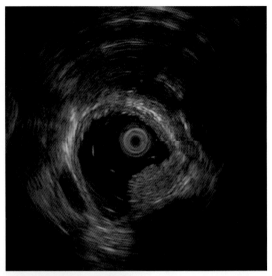

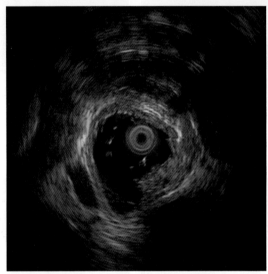

图 1-3-4 食管静脉瘤(部分实性回声)

三、EUS 与影像学比较

大多数食管静脉瘤通过常规内镜及 EUS 表现即可确诊,一般不进行 CT 或 MRI 等影像学辅助检查。但有文献报道,食管癌在无黏膜表现时也会有黏膜下静脉瘤样改变,可能为肿瘤侵犯或压迫血管回流受阻所致,因此有学者建议对小的食管静脉瘤若合并有吞咽不适等临床表现者,可加行 CT、MRI 等影像学辅助检查,必要时行套扎取材病理检查。我们的临床资料表明食管静脉瘤绝大多数病灶<1cm,而 CT 和 MRI 通常很难发现 1cm 以下的病灶,且不能提供表象的信息,在发现病灶和明确病灶大小、起源等方面 EUS 明显优于 CT/MRI。但对于较大病灶,特别是与肝硬化食管静脉曲张进行鉴别时,结合 CT/MRI 能够提供更多的信息帮助诊断和鉴别诊断。

四、治疗和随访

对于无症状的食管脉管瘤患者,可考虑密切随访而不予特殊处理。对于病灶较大,出现吞咽困难等症状,有消化道出血倾向等情况的患者,建议进行积极治疗,治疗方法包括激光微波、硬化剂注射或内镜下套扎等,其中后两种方法在临床应用较多。局部注射药物治疗食管静脉瘤源于 20 世纪 60 年代,临床应用已达 50 余年。目前认为,硬化剂注射是食管静脉瘤治疗的有效方法,原理是硬化剂注入静脉瘤瘤体组织中可引起无菌性炎症反应,肿胀消失后出现局部纤维化,使瘤体血管腔缩小和闭塞。一般对于已出现上消化道出血的患者,首选局部药物注射治疗,但硬化剂注射治疗有发生发热、穿孔、感染和异位栓塞等并发症的风险,应谨慎评估使用,掌握适应证。对于尚未发生出血的食管静脉瘤患者,可根据患者的病灶情况选择采取相应方式进行治疗。近年来,随着内镜下治疗技术的发展,内镜下套扎治疗食管静脉瘤的开展逐渐增多,内镜下套扎法不良反应小,副作用少,疗效肯定,对于病灶较大、出现梗阻症状和有潜在破裂危险的患者有较好的效果。两种治疗方法疗效确切,治疗后通常无复发。总之,我们的临床实践发现,食管静脉瘤是老化、回流不畅或血管发育不良病变等引起,并非真性肿瘤,通常无侵袭性,发展也非常缓慢,预后良好。绝大多数患者病灶较小,无相关的症状和并发症,一般无需治疗,以随访观察为好,EUS 用于该病的随访观察也有很好的价值(图 1-3-5)。

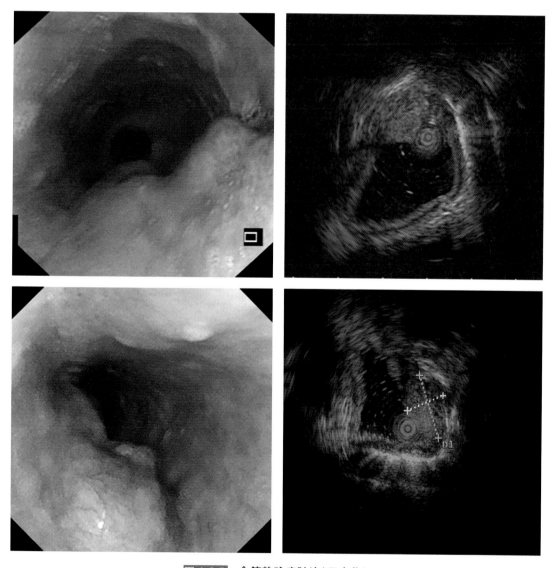

图 1-3-5　食管静脉瘤随访(无变化)

━━━━━━━━ 参考文献 ━━━━━━━━

[1] 陈晓琴,吴琴,吴德明.聚桂醇治疗食管孤立性静脉瘤的临床观察[J].中国医药指南,2013,11(20):573-574.

[2] 聂道鸿,倪金良,丁静.食管孤立性静脉瘤186例临床内镜分析[J].中国医疗前沿,2011,6(16):56.

[3] 李巍,何必立,何赛琴.内镜下可分离式尼龙环套扎治疗孤立性食管静脉瘤[J].中国内镜杂志,2007,13(3):287-289.

[4] 于中麟,于永征,王惠吉.孤立性食管静脉瘤[J].中华消化内镜杂志,1999,16(2):63-64.

第四节　食管颗粒细胞瘤

一、概述

颗粒细胞瘤(granular cell tumor,GCT)是一种罕见病,早期研究手段有限时,曾被认为来源于横纹肌,故亦被称作颗粒细胞肌母细胞瘤,近年来随着免疫组化标记和超微细胞的研究,一般认为颗粒细胞瘤来源于神经鞘的施万细胞(Schwann cell)。根据既往报道,大多数颗粒细胞瘤为良性,仅有1%~2%是恶性的,呈浸润性生长,可发生远处转移。然而,良、恶性颗粒细胞瘤无论在大小、形态、内镜下表现、病理组织学上都没有明显差异,少数病例临床上已有转移,但瘤组织仍呈良性颗粒细胞瘤样表现,因此良、恶性颗粒细胞瘤的鉴别是目前临床难点,其鉴别要点在于临床有无恶性表现,包括肿瘤大小、是否快速生长、有无邻近组织侵犯或转移等,临床恶性行为是较细胞形态学更为可靠的恶性依据,因此早期发现颗粒细胞瘤并予以积极治疗在临床上具有重要意义。颗粒细胞瘤可发生于全身任何部位,最常见于皮肤、舌、皮下组织、骨骼肌,也可见于神经系统、呼吸道、女性生殖道和消化道全段。根据文献报道,5%~9%的颗粒细胞瘤发生于胃肠道,其中食管颗粒细胞约占2%。自从1931年Abrikossoff首次描述食管颗粒细胞瘤后,350~400例的食管颗粒细胞瘤见于英文文献报道,多数为个例报道。该病可发生在任何年龄,常见于40~60岁,平均为45~50岁,女性稍多见。病灶多为单发,可发生于食管任何部位,文献报道约65%病灶位于食管远端,20%位于食管中段。病变多为单发,偶有多个病灶或同时并发其他部位颗粒细胞瘤。浙江大学医学院附属第一医院近10年的临床资料显示,在2 614例EUS初步诊断为食管黏膜下病变的病例中诊断为颗粒细胞瘤的仅有8例,占0.31%,发病年龄、部位和文献报道基本一致。有关该病的病因和发病机制尚不清楚。我们的临床发现和文献报道均显示大多数病例无相关症状,大多是在上消化道内镜或影像学检查时意外发现病灶,然后再经EUS检查初步诊断该病,由于该病发病率很低,容易造成误诊。病灶直径2cm或更大的病灶,可出现吞咽困难、胸痛、咳嗽、恶心、反胃等症状。通常体格检查无相关的阳性体征,血清学检查也多无肿瘤、炎症和免疫等方面的异常,若有肿瘤标志物等升高,要警惕伴发其他恶性肿瘤或误诊的可能性。尽管EUS检查可提示食管颗粒细胞瘤可能,但确诊仍需要组织病理学和免疫组化染色检查,颗粒细胞瘤镜下表现为成巢或成片的多边形、卵圆形细胞,瘤细胞体大,胞质丰富,充满均匀的嗜伊红颗粒,PAS染色阳性,细胞核小、居中、大小一致,无明显异型。免疫组化染色后,颗粒细胞瘤细胞神经标记物S100蛋白、神经特异性烯醇、波形蛋白(vimentin)、髓磷脂蛋白质类染色阳性,表达溶菌酶的标记CD68阳性,而表达平滑肌和横纹肌的标记物 SMA、Desmin 阴性,GFAP 阴性。这些染色结果支持颗粒细胞瘤起源于神经系统、来源于施万细胞的说法。目前食管颗粒细胞瘤尚缺乏有效的药物治疗手段,只有内镜下治疗或外科手术治疗两种方法,临床实际工作中可根据患者的个体情况,结合病灶大小、位置和层次起源等,选择内镜下治疗、外科手术治疗或随访观察。根据文献报道和我们的临床实践经验发现,食管颗粒细胞瘤生长缓慢,绝大多数病灶呈良性发展过程,病灶通常<2cm,多无相关的临床症状。且多数病灶均起源于黏膜层或黏膜下层,内镜下摘除治疗安全、微创,可以考虑选择。我们的临床经验表明病灶治疗后无复发,预后较好。

二、EUS 表现

内镜下食管颗粒细胞瘤为淡黄色黏膜下隆起病灶(图 1-4-1),表面黏膜多正常完整,通常无糜烂和溃疡。病灶多呈圆形和类圆形,质地中硬,多为单发。EUS 下表现为中等偏低回声、回声均匀病灶,边界清晰,大多数起源于黏膜层或黏膜下层(图 1-4-2),偶有固有肌层起源,多无食管透壁性及恶性浸润征象。部分病灶表面可高低不平,向腔内生长为主(图 1-4-3)。病灶较大时可采用 CE-EUS、EUS-EG 和内镜超声检查术数字图像分析(EUS-digital image analysis,EUS-DIA)帮助诊断和鉴别诊断,必要时可采用 EUS-FNA 来帮助确诊;通常病灶周围食管壁层次结构正常,也无相关肿大的淋巴结。

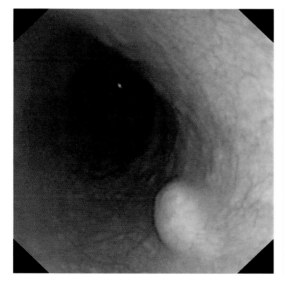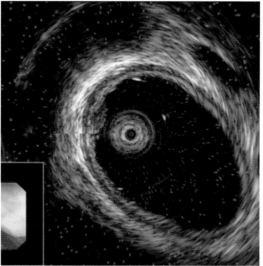

图 1-4-1 食管颗粒细胞瘤(黏膜层)

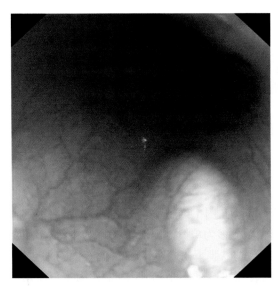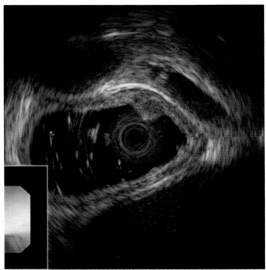

图 1-4-2　食管颗粒细胞瘤（黏膜下层）

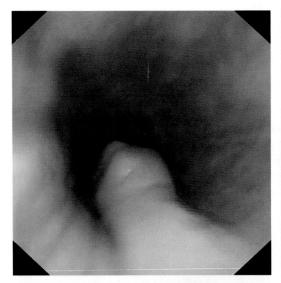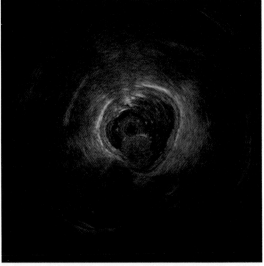

图 1-4-3　食管颗粒细胞瘤（腔内型）

三、影像学比较

多数食管颗粒细胞瘤患者是通过常规胃镜检查发现黏膜下隆起病变后，经 EUS 检查来作出初步的影像学诊断，也有少数是经食管吞钡造影或胸部 CT 和 MRI 检查发现后再做 EUS 检查诊断的。常规胃镜下，食管颗粒细胞瘤表现为黏膜下局限性隆起，一般与其他食管黏膜下肿瘤较难区分，且由于颗粒细胞瘤属于非上皮来源肿瘤，内镜下常规活检确诊率低。CT 下颗粒细胞瘤表现为软组织结节灶，管腔可呈偏心性狭窄，增强后可见中度强化。MRI 平扫时 T_1WI 呈等低信号、T_2WI 呈高或等信号，信号欠均匀，增强扫描后可见中等强化效应。

但 CT/MRI 对直径<1cm 的病灶很难显示,也无法提供病灶确切大小、层次起源和黏膜表象等信息(图 1-4-4),也无法进行活检。因此,与常规胃镜和 CT、MRI 等影像学检查相比,EUS检查能够获得更清晰的病灶影像和更多的诊断信息来帮助诊断,其临床诊断价值明显优于CT 和 MRI 等,但在病变怀疑恶性时,需要用 CT 和 MRI 来协助诊断,明确病灶整体,确定病灶与周围组织结构的关系和淋巴结等情况。

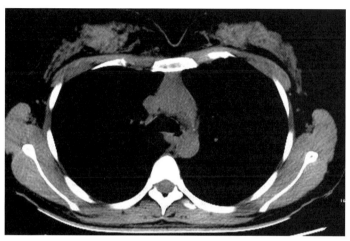

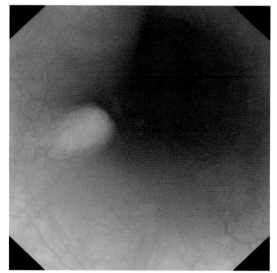
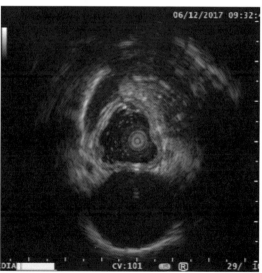

图 1-4-4 食管颗粒细胞瘤(CT-显示不清/EUS)

四、治疗和随访

既往食管颗粒细胞瘤多采用外科手术治疗,其最大的优点是能完整切除肿瘤,获得完整的病理学依据,缺点是创伤较大、恢复慢、并发症较多、患者较痛苦。近年来,随着 EUS 和内镜下治疗技术的发展,越来越多的病变通过 EUS 术前确定大小、层次、部位后,有更多的处理方式可以选择。一般直径<1cm、患者无相关症状、起源于固有肌层的病变,可选择进行胃镜和 EUS 随访,特别是老年人,可以避免外科手术或内镜下切除术可能带来的潜在并发症。对

于直径 1cm 及其以上、近期生长快速、怀疑恶性、浸润透壁、出现临床症状的病变,需要进行内镜下治疗或外科手术切除。内镜切除包括 EMR、ESD 和 STER 等方法(图 1-4-5,图 1-4-6)。外科手术包括胸腔镜和传统的开胸手术等,对于明确恶性者,除局部广泛切除外,还应行区域淋巴结清扫。由于少数食管颗粒细胞瘤有恶性的可能,早发现、早诊断、早治疗非常重要。恶性颗粒细胞瘤预后差,术后局部复发率为 32%~59%,在局部复发后发生淋巴结和血行转移,肝、肺、骨是最常见的转移部位,淋巴结也常见累及,广泛转移是致死的主要原因,常发生于确诊 4 年内。我们的临床实践显示,1cm 以下食管颗粒细胞瘤多表现为惰性行为,多数未治疗的患者在随访期间病灶几乎无明显增大,内镜下治疗后无复发,因此,建议对起源于黏膜下层以上层次的病灶只要没有内镜下治疗禁忌的都应积极治疗,既可安全切除病灶,又能明确诊断。

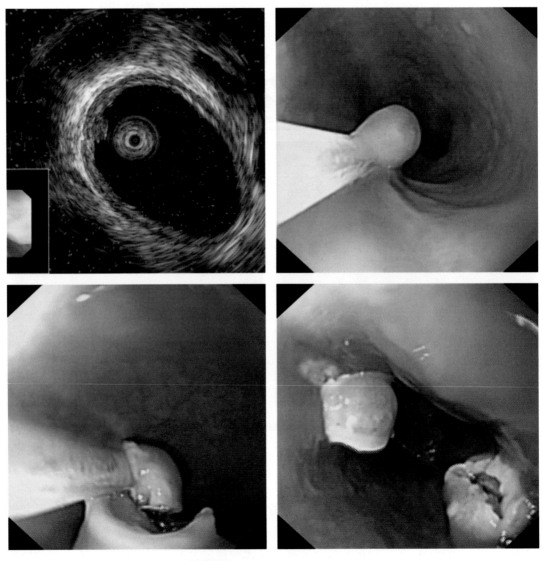

图 1-4-5　食管颗粒细胞瘤(EMR)

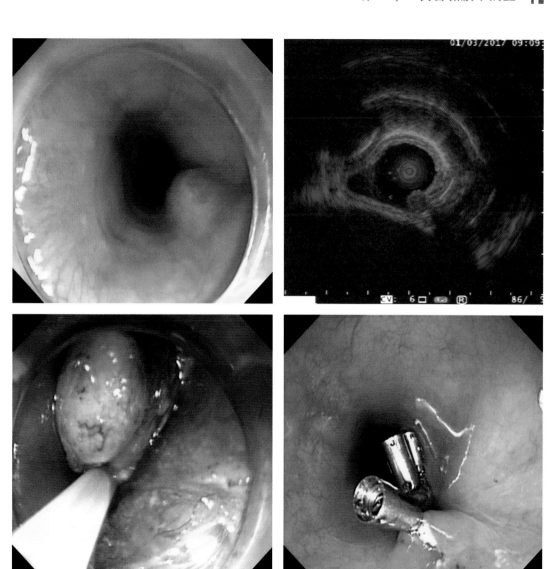

图 1-4-6 食管颗粒细胞瘤(ESD)

====== 参考文献 ======

[1] XU G Q,CHEN H T,XU C F,et al. Esophageal granular cell tumors:report of 9 cases and a literature review [J]. World J Gastroenterol,2012,18(47):7118-7121.

[2] XU G Q,ZHANG B L,LI Y M,et al. Diagnostic value of endoscopic ultrasonography for gastrointestinal leiomyoma[J]. World J Gastroenterol,2003,9(9):2088-2091.

[3] FANBURG-SMITH J C,MEIS-KINDBLOM J M,FANTE R,et al. Malignant granular cell tumor of soft tissue:diagnostic criteria and clinicopathologic correlation[J]. Am J Surg Pathol,1998,22(7):779-794.

[4] PARFITT J R,MCLEAN C A,JOSEPH M G,et al. Granular cell tumours of the gastrointestinal tract:expression of nestin and clinicopathological evaluation of 11 patients[J]. Histopathology,2006,48(4):424-430.

[5] LACK E E,WORSHAM G F,CALLIHAN M D,et al. Granular cell tumor:a clinicopathologic study of 110 patients[J]. J Surg Oncol,1980,13(4):301-316.

[6] JOHNSTON M J,HELWIG E B. Granular cell tumors of the gastrointestinal tract and perianal region:a study of 74 cases[J]. Dig Dis Sci,1981,26(9):807-816.

[7] ZHONG N,KATZKA D A,SMYRK T C,et al. Endoscopic diagnosis and resection of esophageal granular cell tumors[J]. Dis Esophagus,2011,24(8):538-543.

[8] DE REZENDE L,LUCENDO A J,ALVAREZ-ARGUELLES H. Granular cell tumors of the esophagus:report of five cases and review of diagnostic and therapeutic techniques[J]. Dis Esophagus,2007,20(5):436-443.

[9] NAKAJIMA M,KATO H,MUROI H,et al. Esophageal granular cell tumor successfullyresected by endoscopic submucosal dissection[J]. Esophagus,2011,8(3):203-207.

[10] HUANG A T,DOMINGUEZ L M,POWERS C N,et al. Granular cell tumor of the cervical esophagus:case report and literature review of an unusual cause of dysphagia[J]. Head Neck Pathol,2013,7(3):274-279.

[11] JOHN B K,DANG N C,HUSSAIN S A,et al. Multifocal granular cell tumor presenting as an esophageal stricture[J]. J Gastrointest Cancer,2008,39(1-4):107-113.

[12] MAEKAWA H,MAEKAWA T,YABUKI K,et al. Multiple esophagogastric granular cell tumors[J]. J Gastroenterol,2003,38(47):776-780.

[13] PERCINEL S,SAVAS B,YILMAZ G,et al. Granular cell tumor of the esophagus:three case reports and review of the literature[J]. Turk J Gastroenterol,2008,19(3):184-188.

[14] FOTIADIS C,MANOLIS E N,TROUPIS T G,et al. Endoscopic resection of a large granular cell tumor of the esophagus[J]. J Surg Oncol,2000,75(4):277-279.

[15] PATTI R,ALMASIO P L,DI VITA G. Granular cell tumor of stomach:a case report and review of literature [J]. World J Gastroenterol,2006,12(21):3442-3445.

[16] 钱燕敏,许国强,陈洪潭,等.食管颗粒细胞瘤超声内镜图像的计算机分析研究[J].中华消化杂志,2013,33(4):223-225.

[17] 陈孟达.软组织颗粒细胞瘤的 CT、MRI 表现[J].医学影像学杂志,2017,27(12):2319-2321.

[18] 王坚,朱雄增,张仁元.恶性颗粒细胞瘤 10 例临床病理学观察及文献复习[J].中华病理学杂志,2004,33(6):497-502.

第五节　食管脂肪瘤

一、概述

食管脂肪瘤是食管黏膜下病变中的罕见病,发病率较低,文献报道其在食管良性肿瘤中所占的比例不到 1%。浙江大学医学院附属第一医院消化内镜中心 2005 年 1 月至 2016 年 12 月的回顾性分析显示,EUS 初步诊断为食管黏膜下病变的 2 614 例患者中,EUS 诊断为脂肪瘤的有 40 例,占 1.53%,与文献报道大致相似,由于患者多无相关的临床症状,实际人群中的患病比例可能更低。我们的临床研究显示本病的发病年龄在 40~80 岁,中位年龄在 55~60 岁,男女发病比例为 1.67:1。有关食管脂肪瘤的病因目前尚不明确,有研究认为其发生与创伤和随后的脂肪组织形成有关。绝大多数食管脂肪瘤无相关临床症状,多由胃镜检查时意外发现。据文献报道:<1cm 的病变基本无症状,或仅有非特异性的症状,>4cm 的病变可出现吞咽困难、反流或异物感等症状,其中最常见的是吞咽困难。体格检查无相关的阳性体征。血清学检查通常也无肿瘤、炎症和免疫等方面指标的明显异常,若有肿瘤标志物等血清指标的升高,要警惕伴发其他恶性肿瘤或误诊的可能性。食管脂肪瘤的诊断和其他黏膜下病变一样,通常在常规胃镜检查其他疾病时发现病灶,然后再通过 EUS 检查来作出初步的诊断。确诊还是需要组织病理学检查,主要表现为显微镜下见肿瘤由分化成熟的脂肪细胞组成,排列紧密,由纤维隔等分成大小不等的小叶,瘤细胞通常呈圆形,胞质淡染,核位于周边部。食管脂肪瘤可发生于食管各段,文献报道食管上段发生率较高,而我们的临床研究显示食管脂肪瘤病变多发现在食管下段,与文献报道并不一致,可能与样本量太小有关。该病绝大多数为单发病灶,多数病灶较小。因为该病发病率很低,关于其治疗,目前尚无系统、全面的对比研究,多数为个例报道。根据病灶部位、大小,可采用内镜下治疗,也可选择外科手术治疗,尚无药物治疗的报道。我们的临床研究表明<2cm 以下的病灶不需要进行治疗,且多数病灶在 1cm 以下。>2cm 的病灶且有相关临床症状者可考虑内镜下治疗,内镜下治疗微创、安全,疗效确切,术后无复发。总之,食管脂肪瘤是一种良性的黏膜下肿瘤,发展非常缓慢,也无恶变和转移的报道,预后良好,大多数病例可考虑随访观察。

二、EUS 表现

在 EUS 下食管脂肪瘤表现为黏膜下隆起,表面黏膜结构正常,通常没有充血、水肿和糜烂,多为圆形或类圆形,可呈浅黄色(图 1-5-1)。质地较为柔软,有"帐篷效应(tenting effect)",即活检钳触碰病变黏膜会回缩,以及"软垫征(cushion sign)",即活检钳碰触病变会导致病变凹陷。超声扫描病灶位于食管壁内,呈均匀的高强回声,病灶较大时后方可见超声衰减,通常起源于黏膜下层,边界清楚,黏膜层、肌层和外膜完整,周围食管壁层次结构正常(图 1-5-2)。食管脂肪瘤大多以单发为主,少数也可表现为多发(图 1-5-3)。极少数脂肪肉瘤可表现为表面高低不平和内部回声不均匀等。我们的临床研究显示,通过以上 EUS 的典型表现可初步诊断为食管脂肪瘤,因为脂肪瘤的 EUS 表现非常具有特征性,诊断和鉴别诊断价值很高,所以 EUS 的术前诊断的准确性很高。我们资料中选择进行治疗的 9 例患者,其术后病理与术前 EUS 结果完全一致,符合率达到 100%。当然,随着 EUS 设备和技术的不断改善和提高,对部分 EUS 表现不典型的病例我们可以选择 CE-EUS 和 EUS-EG 来帮助诊断和鉴别诊断,必要时也可选择 EUS-FNA 或深挖活检来帮助确诊。

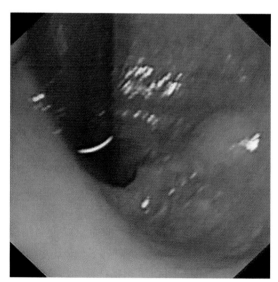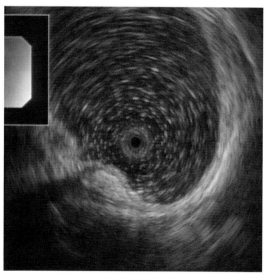

图 1-5-1 食管下段脂肪瘤

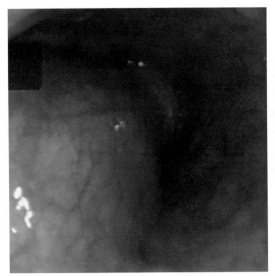
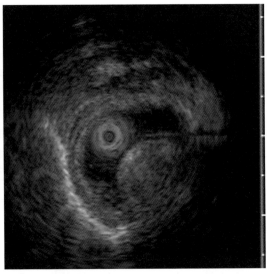

图 1-5-2　食管脂肪瘤(后方有超声衰减)

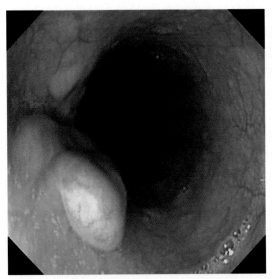
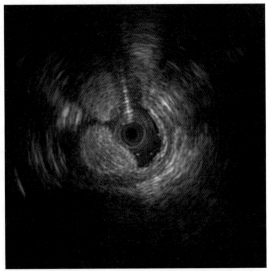

图 1-5-3　食管脂肪瘤(多发)

三、影像学比较

食管脂肪瘤大多数在普通胃镜检查时发现病灶,经 EUS 进一步检查来作出初步的诊断;也有少数病例是经食管造影、胸部 CT 和 MRI 扫描发现病灶和提示病变的。胸部 CT 检查可显示病灶脂肪衰减的均匀回声病变,密度同脂肪密度(图 1-5-4)。MRI 检查脂肪瘤表现为脂肪信号,T_1 加权高密度,脂肪抑制图像后表现为低密度等,通过造影增强也显示病灶的血供和增强情况来帮助诊断和鉴别诊断。但<1cm 的食管脂肪瘤在 CT 和 MRI 很难显示,容易漏诊,2cm 以上才能被发现和诊断,而临床工作中实际发现的病灶大多<1cm。因此,与 CT、MRI 和常规内镜相比,EUS 发现和诊断食管脂肪瘤的临床价值明显优于其他影像学检查。但是,对于病灶巨大、有淋巴结肿大和周围组织浸润的食管脂肪瘤病例,也需要联合 CT 和 MRI 来协助诊断和评估。

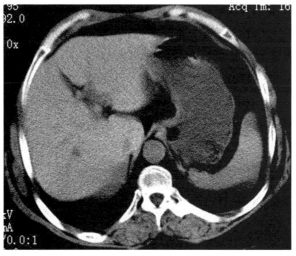

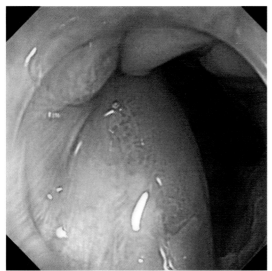

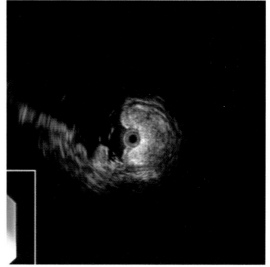

图 1-5-4 食管下段脂肪瘤（CT/EUS）

四、治疗和随访

EUS 的检查诊断结果对于食管脂肪瘤患者选择和制订科学、合理的处理和治疗方案具有重要的指导意义和价值,对于病灶>4cm 的巨大食管脂肪瘤、有明显相关临床症状者既往多采用外科手术治疗。近年来随着内镜下治疗技术的发展,多种内镜下治疗方法也逐渐应用在食管脂肪瘤的治疗中。我们的临床研究显示,多数因体检意外发现、无明显症状、病灶<2cm 的脂肪瘤患者通常无需治疗。仅 20% 左右的患者接受了内镜下治疗或手术治疗,这可能与 EUS 诊断食管脂肪瘤特异性较高、脂肪瘤几乎无恶变报道有关,大多数患者选择随访观察。我们还发现,内镜下治疗食管脂肪瘤安全、有效,并发症少,对患者的创伤也较小,术后无复发,适用于病灶大小合适、有明显症状或治疗意愿强烈的患者。内镜下治疗的方法主要有 EMR、经内镜套扎术、ESD 等(图 1-5-5,图 1-5-6)。内镜下治疗失败或>4cm 的病变建议外科切除。我们的研究数据及近年来的文献报道显示,食管脂肪瘤基本没有病变相关死亡报道,多数患者选择随访观察,在随访 3~5 年期间病灶几乎无明显增大(图 1-5-7),充分显示了该病的良性特征。

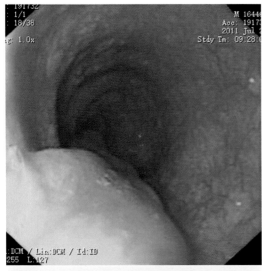
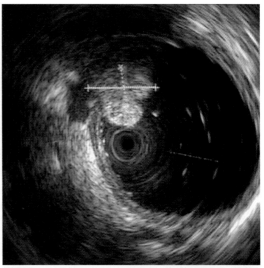
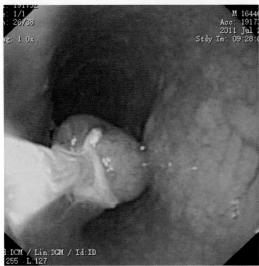
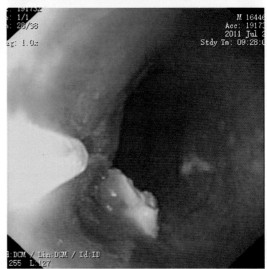
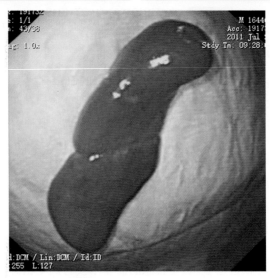

图 1-5-5 食管脂肪瘤（EMR）

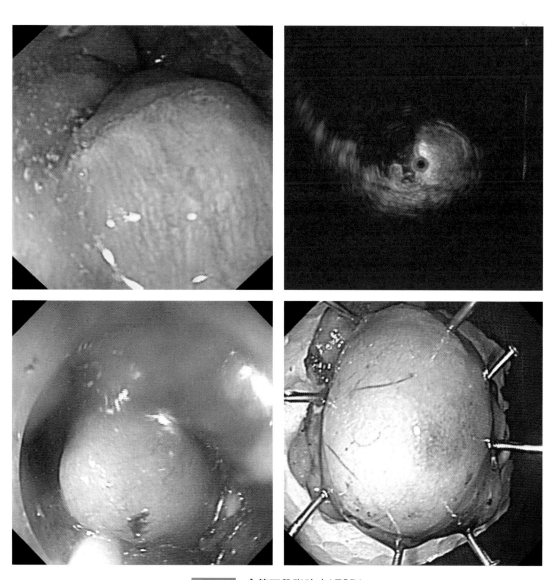

图 1-5-6　食管下段脂肪瘤（ESD）

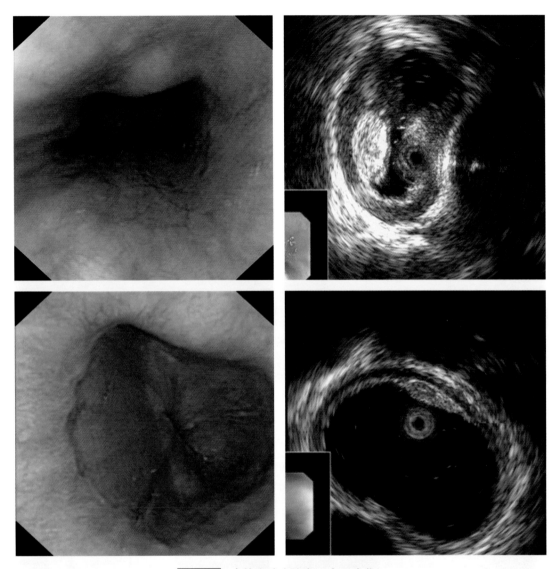

图 1-5-7　食管脂肪瘤随访(4 年无变化)

═════ 参考文献 ═════

[1] XU G Q,HU F L,CHEN L H. The value of endoscopic ultrasonography on diagnosis and treatment of esopha-geal hamartoma[J]. J Zhejiang Univ Sci B,2008,9(8):662-666.

[2] XING W,YING C,XIA Y,et al. Clinical value of miniprobe sonography for detection of esophageal submuco-sal lesions[J]. J Ultrasound Med,2014,33(9):1613-1617.

[3] KANG J Y,CHAN-WILDE C,WEE A,et al. Role of computed tomography and endoscopy in the management of alimentary tract lipomas[J]. Gut,1990,31(5):550-553.

[4] WANG C Y,HSU H S,WU Y C,et al. Intramural lipoma of the esophagus[J]. J Chin Med Assoc,2005,68(5):240-243.

[5] TAYLOR A J,STEWART E T,DODDS W J. Gastrointestinal lipomas:a radiologic and pathologic review[J].

AJR Am J Roentgenol,1990,155(6):1205-1210.

[6] HURWITZ M M,REDLEAF P D,WILLIAMS H J,et al. Lipomas of the gastrointestinal tract. An analysis of seventy two tumors[J]. Am J Roentgenol Radium Ther Nucl Med,1967,99(1):84-89.

[7] WANG Q Y,LIN W,ZHOU S H. Large pedunculated lipoma of the esophagus:Report of a case and review of literature[J]. J Cancer Res Ther,2015,11(4):1031.

[8] ZHAO X J,WANG X,LI A Q,et al. Endoscopic resection of a giant esophageal lipoma:a case report[J]. Dis Esophagus,2016,29(8):1167-1169.

第六节 食管脉管瘤

一、概述

脉管瘤(vascular tumor)是一类较少见的间叶组织起源的良性肿瘤,又称血管淋巴管瘤,系一种良性畸形病变,并非真性肿瘤。其确切病因目前尚不明确,有学者认为该病是胚胎发育时期淋巴胚囊与静脉系统连接,微静脉-淋巴管组织错构、通路闭塞所致。也有学者认为是手术、外伤等损伤血管或淋巴管等,引起其回流障碍或血管异常长入淋巴管瘤造成。据文献报道,其发病率为0.12%~0.28%,可见于身体任何部位,皮肤和黏膜表面比较多见,消化道非常少见,按好发比例的大小,依次是小肠、大肠、胃,其中发生于食管的比例极低,食管脉管瘤占食管良性肿瘤的2%~4%。浙江大学医学院附属第一医院近10年来经EUS诊断为食管黏膜下病变的有2 614例,其中初步诊断为脉管瘤的有16例,约占0.6%,平均年龄在40~70岁,发生于食管各段,男性稍多见。食管脉管瘤患者多无相关临床症状,大多数是在胃镜检查其他疾病时偶然发现。少数病灶体积较大者可造成梗阻、炎症等相关症状,包括食管异物感、哽噎感、吞咽困难、胸骨后不适、胸闷、胸痛、呕吐和呕血等症状。通常体格检查无相关的阳性体征。血清学检查也无炎症、免疫、肿瘤和凝血功能等方面的异常。我们的临床实践表明,该病一般在胃镜检查时发现病灶,然后再通过EUS检查作出初步的诊断,确诊则需要通过组织病理学检查结合免疫组化,光镜下瘤体组织病理显示病变由多发大小不一的薄壁囊腔构成,可有分隔,囊液由血液成分或清亮的淋巴液构成。肿瘤由淋巴管及血管组成,呈囊性,部分囊腔相通。其病理类型包括毛细血管瘤、草莓状血管瘤、海绵状血管瘤(海绵状静脉血管畸形)、葡萄酒色斑(鲜红斑痣)、蔓状血管瘤(动静脉瘘)、各种淋巴管瘤(毛细淋巴管瘤、海绵状淋巴管瘤和囊性淋巴管瘤)等。有关该病的治疗和处理目前尚缺乏一致的意见和建议,因为该病的发病率很低,临床大多数医师对其缺乏认识和经验,文献除了个案病例报道外,无系统的相关分析总结报道和结论,诊断和治疗均无统一的认识。我们的临床经验表明,食管脉管瘤大多数病灶较小,无相关的临床症状和体征,发展缓慢,病灶多起源于黏膜下层以上层次,内镜下治疗简便、安全,疗效确切,术后病灶无复发,预后良好。

二、EUS表现

食管脉管瘤在内镜下可表现为局部黏膜下隆起,呈结节或分叶状,部分呈长条状,表面光滑,结构如常,部分病灶色泽呈半透明状(图1-6-1),常常伴有表面色素斑形成(图1-6-2),无搏动,质地中,有实性感,有时与食管静脉结节和静脉瘤不易区别,部分病灶可见表面糜烂其至溃疡,通常以单发病灶为主。EUS 下病灶多起源于黏膜层,少数可起源于黏膜下层,表现为中低回声,内部回声不均匀,部分呈囊实相间或蜂窝状结构(图 1-6-3),边界清楚,一般不突破黏膜下层,肌层和外膜完整,后方无增强效应。周围食管壁层次结构正常,壁外无相关肿大的淋巴结。通常根据上述 EUS 的表现,能够对大多数食管脉管瘤作出正确的诊断,无需进行活检。但若病灶较大,诊断有困难或欲进行穿刺活检,有条件的话,可采用 CE-EUS 或 EUS-EG 等帮助诊断和鉴别诊断,并了解病灶的血供情况等。

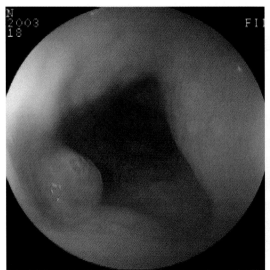
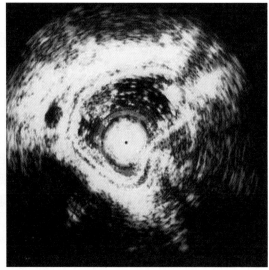

图 1-6-1　食管脉管瘤

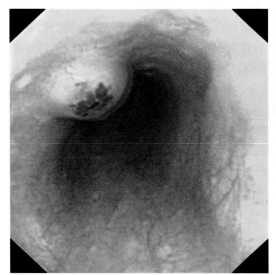
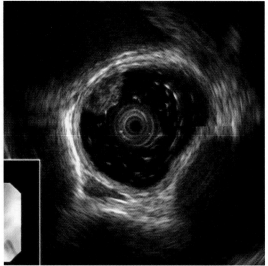

图 1-6-2　食管脉管瘤(表面色素斑)

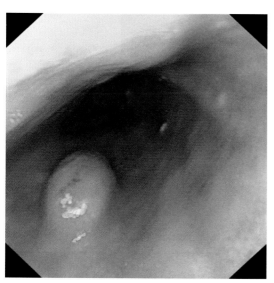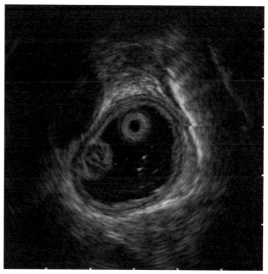

图 1-6-3 食管脉管瘤(蜂窝状结构)

三、影像学比较

根据文献报道,CT 和 MRI 下食管脉管瘤形态可以呈圆形或卵圆形局限性软组织肿块,也可呈不规则形态,密度及信号均匀,有时可见其内部有钙化或静脉石,增强后肿瘤多明显强化;肿瘤与周围结构境界清楚,通常无侵犯周围组织和器官。MRI 下表现为 T_1WI 上呈稍长 T_1 信号,T_2WI 上呈长 T_2 信号。对于 2cm 以上的病灶,CT 及 MRI 可明确病变的范围、大小、与邻近组织的关系。但我们的临床实践发现食管脉管瘤通常病灶不大,多在 1cm 以下,也无周围淋巴结肿大,CT 和 MRI 检查多显示不清,容易造成漏诊,有时仅能提示局部食管壁增厚,无法提供病灶的表象和层次起源等信息(图 1-6-4),在病灶的确切大小、层次起源、内部结构等方面的诊断和鉴别诊断作用不如 EUS。但当病灶巨大、怀疑有周围组织和器官的浸润和淋巴结肿大等情况时,CT 和 MRI 检查具有很好的整体评估价值。

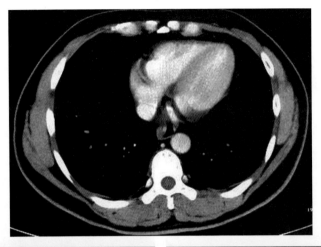

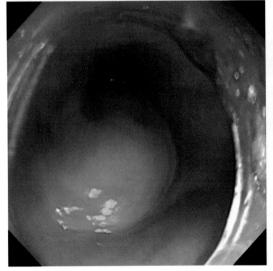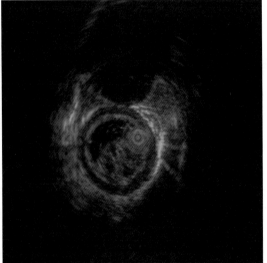

图 1-6-4　食管脉管瘤(CT/EUS)

四、治疗和随访

对于病灶较小、无症状的食管脉管瘤患者,可考虑随访观察处理。若有吞咽困难、消化道出血等症状的患者,需要进行积极治疗,治疗方法包括药物治疗、手术切除、内镜下治疗等,其中药物治疗只有对症作用。根据文献报道和我们的临床实践体会,经内镜下穿刺抽吸、注射硬化剂等治疗方法效果欠佳,因病变以实性或囊实相间为主,且复发率高。放射疗法虽已被报道有效,但由于其迟发型器官特异性的不良反应及继发性损害,被建议应用于其他治疗方法失败后。因此,能完整切除病变的方法应为脉管瘤的首选治疗方法,食管切除术或肿瘤摘除术是食管脉管瘤的传统手术方式,有报道认为较大肿瘤病变可行部分食管切除术,较小肿瘤病变可行肿瘤摘除术,引起出血及梗阻的患者可考虑外科手术治疗。近年来,随着内镜下治疗技术的发展,食管脉管瘤经内镜下硬化剂注射、激光治疗、EMR、ESD 等内镜下治疗的报道逐渐增多。因食管脉管瘤多起源于黏膜层,故 EMR 一般是直径<2.0cm 肿瘤

治疗的首选方式(图1-6-5),在不损害消化系固有肌层的前提下,能对病变行完整切除,与传统的切除手术相比,具有出血少、时间短、恢复快的优势。随着 ESD 技术的发展(图1-6-6),对>2cm 的病变也可以利用内镜技术整块切除,避免了分块切除和与之相关的局部复发风险。结合文献报道和本中心10余年来治疗的5例食管脉管瘤患者的经验,我们认为内镜治疗本病较为简便、安全、有效,术后也无复发。食管脉管瘤是血管和淋巴管混合形成的良性畸形病变,并非真性肿瘤,通常无侵袭性,预后良好。我们研究了本中心10余年间 EUS 初步诊断考虑为食管脉管瘤患者的随访情况,结果显示,治疗的患者随访期间未见复发,未治疗的患者随访期间无明显增大。

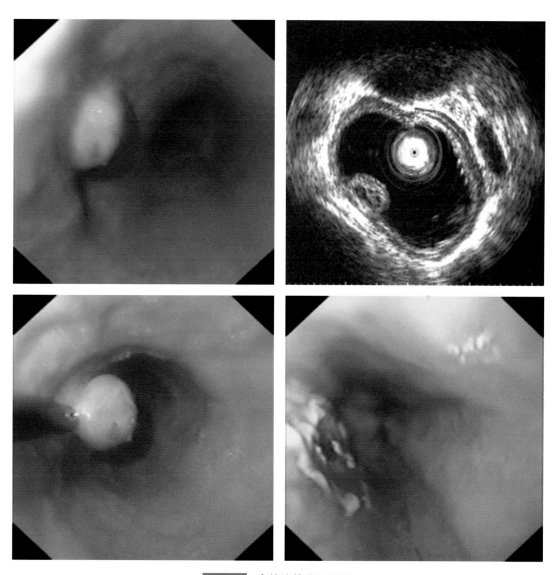

图 1-6-5　食管脉管瘤(EMR)

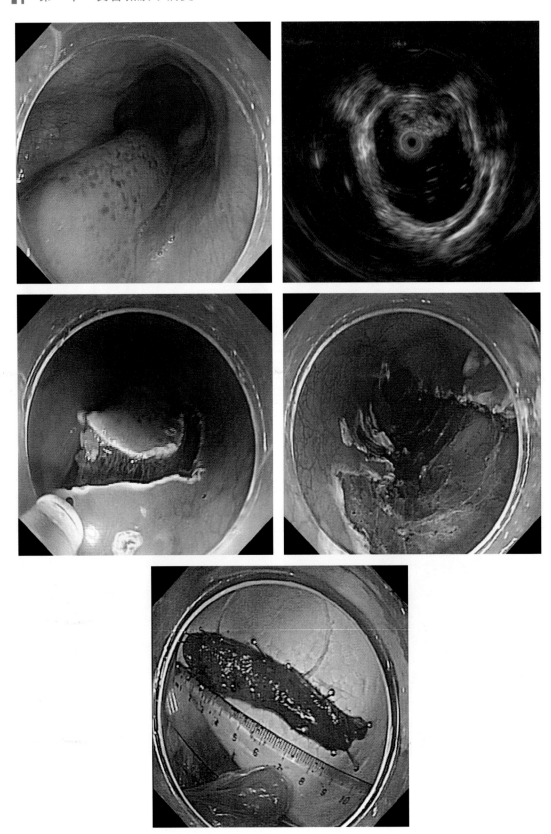

图 1-6-6　食管海绵状脉管瘤（ESD）

====== 参考文献 ======

［1］许国强,金恩芸,厉有名,等.微型超声探头对消化道疾病的诊治价值［J］.中华医学杂志,2003,83（10）:877-878.

［2］许国强.超声内镜在消化系疾病诊治中的应用［J］.现代实用医学,2008,20(5):329-331.

［3］许国强,厉有名,陈卫星,等.微型超声探头对食管、胃粘膜下病变的诊断价值［J］.中华超声影像学杂志,2002,11(3):59-60.

［4］许国强,方英,厉有名,等.微型超声探头对消化道疾病的诊断价值［J］.中国内镜杂志,2002,8(1):1-3,6.

［5］刘文文,肖飞,于莲珍,等.中国食管血管瘤临床特点及治疗48例［J］.世界华人消化杂志,2014,22（23）:3464-3469.

［6］BHATT A,ABE S,KUMARAVEL A,et al. Indications and Techniques for Endoscopic Submucosal Dissection［J］.Am J Gastroenterol,2015,110(6):784-791.

［7］WON J W,LEE H W,YOON K H,et al. Extended hemangioma from pharynx to esophagus that could be misdiagnosed as an esophageal varix on endoscopy［J］.Dig Endosc,2013,25(6):626-629.

［8］HUANG C M,LEE K W,HUANG C J. Radiation therapy for life-threatening huge laryngeal hemangioma involving pharynx and parapharyngeal space［J］.Head Neck,2013,35(4):E98-E101.

［9］KOBARA H,MORI H,MASAKI T. Successful en bloc resection of an esophageal hemangioma by endoscopic submucosal dissection［J］.Endoscopy,2012,44(Suppl 2):E134-E135.

［10］LIU J,WANG H H,GAO W,et al. Cervical esophageal capillary hemangioma removed by combined and sequential endoscopic ligation and snare polypectomy［J］.Endoscopy,2008,40(Suppl 2):E179-E180.

［11］NAGATA-NARUMIYA T,NAGAI Y,KASHIWAGI H,et al. Endoscopic sclerotherapy for esophageal hemangioma［J］.Gastrointest Endosc,2000,52(2):285-287.

第七节　食管间质瘤

一、概述

胃肠道间质瘤（gastrointestinal stromal tumors,GISTs）是最常见的胃肠道间叶细胞肿瘤,但食管部位的间质瘤发病率极低,文献报道的食管间质瘤的基础和临床研究也非常少,在Pubmed网站可搜索到的食管间质瘤相关临床回顾性分析或荟萃分析,截至2018年,近20年来样本量较大的文献报道也仅有135例和107例2篇。根据本院10余年的内镜及外科手术病理结果统计,确诊的食管间质瘤仅9例,在食管黏膜下病变中所占比例约1.7%,由于食管黏膜下病变大多数为无症状的良性病变,实际人群中本病的患病比例可能更低。根据文献报道,本病可发生在任何年龄段,平均发病年龄为50~60岁,性别分布男女无差异。一般认为GISTs起源于消化道固有肌层,分化于Cajal间质细胞,目前比较认可的理论是GISTs发病可能与 *c-kit* 基因或 *PDGFRα* 基因激酶活化突变造成有关,但其确切的发病原因和机制尚无定论。大多数食管间质瘤患者是在因其他疾病进行常规胃镜检查时意外发现的,通常缺乏与病灶相关的临床症状,少数病例可因为病灶体积较大,出现吞咽不畅和异物感等症状。我们的研究结果也未见有呕血和黑便等症状。体格检查通常无相关的阳性体征。绝大多数血清学检查也无肿瘤、炎症和免疫等方面指标的异常,若有肿瘤标志物升高,要警惕伴发其他恶性肿瘤或误诊的可能性。临床上食管间质瘤病灶的发现主要依靠胃镜检查,初步诊断需要进行 EUS 检查,而确诊则需要组织病理学检查和免疫组化分析,镜下 GISTs 的组织形态结构多表现为梭形细胞类型(70%),其次是上皮样细胞类型(20%)和混合细胞类型(10%)。免疫组化检测 CD117(*c-kit*)、CD34 和 DOG-1 等阳性最常见,也是最具敏感性和特异性的确诊指标。当免疫组化染色不能明确 GISTs 诊断时,可以选择进一步的基因检测。同时,因 GISTs 是一种有潜在恶性的肿瘤,组织病理学检查还可根据有丝分裂率等指标将其分为极低危、低危、中危和高危四型。食管间质瘤可发生在食管的任何部位,但以食管下段最为多见,其次是食管中段和食管上段,研究发现人类胚胎食管的 Cajal 细胞在食管下段分布丰富,中段分布较少,上段分布罕见,食管 Cajal 细胞的分布与食管间质瘤的分布状态一致。关于该病的治疗和处理,目前主要包括内镜下治疗、外科手术、药物治疗和随访观察。临床实际工作中可根据患者的个体情况,结合病灶大小、位置、层次起源和组织学类型等,选择和制订治疗处理方法,无论内镜下治疗或外科手术治疗成功率均很高且疗效确切。食管间质瘤预后主要与肿瘤的组织学类型有关,总体优于癌肿,早期发现并处理效果更佳。

二、EUS 表现

食管间质瘤在 EUS 下主要表现为食管黏膜下隆起,黏膜表面光整,结构色泽如常,质地中硬。病灶多为类圆形,也有条状或不规则形,多数向腔内生长,以单发为主。通常内部回声均匀,呈低回声改变,部分病例回声较平滑肌瘤稍粗、略高。病灶边界清楚、规则,多起源于固有肌层,黏膜层及黏膜下层少见(图 1-7-1,图 1-7-2),周围食管壁层次结构正常,壁周无相关肿大淋巴结。当病变较大时,部分病例 EUS 下可表现为表面充血、糜烂甚至溃疡形成(图 1-7-3);病灶边缘不规则、有囊腔、有液化坏死、回声增粗或不均匀等。根据这些 EUS 的影像学特征,可初步诊断为食管间质瘤可能并判断其可能的组织学类型。因为间质瘤发生于食管的概率非常低,其 EUS 影像和食管平滑肌瘤几乎完全一样,极难区分,而平滑肌瘤在食管是最常见的黏膜下肿瘤,因此临床上多首先考虑平滑肌瘤的诊断,除非有上述非常典型的影像。但平滑肌瘤是一种良性病变,与间质瘤有本质差别,所以两者鉴别具有十分重要的

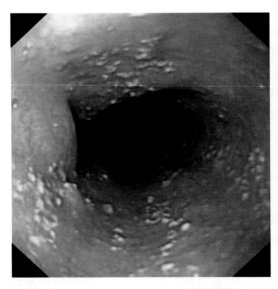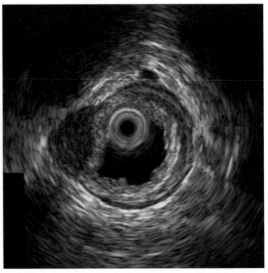

图 1-7-1　食管间质瘤(固有肌层)

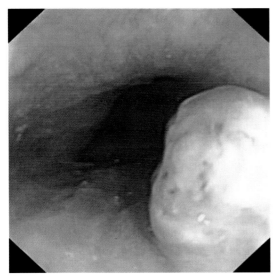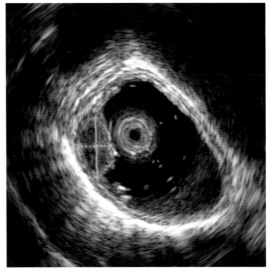

图 1-7-2　食管间质瘤(黏膜下层)

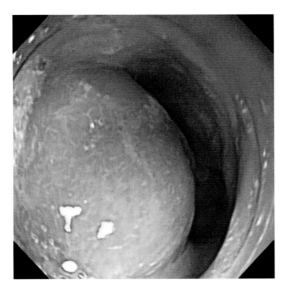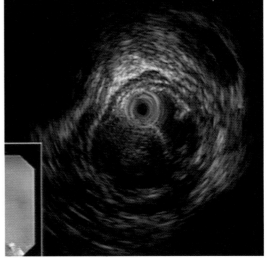

图 1-7-3　食管间质瘤(表面充血)

价值。近年来,国内外均有报道应用 EUS-EG、CE-EUS 等技术来帮助诊断和鉴别胃肠道黏膜下肿瘤和间质瘤的良、恶性判断等,通过对肿瘤软硬度和血供及血管分布状况等指标的检测与分析,为临床诊断和鉴别诊断提供依据,提高 EUS 无创检查的准确率;必要时也可进行 EUS-FNA 帮助明确诊断。此外,EUS-EG 及 CE-EUS 还有助于 EUS-FNA 的部位选择,协助 EUS-FNA 靶向活检,取得更为精准和相对多的组织以供病理学检查,提高 EUS-FNA 阳性率。

三、影像学比较

临床上绝大多数食管间质瘤患者是通过常规胃镜检查发现黏膜下隆起病变后,再经

EUS 检查来作出初步的影像学诊断,也有少数是经食管吞钡造影或胸部 CT 和 MRI 检查发现后,再做 EUS 检查的。食管吞钡造影、常规胃镜、胸部 CT 和 MRI 等,在显示病灶确切大小、边界、层次起源、内部结构等方面清晰度远不如 EUS。如食管吞钡造影检查因无法显示病灶的内部结构、层次起源和表面黏膜结构,所以临床上基本不选择使用此项检查,只有在需要了解食管的蠕动功能、狭窄和扩张情况时才选择使用。CT 和 MRI 检查对 2cm 左右的病灶能够较清楚地显示病灶大小、边界、内部结构以及血供的情况等,对该病的发现和诊断具有一定的价值,但是无法清楚显示病灶表面的黏膜结构,也无法进行实时的组织活检。另外,临床上大部分食管间质瘤的病灶大小在 1cm 左右,CT 等检查无法发现病灶或只能提示局部食管壁增厚,无法显示病灶的层次起源、边界等信息(图 1-7-4)。因此,EUS 检查能够获得更清晰的病灶影像和更多的诊断信息来帮助诊断食管间质瘤、帮助判断其恶性程度,其临床诊断价值明显优于 CT 和 MRI 等。但当 EUS 下病灶巨大,边缘不规则,有液化坏死、溃疡、强回声或回声不均时,考虑恶性可能或其他病变可能时,需要结合使用 CT 和 MRI 检查来协助诊断,以明确病灶整体、确定病灶与周围组织结构的关系和周边淋巴结等情况。

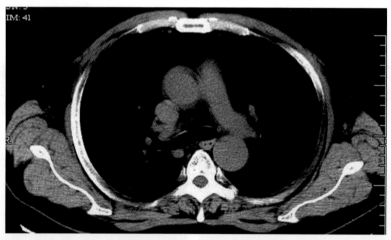

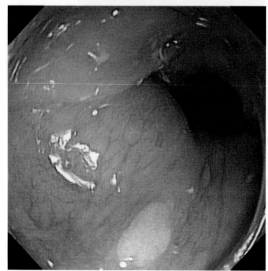
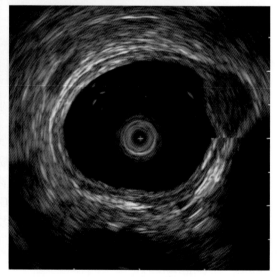

图 1-7-4　食管间质瘤(CT/EUS)

四、治疗和随访

EUS 的检查诊断结果对于食管间质瘤患者选择和制订科学、合理的治疗方案具有极其重要的指导意义,我们可以根据病灶的部位、数量、大小、层次起源、与周围组织结构的关系和患者的个体情况选择不同的处理方法,内镜下治疗包括 EMR、ESD、经内镜黏膜下隧道肿瘤切除术(submucosal tunneling endoscopic resection,STER)(图 1-7-5,图 1-7-6)、内镜下全层切除术(endoscopic full-thickness resection,EFTR)等,外科胸腔镜、开胸手术等,以及观察随访。由于文献明确报道胃肠道间质瘤有恶性倾向,因此对于间质瘤的治疗适应证和手术方式,近年来有不少国家和地区制定了指南进行规范,但尚未形成统一的共识意见,根据美国国家癌症综合网络(National Comprehensive Cancer Network,NCCN)的指南,所有>2cm 的 GISTs 均应接受切除治疗,对于<2cm 且 EUS 下无高危特征的 GISTs,建议进行内镜随访。

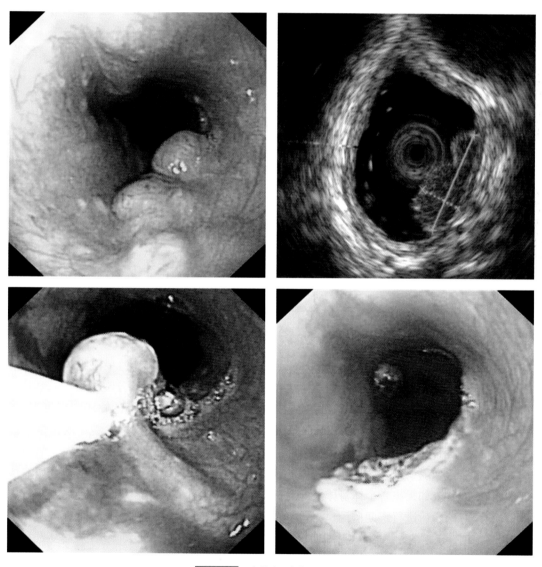

图 1-7-5 食管间质瘤(EMR)

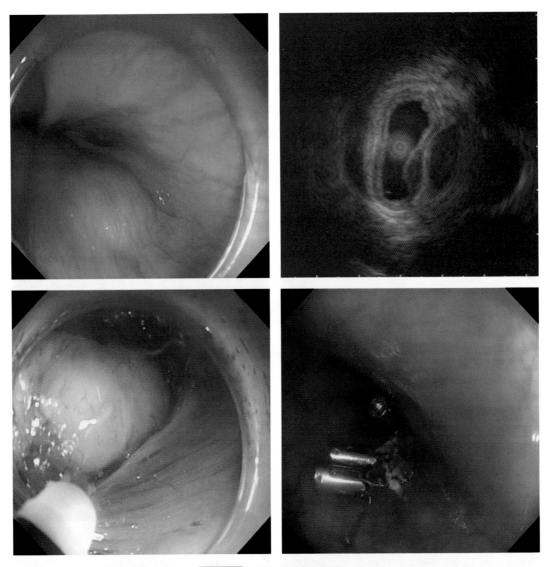

图 1-7-6 食管间质瘤（STER）

2014 年欧洲肿瘤内科会议（European Society for Medical Oncology，ESMO）提议组织学诊断的小 GISTs 应当切除，提出这项建议是基于之前研究提示"<2cm 及有丝分裂指数<5/50HPFs 在极少数的病例中也可能出现转移，即使它们被定义为极低危"。我们的临床研究发现，食管 GISTs 患者病灶大多数为 0.8~1.6cm，无论是内镜下治疗还是外科手术治疗成功率均极高。两种途径治疗的并发症与食管平滑肌瘤治疗相似，内镜下治疗在短期并发症方面更有优势，且术后定期随访复查均无复发。因此，我们认为对于 EUS 下怀疑食管间质瘤或组织病理学明确诊断的，如果患者个体身体情况允许，即使病灶较小，也应选择 EUS-FNA 或进行内镜下切除治疗，术后进行定期监测，可以为患者避免更大的风险、提高获益。而对于病变较大 GISTs、有丝分裂指数高的病例，即使进行了内镜下治疗或外科手术切除治疗，其复发和转移风险仍很高，这些患者预后一般也较差，因此早期发现和治疗对于该类疾病的预后具有重要意义。有文献报道，食管间质瘤最常见的远处转移部位是肝，其次是肺、胸腔、胸膜、腹膜

和皮下;肿瘤大小和肿瘤初发部位是食管间质瘤预后的独立危险因素,生存分析研究提示食管间质瘤患者的预后显著差于胃间质瘤。

====== 参考文献 ======

［1］ JOENSUU H,HOHENBERGER P,CORLESS C L. Gastrointestinal stromal tumour［J］. Lancet,2013,382（9896）:973-983.

［2］ SOREIDE K,SANDVIK O M,SOREIDE J A,et al. Global epidemiology of gastrointestinal stromal tumours（GIST）:A systematic review of population-based cohort studies［J］. Cancer Epidemiol,2016,40:39-46.

［3］ RAJENDRA R,POLLACK S M,JONES R L. Management of gastrointestinal stromal tumors［J］. Future Oncol,2013,9(2):193-206.

［4］ MIETTINEN M,MAJIDI M,LASOTA J. Pathology and diagnostic criteria of gastrointestinal stromal tumors（GISTs）:a review［J］. Eur J Cancer,2002,38(Suppl 5):S39-S51.

［5］ DEMATTEO R P,BALLMAN K V,ANTONESCU C R,et al. Long-term results of adjuvant imatinib mesylate in localized,high-risk,primary gastrointestinal stromal tumor:ACOSOG Z9000（Alliance）intergroup phase 2 trial［J］. Ann Surg,2013,258(3):422-429.

［6］ WEST R B,CORLESS C L,CHEN X,et al. The novel marker,DOG1,is expressed ubiquitously in gastrointestinal stromal tumors irrespective of KIT or PDGFRA mutation status［J］. Am J Pathol,2004,165（1）:107-113.

［7］ NOVELLI M,ROSSI S,RODRIGUEZ-JUSTO M,et al. DOG1 and CD117 are the antibodies of choice in the diagnosis of gastrointestinal stromal tumours［J］. Histopathology,2010,57(2):259-270.

［8］ FLETCHER C D,BERMAN J J,CORLESS C,et al. Diagnosis of gastrointestinal stromal tumors:A consensus approach［J］. Hum Pathol,2002,33(5):459-465.

［9］ FAN FENG,YANGZI TIAN,ZHEN LIU,et al. Clinicopathologic Features and Clinical Outcomes of Esophageal Gastrointestinal Stromal Tumor. Evaluation of a Pooled Case Series［J］. Medicine（Baltimore）,2016,95(2):e2446.

［10］ PENCE K,CORREA A M,CHAN E,et al. Management of esophageal gastrointestinal stromal tumor:review of one hundred seven patients［J］. Dis Esophagus,2017,30(12):1-5.

［11］ RADENKOVIC G,ILIC I,ZIVANOVIC D,et al. C-kit-immunopositive interstitial cells of Cajal in human embryonal and fetal oesophagus［J］. Cell Tissue Res,2010,340(3):427-436.

［12］ SAKAMOTO H,KITANO M,MATSUI S,et al. Estimation of malignant potential of GI stromal tumors by contrast-enhanced harmonic EUS（with videos）［J］. Gastrointest Endosc,2011,73(2):227-237.

［13］ YAMASHITA Y,KATO J,UEDA K,et al. Contrast-enhanced endoscopic ultrasonography can predict a higher malignant potential of gastrointestinal stromal tumors by visualizing large newly formed vessels［J］. J Clin Ultrasound,2015,43(2):89-97.

［14］ RUTKOWSKI P,NOWECKI Z I,MICHEJ W,et al. Risk criteria and prognostic factors for predicting recurrences after resection of primary gastrointestinal stromal tumor［J］. Ann Surg Oncol,2007,14（7）:2018-2027.

第八节　食管外压隆起

一、概述

食管外压隆起病变是一种基于形态学的概念,是指发生于食管的突向腔内这一形态学改变的病变,在普通胃镜下可以表现为食管黏膜下隆起病变,一般是由于附近的脏器或病变组织对食管造成压迫而形成的假性黏膜下隆起病变。这一类病变可以粗略分为生理性或病理性两大类,一般而言,由正常器官、组织外压所致,如心脏、胸主动脉、气管等引起的食管外压病变是生理性的,通常没有症状,往往不需要治疗和处理,常规随访观察即可;另一类病变可以由食管腔外病变压迫所致,如肿大的甲状腺、胸腺瘤等,这些是病理性的,需要进行相关疾病的进一步诊断和治疗。随着 EUS 的开展及推广应用,食管外压隆起病变的诊断率得到了显著提高。浙江大学医学院附属第一医院消化内镜中心近 10 年来经 EUS 初步诊断为食管外压隆起共计 122 例,占同期食管黏膜下隆起病变总数的 4.4%。其中血管外压占60.7%,脊柱外压占 17.2%,气管外压占 9%,肺癌、纵隔肿瘤和淋巴结等外压占 5%。食管中段外压占 59%,下段占 22.1%,上段占 18.9%。食管外压隆起常在普通胃镜检查时发现,通过进一步的 EUS 检查可作出初步诊断。外压病变又可分为生理性和病理性,生理性是指正常的器官、组织在某种特定的体位之下对食管造成了压迫,在内镜检查中观察到了凸向腔内的隆起,其特点是隆起肿块可以随体位的变化而改变大小、位置,甚至在检查的过程中还能发现肿物在黏膜下移动,如果肿块是动脉来源或者与动脉接触还可以观察到搏动的现象,生理性食管外压隆起通常不会影响正常的生理功能,患者通常也无明显症状,多在胃镜检查时意外发现,没有相关的阳性体征,也没有血清学检查的异常。病理性是指异常增大或肿大的脏器、组织,炎症或肿瘤等病灶,常常会影响正常生理功能,造成疼痛、不适等症状的食管外压隆起病变,可产生病变器官相关的相应症状,部分压迫较明显者还可出现进食不适、进食哽噎、恶心、嗳气等食管受压症状。病理性外压隆起有部分患者可能出现原发病相关的阳性体征,也可能出现原发病相应的血清学检查的改变,如肿瘤性病变患者可出现局部压痛、恶病质等体征,甲状腺肿瘤患者出现甲状腺功能测定的结果异常等情况。食管外压隆起病变可发生于食管的任何部位,由于特定的局部解剖位置关系,特定部位的外压往往是由特定的脏器及脏器病变形成的。例如,食管外压常由扩大的胸主动脉、心脏、支气管等引起。文献报道,食管外压隆起中发生最多为血管外压,发生于食管中下段,其次为心脏,也发生于食管中下段,其次为气管、甲状腺肿大、纵隔肿物等。食管外压隆起初步诊断主要依靠 EUS 检查,需进一步明确诊断时,可联合影像学检查,必要时可以考虑采用 EUS-FNA 进行组织病理学检查。食管的生理性外压由于来源于正常脏器,且通常不影响正常生理功能,临床无明显症状,故一般不需治疗;而病理性外压情况则较复杂,无统一处理方法,要根据外压物的具体情况,按照相应指南及相关治疗原则进行治疗。食管外压隆起的预后主要与外压病变的性质、程度等因素有关。

二、EUS 表现

常规内镜检查能有效发现食管隆起性病变,但由于其仅能观察病灶的表面,很难明确病变起源及组织学特点,在诊断上黏膜下隆起病变时存在很多的局限性,尤其是表面光滑型食管隆起病变,常规内镜检查下仅通过观测其表面色泽、硬度和活动度很难准确地进行诊断,而常规活检难以钳取有诊断意义的组织标本,诊断及鉴别价值极其有限,且有可能因在活检时触及较大血管诱发消化道大出血,甚至有增加肿瘤播散的风险,从而导致了常规内镜对真性黏膜下隆起病变和假性食管外压隆起病变的鉴别难度和风险性加大。EUS 具有内镜和超声双重功能,能够清楚地显示食管壁的 5 层结构,特别是高频率的微型探头,能够清楚地区别食管隆起病变是起源于食管壁还是壁外压迫,是目前用于诊断和鉴别真性与假性黏膜下病变的最佳方法,若能联合应用低频率的标准内镜超声检查术,不但能够明确隆起病变是否外压,还能对外压隆起病变的性质和范围等作出正确的判断,必要时还可进行实时的引导穿刺活检。我们的临床经验发现,应用 EUS 检查能够对大多数食管外压隆起作出正确的诊断。例如,降主动脉或主动脉弓引起的食管壁外压隆起病变在 EUS 下通常呈条状的黏膜下隆起,表面光整、黏膜结构正常,少数病例也可出现表面糜烂,误诊为食管早癌,超声扫描可见食管壁层次结构正常,壁外可见条状或弓状管状结构与食管相贴压,管状结构内可探及血流信号(图 1-8-1~图 1-8-3)。心脏外压时 EUS 可清楚地探及心室、心房腔,活动的心脏瓣膜及血流信号,同时可以探及心脏冲动等特征,很容易作出诊断。脊椎压迫隆起在食管较为常见,表现为黏膜下浅隆起和半隆起,大多数表面黏膜结构正常、质地较硬,呈纵向排列隆起,有壁下滑动感,食管壁层次结构正常,壁外可见半圆形中低回声的脊柱影伴弧状的高强回声带,与食管壁相贴压,探头上下移动可探及条状分布的脊椎,镜下见隆起具有质硬、活动度差的特点(图 1-8-4)。病理性的肺癌、纵隔肿瘤和肿大的淋巴结也可造成食管外压隆起,这些占位病灶不但可以压迫食管造成黏膜下隆起改变,还能浸润到食管壁,从外到内,甚至可引起局部食管壁糜烂和溃疡(图 1-8-5)。通常 EUS 下可表现为壁外不规则的低回声团块,大小不一、内部回声均匀或不均匀,边界清楚或不清楚,根据病变良、恶性的不同,具有不同的 EUS 表现(图 1-8-6,图 1-8-7)。另外,也可选择应用 CE-EUS 和 EUS-EG 等帮助诊断和鉴别诊断,必要时可采用 EUS-FNA(图 1-8-8,图 1-8-9),但操作时需注意可能发生的出血、感染、肿瘤播散等风险。

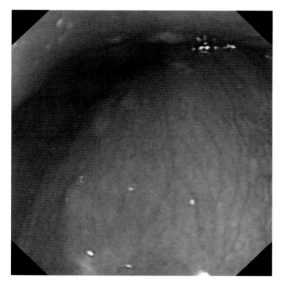
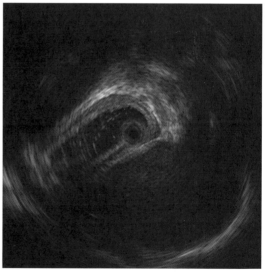

图 1-8-1 食管下段外压隆起(主动脉)

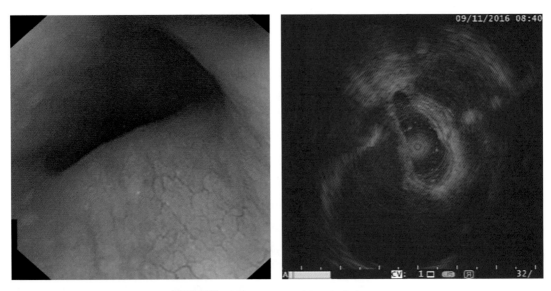

图 1-8-2 食管上段外压隆起（主动脉弓）

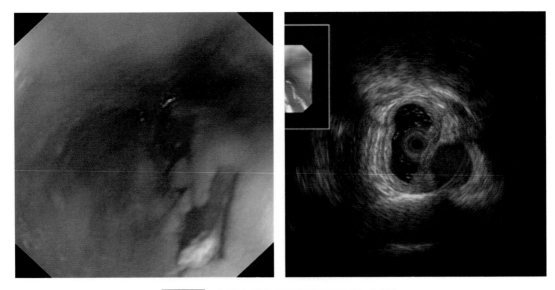

图 1-8-3 食管上段外压隆起（表面糜烂，血管）

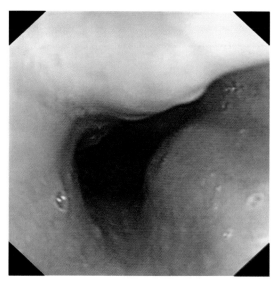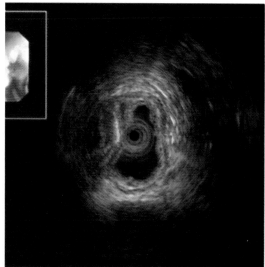

图 1-8-4 食管外压隆起(脊柱)

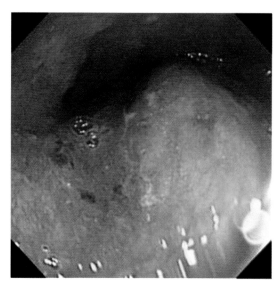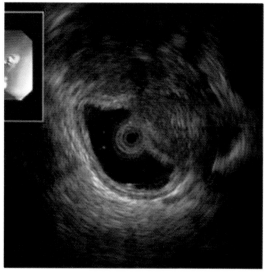

图 1-8-5 食管外压隆起(胸腺瘤)

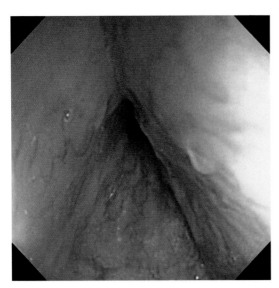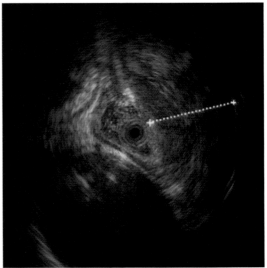

图 1-8-6　食管外压隆起狭窄（肺小细胞癌）

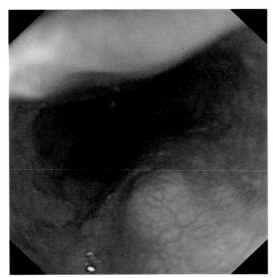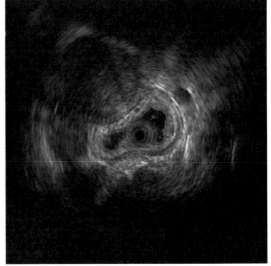

图 1-8-7　食管外压隆起（淋巴结）

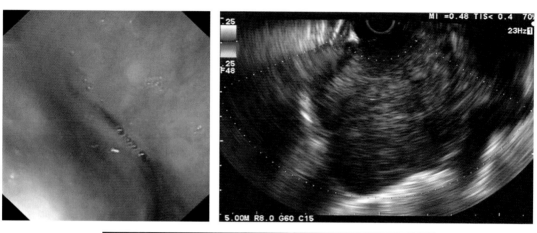

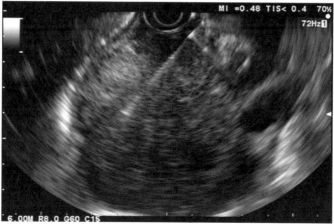

图 1-8-8　食管外压隆起(肺小细胞癌,EUS-FNA)

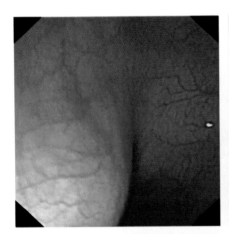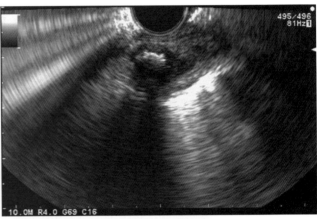

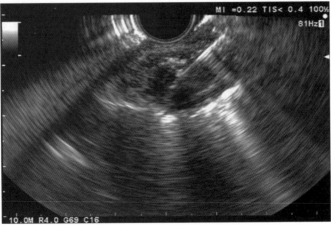

图 1-8-9　食管外压隆起（淋巴结伴钙化，EUS-FNA）

三、影像学比较

食管外压隆起病变常无特异性症状,常在普通胃镜检查时发现黏膜下隆起后,行 EUS 进一步检查而得到确定。根据文献报道和我们的临床实践,食管外压病变原因和种类很多,根据其发病原因及影像学表现,可大致将其归为四类,即颈胸椎骨质增生、心血管因素、食管周围占位因素、其他少见类型。食管外压病变钡餐造影时可以出现食管的受压、分流、绕流、钡剂通过受阻等征象,但由于管壁柔软,黏膜纹无明显破坏,扩张部分尚可,通过变换体位可观察到食管受压的部位,钡餐造影作为一种常规传统的检查方法,主要在食管外压病变定位诊断中发挥了一定的作用,部分病变甚至可以根据解剖位置明确或推测外压的原因。但因无法显示外压组织,所以临床诊断价值有限。CT 相对来说能提供更多的信息,可在大小、边界、血供等方面对病灶作出评估。对于颈、胸椎前缘的骨质增生引起的食管外压隆起病变,一般又称为食管型颈椎病,是颈椎病中的少见类型,多排螺旋 CT 横断位对于骨赘显示缺乏整体观,但进行多平面重组等技术处理后,则可以在矢状位明确显示骨质增生,骨桥形成。心血管因素引起的食管外压隆起病变主要包括以下几种情况——迷走右锁骨下动脉,右位主动脉弓、主动脉及降主动脉迂曲增宽及主动脉瘤,严重的风湿性心脏病、左心房极度增大造成对食管的压迫推移,这些情况 CT 一般可以直接、清晰地显示外压质。食管周围占位因素,如中后纵隔的占位(主要包括原发淋巴瘤、神经源性肿瘤以及前肠源性囊肿等),转移性、结核性、炎性淋巴结肿大等也可表现为食管外压隆起病变,多排螺旋 CT 可以进行多平面重组,多数情况下可以明确占位的大小、范围,显示占位与食管、血管的关系,再结合患者的相关临床病史(如原发肿瘤或结核病史等)基本可以诊断。此外,有文献报道左主支气管对食管壁的压迫可引起吞咽困难,部分手术患者的术后粘连也可造成类似食管外压病变的表现。钡餐造影对于食管外压隆起病变的定位诊断作用较大,在已行 EUS 初步了解病变位置的情况下,可能并没有必要重复进行钡餐造影检查。胸部的解剖结构较为清晰,血管及骨性结构较多,CT 较 MRI 更有优势,一般胸部病变不太考虑进行 MRI 检查。CT 检查的扫描精度相对于 EUS 欠佳,对于部分贴近食管壁的、病灶体积较小的病理性外压病变,可能无法明确判断其与食管的关系,而 EUS 可通过超声下食管壁外层结构是否完整以及各层次关系,从而对病变的起源及食管壁是否受侵犯作出一个相对准确的判断。因此,对于 EUS 下较为肯定的考虑为生理性病变的患者,可以不行 CT 检查,但对于部分症状明显以及 EUS 下有恶性倾向的病变,特别是病灶较大且伴有淋巴结肿大和转移的病灶,仍需进一步接受 CT 等影像学检查来了解病灶的整体情况。联合 EUS 及 CT 影像等多种方法应用可以对病灶进行全面、正确的诊断和评估,也更有利于患者后续治疗方案的选择和预后的判断。

四、治疗和随访

EUS、CT 等检查相辅相成,对于食管外压隆起患者的诊断和鉴别诊断发挥着极其重要的作用,同时对制订进一步的诊疗方案有重要的指导意义,能够最大限度防止误诊误治和过度治疗。特别是 EUS 检查在诊断和鉴别 1cm 左右的外压隆起性病变时发挥着非常重要的作用,为后续的治疗和处理提供了保障和依据。对于食管生理性外压隆起病变,病变大多来源于正常脏器,一般不影响正常生理功能,临床常无明显症状,可不进行治疗和干预,嘱患者定期随访观察;若患者自觉有食管受压等非特异性临床表现时,可予促动力、抑酸等对症处理。对于食管病理性外压隆起病变,要根据外压物的具体情况,按照相应指南及相关治疗原则进行治疗;必要时可先通过 EUS 进行细针穿刺活检以协助诊断及制订后续的治疗方案,再根据不同的组织、器官和病变的性质,如炎症性、肿瘤性、良性、恶性等,分别采用药物治疗、内镜治疗、外科手术治疗和放化疗等。

===== 参考文献 =====

[1] GUO J,LIU Z,SUN S,et al. Endosonography-assisted diagnosis and therapy of gastrointestinal submucosal tumors[J]. Endosc Ultrasound,2013,2(3):125-133.

[2] NIKOLIC M,BOBAN M,LJUBICIC N,et al. Evaluation of upper gastrointestinal submucosal lesions by endoscopic ultrasonography[J]. Acta Med Croatica,2009,63(Suppl 3):29-37.

[3] XU G Q,WU Y Q,WANG L J,et al. Values of endoscopic ultrasonography for diagnosis and treatment of duodenal protruding lesions[J]. J Zhejiang Univ Sci B,2008,9(4):329-334.

[4] KETER D,MELZER E. Endoscopic ultrasound in clinical practice[J]. Acta Gastroenterol Latinoam,2008,38(2):146-151.

[5] CHUNG I K,HAWES R H. Advantages and limitations of endoscopic ultrasonography in the evaluation and management of patients with gastrointestinal submucosal tumors:a review[J]. Rev Gastroenterol Disord,2007,7(4):179-192.

[6] 赵丽莎,龙辉,郝顺心.超声胃镜对上消化道隆起性病变的诊疗价值[J].临床内科杂志,2017,34(9):606-607.

[7] 郝玲,何夕昆,李智.121 例上消化道外压隆起超声内镜检查分析[J].中华消化内镜杂志,2006,23(2):127-128.

第九节 食管黏膜下病变的鉴别

一、概述

临床上通常将起源于食管上皮层以下的病变称为食管黏膜下病变(submucosal lesions,SMLs),包括食管黏膜下肿瘤(submucosal tumors,SMTs)和其他非肿瘤性病变。食管 SMTs 是指来自食管壁非上皮性间叶组织的一类肿瘤,包括平滑肌瘤、食管间质瘤、脂肪瘤、神经源性肿瘤、颗粒细胞瘤、血管瘤、神经内分泌肿瘤、转移癌等;而非肿瘤性病变则主要指食管壁内支气管源性囊肿、食管囊腺潴留、食管异物、血肿与脓肿等。食管 SMLs 发病较少,超过 90%的食管 SMLs 为良性病变,包括平滑肌瘤、囊肿、血管瘤、脂肪瘤、神经鞘瘤等,也有少部分具有恶性潜能或恶性病变,如食管间质瘤、食管神经内分泌肿瘤和内镜下表现为食管 SMLs 的恶性转移瘤等。食管 SMLs 的发病原因和机制各不相同。临床上大多数食管 SMLs 患者缺乏特异性的症状、体征和实验室指标的异常,多数情况下是在患者接受胃镜检查时意外发现的。常规胃镜检查发现食管 SMLs 时,操作医师可以借此获取病灶大小、形状、颜色、活动度、搏动以及黏膜表面是否有侵蚀、糜烂或溃疡等信息,然而不同病理类型的 SMLs 在常规胃镜下表象相似,难以区别,且常规胃镜活检较为浅表,无法深入黏膜下组织内部获得正确的信息。此外,常规胃镜检查难以探明食管 SMLs 与周围组织的关系,因此,常规胃镜检查通常不能对这类疾病作出正确的诊断。近年来,EUS 的临床应用大大提高了对食管 SMLs 的诊断水平和诊断质量,能够对大多数食管 SMLs 作出基本正确的诊断,并为该类疾病的彼此鉴别提供有效的手段和方法。食管 SMLs 的正确鉴别非常重要,虽然大多数食管 SMLs 是良性病变,但仍有部分病灶是具有恶性和潜在恶性的食管癌、间质瘤、神经内分泌肿瘤和颗粒细胞瘤等,通过 EUS 等检查就是期望能够把恶性和具有潜在恶性的病灶正确地诊断出来并及时治疗,应该指出的是,食管邻近器官的病史和血清炎症、免疫和肿瘤等指标的异常对食管 SMLs 性质的判断也有很好的参考价值。一般而言,食管 SMLs 的处理方式取决于患者的临床症状、病灶部位、病变大小、病变性质以及患者的基础情况等,通常良性、无症状且病变较小的患者可以通过 EUS 或内镜定期随访监测。对于症状明显、病变较大或进行性增大以及明确恶性或潜在恶性的病灶,则应积极选择内镜下治疗或外科手术切除治疗。我们的临床实践体会是,通过 EUS 等检查进行相对准确的初步诊断,可以帮助制订科学、合理的治疗和处理方案,避免误诊误治,减少过度治疗。

二、EUS 表现

EUS 检查可显示食管 SMLs 病变的大小、起源层次、边缘、回声、血供情况及与周围组织的关系,正确区分腔内病变及外压隆起,为不同病理类型的食管 SMLs 的诊断提供明确的提示和初步的诊断。我们的临床经验表明,部分食管 SMLs 在 EUS 下具有特征性影像,根据典型的 EUS 影像能够对病灶作出正确的诊断,如食管静脉瘤、食管脉管瘤、食管脂肪瘤等,因为这些病灶都具有很典型的内镜和超声影像特征。

食管 SMLs 中最常见的是食管平滑肌瘤,根据我们对临床资料的总结与分析,该病占所有食管 SMLs 的90%以上,根据其 EUS 的影像特征,EUS 对其术前诊断准确率达到85%,但仍存在一定比例的误诊。我们的临床资料发现,有食管癌、转移性食管癌、食管神经内分泌肿瘤、食管间质瘤和食管颗粒细胞瘤因 EUS 影像相似而被误诊为食管平滑肌瘤的情况。不典型的少数食管癌因表面黏膜结构正常而被误诊为食管黏膜下病变(图 1-9-1),但癌肿通常发展比较快,有病灶相关的食管症状,表面黏膜虽然完整但充血明显,不太光整,有时伴有糜烂。在超声下病灶虽呈低回声改变,但欠均匀,有边界,但边界不整齐,可伴有肿大的淋巴结。仔细分析这些 EUS 表现,可以帮助我们鉴别诊断。转移性食管癌也易误诊为平滑肌瘤,但转移性癌通常有邻近部位的原发病灶或病史,同时多伴有相应的临床表现,部分患者有肿瘤标志物的升高,EUS 下表现与平滑肌瘤不同点主要包括:局部隆起病灶表面常有充血,呈橘皮样,有表面不平感,病灶多位于黏膜下层或肌层,呈低回声改变,欠均匀,边界清楚但不太整齐(图 1-9-2),部分可见肿大淋巴结。因为食管癌是恶性病变,如果内镜下表现不典型,高度怀疑癌肿的可能,可选择 EUS-FNA 来获得组织学诊断,避免误诊(图 1-9-3)。

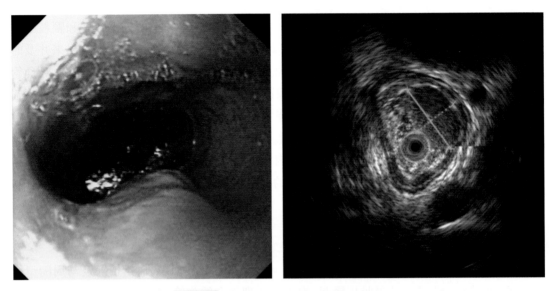

图 1-9-1　食管癌(误诊为食管平滑肌瘤)

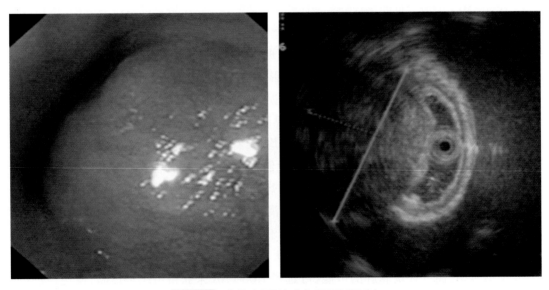

图 1-9-2　食管癌(误诊为食管平滑肌瘤)

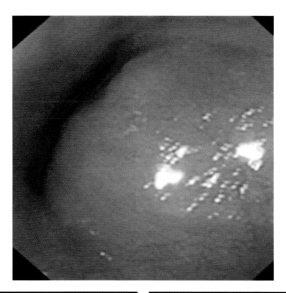

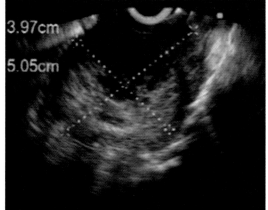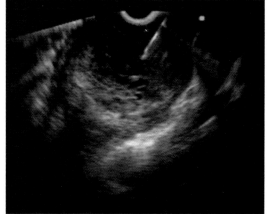

图 1-9-3 食管癌(EUS-FNA)

　　食管神经内分泌肿瘤也会误诊为平滑肌瘤(图 1-9-4),该病在食管发病率很低,病灶不大时内镜下可表现为隆起表面充血、毛细血管显露或糜烂,病灶呈低回声,但高于平滑肌瘤,有模糊的边界,多起源于黏膜层或黏膜下层,CE-EUS 多呈高增强。

　　食管间质瘤也容易误诊为平滑肌瘤,两者 EUS 影像非常相似,因食管间质瘤发病率很低,通常会首先考虑平滑肌瘤而造成误诊(图 1-9-5),从理论上讲,食管间质瘤虽然也呈低回声,但回声比平滑肌瘤略高、略粗,一般起源于固有肌层,病灶较大时会出现边界不整齐和回声不均匀、液化等征象,增大也比较快。但在临床实际工作中两者很难区别,应用计算机图像分析软件分析两者 EUS 图像的灰度和灰阶度有一定价值,EUS-EG 检查两者相似,但应用 CE-EUS 检查间质瘤通常会比平滑肌瘤增强更明显和不均匀,可成为两者鉴别的参考,当然必要时可进行 EUS-FNA 来帮助鉴别。

　　食管颗粒细胞瘤也容易误诊为平滑肌瘤和间质瘤,因为三者的 EUS 影像非常类似,我们的临床实践发现食管颗粒细胞瘤内镜下黏膜表面会比平滑肌瘤略显浅黄,触拨瘤体会略硬于平滑肌瘤,通常起源于固有肌层,内部回声均匀,但灰度和灰阶度高于平滑肌瘤和间质瘤,边界不如平滑肌瘤和间质瘤光整(图 1-9-6)。

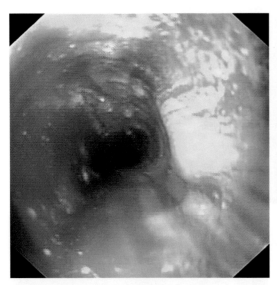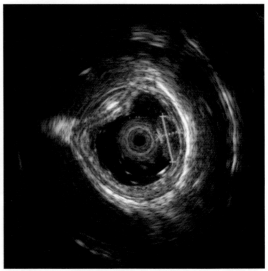

图 1-9-4 食管神经内分泌肿瘤（误诊为食管平滑肌瘤）

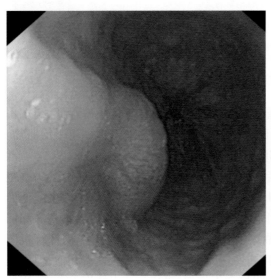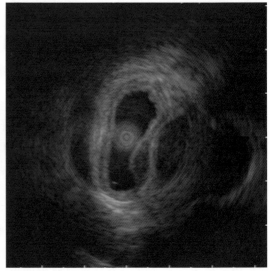

图 1-9-5 食管间质瘤（误诊为食管平滑肌瘤）

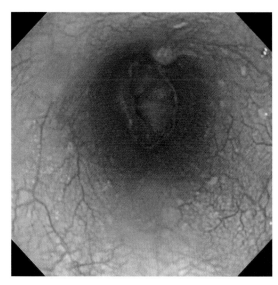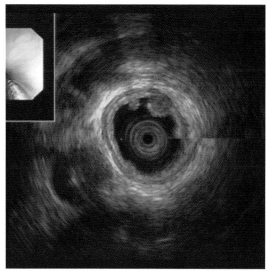

图 1-9-6 食管颗粒细胞瘤(误诊为食管平滑肌瘤)

　　典型的食管囊肿 EUS 下表现为第三层起源的圆形或椭圆形的低或无回声团块影,界清,后方有增强效应等特点。广义的食管囊肿还包括食管壁内支气管源性囊肿和食管囊腺潴留,EUS 影像特别是当病灶不典型、表现为低回声和增强效应不明显时,很容易误诊为平滑肌瘤,而且两者是食管黏膜下病变中较为常见的,仔细分析内镜表象对两者的鉴别也是有帮助的,食管囊肿通常表面光亮、有透明感和柔软感,多呈浅隆起和半隆起,探头压之瘤体会变形(图 1-9-7)。CE-EUS、EUS-EG 检查对两者鉴别非常有帮助(图 1-9-8),当然也可通过 EUS-FNA 来确诊。应该指出的是,两者均是良性病灶,即使病灶巨大,也不会出现浸润像,不会出现相关的肿大淋巴结,同样,病灶的生长和发展也比较缓慢。

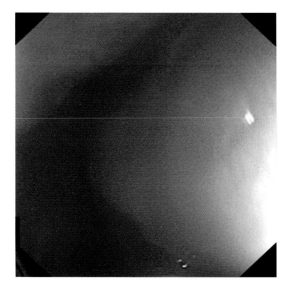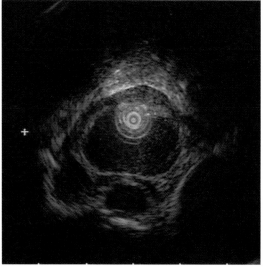

图 1-9-7 食管壁内支气管源性囊肿(压之变形)

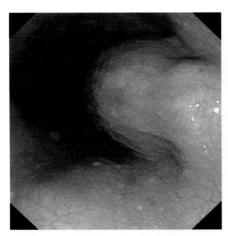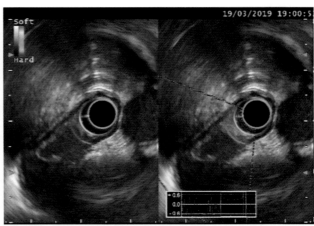

图 1-9-8 食管壁内支气管源性囊肿（EUS-EG）

三、影像学比较

临床上，食管 SMLs 钡餐造影时的典型表现为圆形突出肿块，表现为充盈缺损，无法显示病灶内部组织机构等信息，故对于食管黏膜下病变之间的鉴别诊断基本无价值。螺旋 CT 或 MRI 检查可以发现较大的食管 SMLs，表现为圆形或卵圆形肿块，能够显示病灶的组织内部结构、大小、边界等，部分病变可显示有钙化、坏死等表现，对食管 SMLs 的诊断和鉴别诊断具有一定的临床价值。特别是对一些组织结构组成差异比较明显的病灶，如食管囊肿、食管静脉瘤、食管脂肪瘤等，CT 和 MRI 通过平扫和增强扫描可以对这些疾病作出基本正确的诊断和评估。而食管平滑肌瘤、食管间质瘤、食管颗粒细胞瘤因组织结构相近，容易造成彼此误诊，对于一些少见的发病率低的病例也容易造成误诊。部分食管囊肿因表现不典型也易误诊为平滑肌瘤等，如一般囊肿病灶无强化，然而，当囊肿感染或内含蛋白质或钙质时，其密度将发生改变，且 CT 或 MRI 很难明确食管囊肿腔内和腔外的关系，可能增加诊断的不确定性。总之，CT/MRI 检查因无法直接观察食管内病变表象结构的变化情况，也无法实时引导活检，且很难发现较小食管黏膜下病变，特别是 1cm 以下的病灶，因此，影像学检查对食管黏膜下病变诊断的敏感性和特异性均不如 EUS。正电子发射计算机断层成像（positron emission tomography/computed tomography，PET/CT）对鉴别食管良性黏膜下病变及食管恶性病变有一定帮助，但对患者而言，性价比较低。因此，相对普通胃镜和影像学检查，EUS 在食管黏膜下病变的诊断方面很有优势，接受传统内镜和影像学检查后，再行 EUS 可以更精确地观察病变，EUS 可以通过观察病变，评估其各项参数，帮助诊断和治疗策略的选择。而当 EUS 影像不典型、诊断和鉴别诊断发生困难时，还是需要联合 CT 和 MRI 检查来协助诊断和鉴别诊断。另外，当病灶巨大、有周围器官浸润和转移等表现时，CT/MRI 检查能够帮助提供病灶整体变化、周围器官的累及程度和浸润范围等信息。

四、治疗和随访

不同的食管黏膜下病变，通常需要采取不同的治疗和处理措施，有症状的患者、无症状而病变增大的患者、恶性病变或疑有恶变的患者有进行治疗的指征，关键是要及时发现，早期诊断和鉴别出间质瘤、颗粒细胞瘤等恶性或潜在恶性的病灶并及时处理。因此,EUS 及其相关技术以及 CT/MRI 等各项检查的正确选择和应用非常重要,特别是 EUS 及相关技术的应用和提高我们应用这些技术的能力和水平是正确治疗和处理食管 SMLs 的关键。各种食管黏膜下病变的具体治疗处理原则和方法见前面各论中的表述。然而,目前各类方法治疗食管黏膜下病变的国际、国内标准和共识尚未确立,需要临床进一步的探索和研究。尽管如此,EUS 在该类疾病的诊断、鉴别、治疗、随访中仍发挥着极其重要的作用。

===== 参考文献 =====

[1] XU G Q,QIAN J J,CHEN M H,et al. Endoscopic ultrasonography for the diagnosis and selecting treatment of esophageal leiomyoma[J]. J Gastroenterol Hepatol,2012,27(3):521-525.

[2] XU G Q,HU F L,CHEN L H. The value of endoscopic ultrasonography on diagnosis and treatment of esophageal hamartoma[J]. J Zhejiang Univ Sci B,2008,9(8):662-666.

[3] XU G Q,CHEN H T,XU C F,et al. Esophageal granular cell tumors:report of 9 cases and a literature review[J]. World J Gastroenterol,2012,18(47):7118-7121.

[4] XU G Q,ZHANG B L,LI Y M,et al. Diagnostic value of endoscopic ultrasonography for gastrointestinal leiomyoma[J]. World J Gastroenterol,2003,9(9):2088-2091.

[5] 许国强. 超声内镜在消化系疾病诊治中的应用[J]. 现代实用医学,2008,20(5):329-331.

[6] 许国强,金恩芸,厉有名,等. 微型超声探头对消化道疾病的诊治价值[J]. 中华医学杂志,2004,84(2):119-124.

[7] 许国强,陈李华,厉有名,等. 内镜超声检查术对胃肠道平滑肌瘤的诊断价值[J]. 中华医学杂志,2003,83(10):877-878.

[8] 许国强,厉有名,陈卫星,等. 微型超声探头对食管、胃粘膜下病变的诊断价值[J]. 中华超声影像学杂志,2002,11(3):188-189.

[9] 钱燕敏,许国强,陈洪潭,等. 食管颗粒细胞瘤超声内镜图像的计算机分析研究[J]. 中华消化杂志,2013,33(4):223-225.

第二章

胃黏膜下病变

第一节 胃 间 质 瘤

一、概述

胃肠道间质瘤(gastrointestinal stromal tumors, GISTs)是最常见的胃肠道间叶源性肿瘤,据文献报道,患病率约 13/10 万,男女比例相当,中位诊断年龄为 60 岁,可以发生在全消化道,但以胃最为常见,约占 60%。我们的临床研究显示,在 2005—2017 年期间经浙江大学医学院附属第一医院消化内镜中心 EUS 初步诊断为胃间质瘤的有 3 139 例,占同期胃黏膜下病变的 60.35%,患者年龄在 15~85 岁,平均为 55 岁,女性多于男性。大多是在因其他原因行 CT 或胃镜检查时意外发现,通常缺乏与病灶相关的临床症状,少数病例因消瘦、出血、腹部包块等症状就诊而被发现。体格检查除病灶较大时可触及包块外,大多无相关的阳性体征。血清学检查也无肿瘤、炎症和免疫等方面指标的明显异常,但并发上消化道出血者可出现血红蛋白下降。我们回顾性分析浙江大学医学院附属第一医院接受 EUS 检查拟诊为胃间质瘤的患者共 3 139 例,其中 65.2% 为胃镜或其他检查意外发现,无明显症状;33.4% 伴随腹痛、腹胀、腹部不适、反酸、嗳气、腹泻等非特异性症状;仅 1.4% 出现黑便、消瘦、腹部包块等病灶相关的症状。胃间质瘤可发生于胃的任何部位,以胃体、胃底部多见,绝大多数单发,也可多发,表现为黏膜下隆起,少数较大病灶表面可形成糜烂、溃疡,肿瘤大小不等,大多数生长缓慢。通常由常规胃镜检查发现病灶,再经 EUS 检查进行初步的诊断和危险度评估,确诊需要做组织病理学检查,组织病理学上起源于胃的间质瘤,70%~80% 由梭形细胞构成,20%~30% 则以上皮样细胞为主,光镜下由梭形细胞构成的 GISTs 与平滑肌源性肿瘤难以区分,联合检测 GISTs 特征性的免疫组化表型 CD117、DOG1 和 CD34 分子可进一步明确诊断。GISTs 有潜在的恶性潜能,肿瘤大小及核分裂象计数常用于评估和预测肿瘤的生物学行为。对肿瘤进行 *c-kit*、*PDGFRα* 及 *SDH* 的基因突变分析有助于预测 TKI 药物治疗的获益。胃间质瘤的治疗处理包括药物治疗、手术治疗、内镜下治疗、联合治疗和随访观察等,可根据患者肿瘤的部位、大小、层次起源、危险度情况、与周围器官的关系和患者个体情况等因素进行选择,制订科学、合理的治疗处理方案。目前内镜下治疗和手术治疗是切除病灶的主要治疗手段。对于不可切除或复发转移的胃间质瘤,也可在靶向药物治疗后评估是否获得手术机会,从而选择手术或继续药物治疗。我们的临床研究表明,多数经 EUS 诊断的胃间质瘤病灶<

2cm,无相关的临床症状,生长缓慢,根据 2017 年美国 NCCN 指南可不进行治疗,特别是<1cm 的病灶。对于>2cm 的病灶,通常都能行内镜下治疗,少数需要外科手术治疗,两者治疗的成功率和有效率均很高。因胃间质瘤是具有潜在恶性的疾病,治疗后需进行随访观察,影像学检查如全腹部增强 CT、MRI、EUS、PET/CT 等是肿瘤评估的重要手段,EUS 在该病的诊治中发挥着非常重要的作用,在临床工作中可根据患者的个体情况制订合理的随访间隔和策略。该病诊治的重要之处是早期发现,根据个体情况进行科学、合理的治疗处理,总体的预后好于癌肿。

二、EUS 表现

临床上可根据常规胃镜等提供的病灶大小、部位等信息选择不同的 EUS 设备进行检查,包括 12~20MHz 的超声微探头或 5~10MHz 的内镜超声检查术(环扫和线阵),采用直接接触法、浸水法、连续注水法或水囊法等扫查病灶,必要时还可通过 CE-EUS、EUS-EG、EUS-FNA 等帮助诊断和鉴别诊断。胃间质瘤在内镜下主要表现为黏膜下隆起,黏膜表面光整,色泽如常(图 2-1-1),病灶较大时表面可出现糜烂、溃疡,甚至并发出血(图 2-1-2),质地中硬,病灶多呈圆形或梭形,也可呈分叶状,以单发为主,腔内生长较多见。超声下通常内部回声均匀,呈低回声改变,少数病灶回声可接近无回声(图 2-1-3),也有表现回声稍高,呈中等偏低回声,偶也可出现不均匀回声,或出现液化区及钙化灶,病灶一般边界清楚,有高回声包膜带,大多数起源于固有肌层,也可起源于黏膜层、黏膜下层、浆膜层,病灶周围胃壁层次结构正常,胃周常无相关肿大淋巴结。恶性胃间质瘤通常病灶大,呈分叶状或不规则,表面有糜烂或溃疡形成,病灶内部回声明显不均匀或有液化、钙化,边界不清,邻近胃壁层次结构破坏(图 2-1-4),部分可有邻近部位的转移灶。CE-EUS、EUS-EG 等检查也有助于明确诊断和鉴别诊断。我们的临床研究发现,在 CE-EUS 下胃间质瘤表现为等增强或高增强,高危病灶常有不均匀增强、血管增粗和排列紊乱等征象(图 2-1-5);EUS-EG 通过检查瘤体的软硬度来帮助判断,通常胃间质瘤表现为硬度较大的蓝色为主(图 2-1-6)。根据这些 EUS 的影像学特

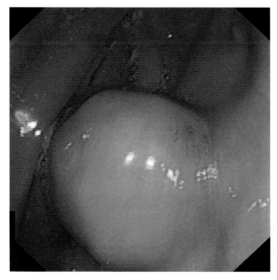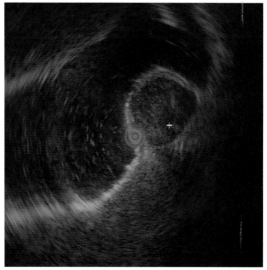

图 2-1-1　胃体间质瘤

征,可初步诊断为胃间质瘤。在我们的研究中,EUS 对胃间质瘤的诊断准确率约为 70%。EUS 也可用于胃间质瘤的危险度评估,如瘤体大小、边缘不规则、囊性变、表面溃疡形成、强回声灶以及异质性等,提示肿瘤具有更高危险度。CE-EUS 也能帮助判断间质瘤病灶的恶性潜质,瘤体强化不均匀或出现丰富或粗大血管提示间质瘤高侵袭度,与病理评估的诊断一致率为 66.7%。必要时我们可以进行 EUS-FNA 做组织学检查(图 2-1-7),一般 EUS-FNA 均能获得满意的组织,并可在活检标本上进一步行 IHC 检测明确诊断。在《中国胃肠间质瘤诊断治疗共识(2017 年版)》中已明确推荐 EUS-FNA 作为 GISTs 活检的首选方法,因为其腹腔内种植的概率较低。绝大多数患者能耐受 EUS-FNA 检查,无明显出血、穿孔并发症的发生。

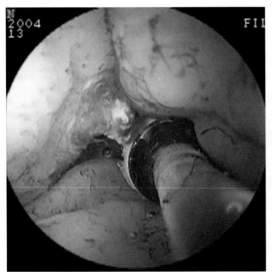
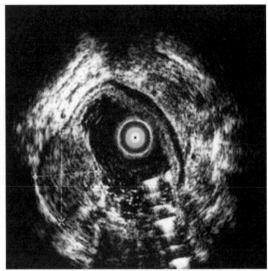

图 2-1-2　胃体间质瘤(溃疡出血)

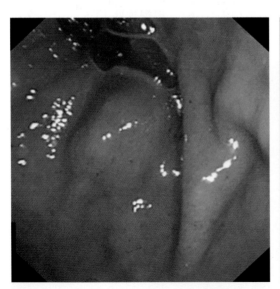
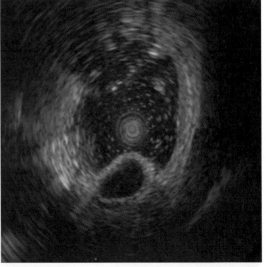

图 2-1-3　胃底间质瘤(低或无回声)

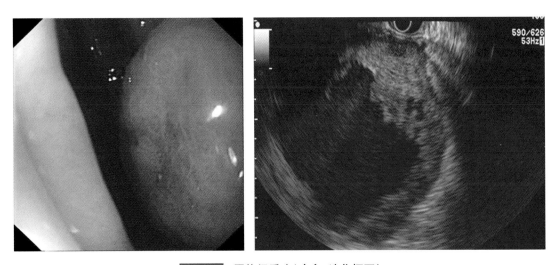

图 2-1-4 胃体间质瘤(高危,液化坏死)

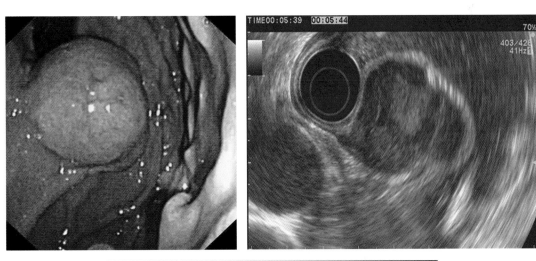

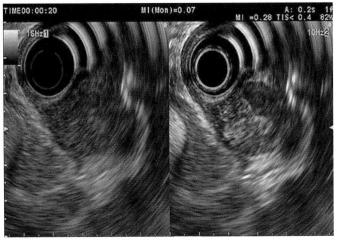

图 2-1-5 胃底间质瘤(CE-EUS,高危)

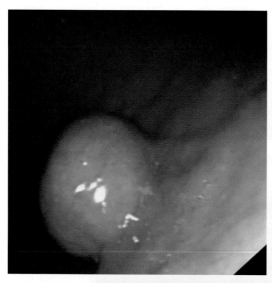
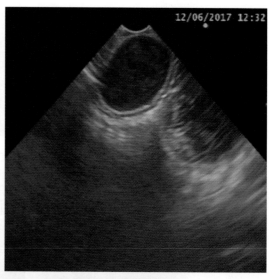
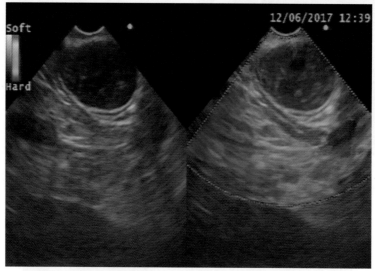

图 2-1-6　胃体间质瘤（EUS-EG）

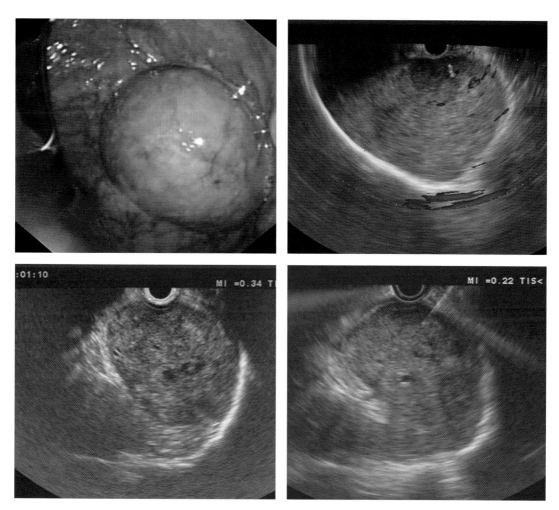

图 2-1-7 胃体间质瘤(CE-EUS-FNA)

三、影像学比较

临床上大多数胃间质瘤患者是通过常规胃镜检查或其他检查如腹部 CT 意外发现黏膜下隆起性病变,经 EUS 检查或增强 CT、MRI 来作出初步的影像学诊断。通常腹部增强 CT 和 MRI 检查能够提供有关病灶大小、边界、内部结构、生长方式和血供情况等信息,也能显示病灶内部钙化和液化等表现,对病灶>1cm 胃间质瘤的诊断具有一定的临床意义(图 2-1-8,图 2-1-9)。我们对 275 例临床资料完善的胃间质瘤患者分析发现,CT 检查仅 56%可拟诊为胃间质瘤,26.9%可以发现病灶,对 64.7 的病灶有大小的描述,40.7%描述了病灶向腔内或腔外生长,仅对 8.4%的病灶作出起源描述。此外,这些病灶中 15.6%的间质瘤伴钙化,4%伴液化坏死。除非发现转移病灶,几乎无法作出胃间质瘤危险度的评估。有时因患者接受 CT 或 MRI 检查前准备欠佳,使得胃壁未能良好展开,难以发现胃壁内的病灶。因此,相较于 EUS 检查,特别是对<1cm 的胃间质瘤病灶,CT 和 MRI 在显示病灶确切的大小、边界、内部结构等方面的清晰度远不如 EUS,也无法显示病灶的层次起源和表面黏膜结构,无法进行组织活检,也很少能够作出肿瘤侵袭度的诊断。EUS 检查能够获得更清晰的病灶影像和更多的诊断信息来帮助胃间质瘤的诊断和评估,其临床诊断价值优于 CT 和 MRI 等。但在

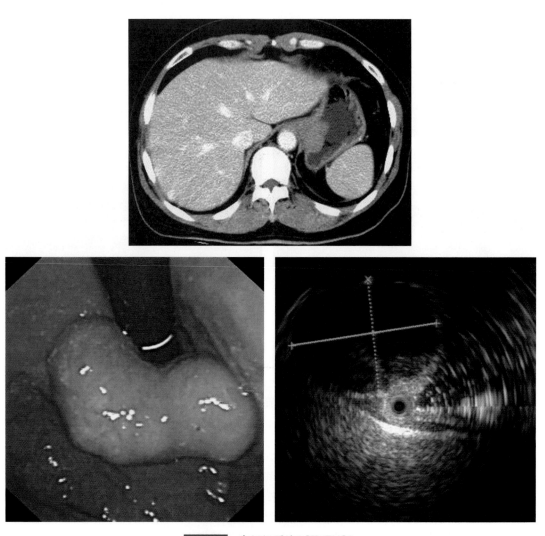

图 2-1-8　贲门间质瘤（CT/EUS）

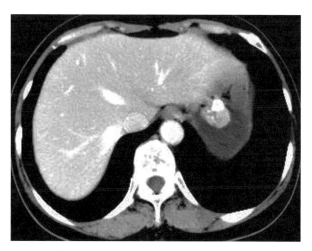

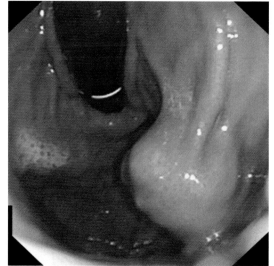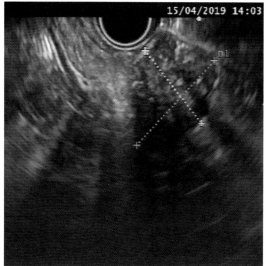

图2-1-9　胃底间质瘤伴钙化（CT/EUS）

临床实践中对EUS初步诊断为胃间质瘤的患者,特别是较大病灶者,我们通常会同时完善腹部CT或MRI来进一步评估和明确病灶的整体、与周围组织结构的关系、淋巴结情况、血供以及是否存在腹腔内转移等,有助于制订具体治疗和随访策略。

四、治疗和随访

　　EUS的检查诊断结果对于胃间质瘤患者选择和制订科学、合理的治疗方案具有极其重要的指导意义,在NCCN指南2017年第2版的指南中已制定了对临床上无症状的胃小间质瘤(≤2cm)的处理流程,具体为根据EUS-FNA及影像学手段评估肿瘤危险度,对合并EUS下高危因素的胃间质瘤建议进行手术切除,反之可考虑定期的EUS随访。如病灶评估后有手术指征而无明显禁忌,手术切除仍是首选的治疗方式。由于大多数胃间质瘤起源于固有肌层,内镜下不易根治切除肿瘤,且并发症发生率偏高,内镜下治疗(如内镜下套扎术、ESD、STER、EFR等)是否作为常规的治疗方法仍有争议,但内镜治疗有助于保留胃完整的功能,可能对于胃小间质瘤更有优势(图2-1-10~图2-1-12)。在我们的临床实践和研究均表明,一般病灶在3cm以内可选择内镜下治疗,如内镜下治疗失败可转外科治疗,若病灶较大且无多发转移者宜选择外科手术治疗。对于病灶多发转移或无法手术切除或切除难度大的病灶,需给予术前靶向治疗。对于潜在可切除病灶,宜术前靶向治疗。如肿瘤危险度分级为中高危复发风险者,术后仍需辅助治疗。我们研究发现,无论是内镜还是外科手术治疗成功率均可达到90%以上,外科手术成功率达100%。内镜下治疗并发症的发生率约4.58%,包括出血、穿孔、感染和术后溃疡等;外科治疗并发症的发生率约为6.58%,包括心血管并发症、出血、感染、吻合口漏和狭窄等。随着EUS检查技术的普及,我们认为EUS检查是胃间质瘤非常重要的随访手段。在2 367例EUS拟诊为胃间质瘤的未接受手术或药物治疗患者中,有288例接受了EUS随访评估(图2-1-13),随访6~125个月,平均为26.54个月,病灶平均增长速度为0.9mm/年,21%的患者有明显增大(图2-1-14)。149例患者通过CT随访,随访2~63个月,平均为25个月,5.4%的患者第二次CT检查未发现病灶,26.8%发现病灶增大。与EUS相比,普通内镜与CT随访可能低估病灶增大的比例,且

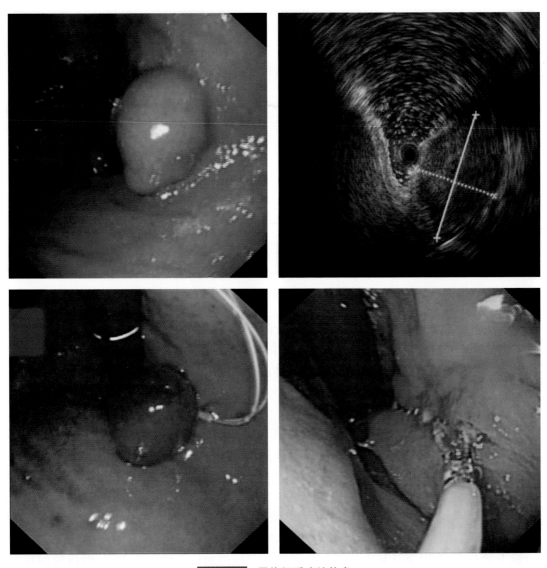

图2-1-10　胃体间质瘤结扎术

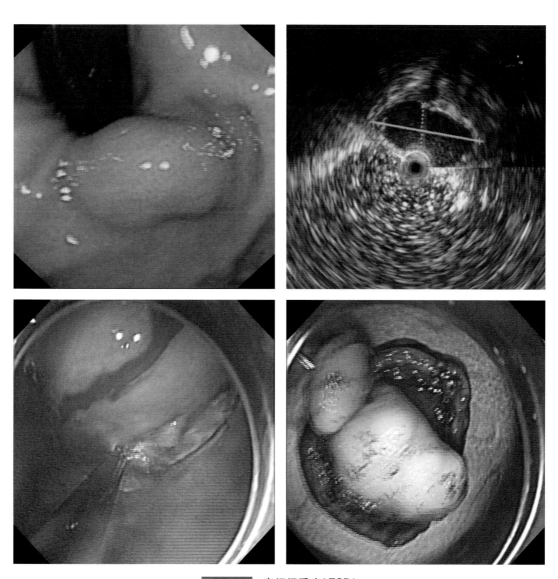

图 2-1-11 贲门间质瘤（ESD）

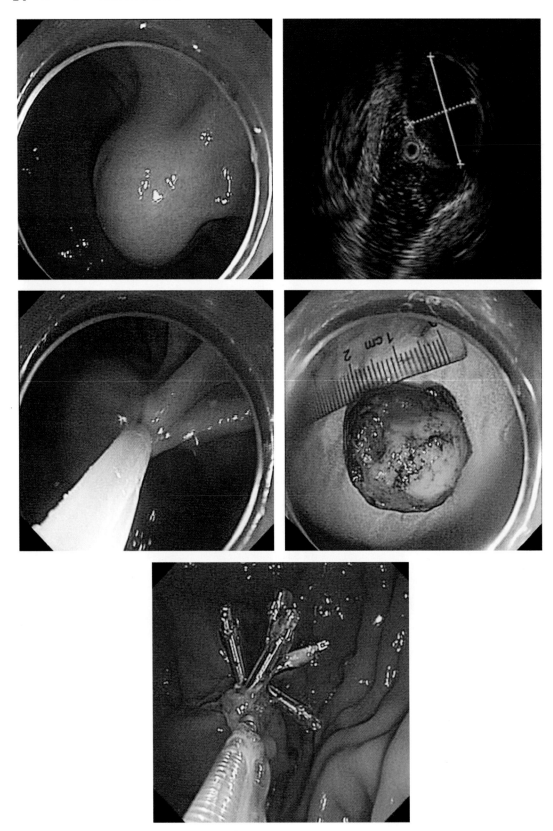

图 2-1-12　胃体间质瘤（EFR）

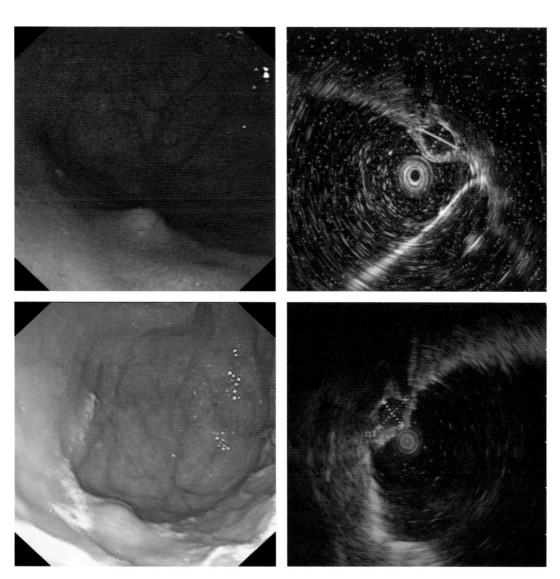

图 2-1-13　胃体间质瘤 6 年随访（无变化）

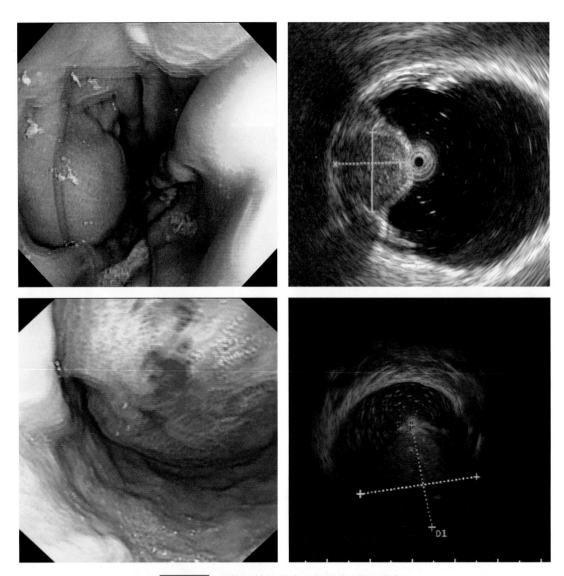

图 2-1-14　胃体恶性间质瘤 6 年随访（明显增大）

EUS 可用于评估病灶生长速度，因此推荐 EUS 作为未治疗的胃间质瘤的常规随访项目，可能优于 CT 扫描。CT 是分子靶向治疗疗效评价的重要手段，PET/CT 虽然最为敏感，由于价格昂贵，普及受限，多用于确定靶向治疗早期阶段的效果，不建议常规随访使用。EUS 用于分子靶向治疗疗效评估的标准尚不明确，胃间质瘤术后最常见的转移部位是腹膜和肝脏，故指南推荐进行腹部、盆腔增强 CT 或 MRI 作为常规随访项目。对于中高危患者，应每 3 个月检查 1 次，持续 3 年，之后每 6 个月 1 次，直至 5 年，5 年后每年随访 1 次。对于低危患者，每 6 个月 1 次，持续 5 年。肺部和骨骼转移罕见，建议至少每年 1 次胸部 X 线检查，若有相关症状，推荐行骨骼 ECT 扫描。当 CT 不能确定结果时，往往需 PET/CT 检查。外科手术患者基本选择 CT 作为术后随访项目；而内镜下治疗患者除 CT 扫描外，常同时使用普通内镜或 EUS 进行术后常规随访。浙江大学医学院附属第一医院的随访资料发现，经内镜切除后 2 个月复查胃镜，一般均可见创面愈合良好，胃间质瘤总的内镜下切除术后复发率约 2.2%。

========= 参考文献 =========

［1］POVEDA A，GARCIA DEL MURO X，LOPEZ-GUERRERO J A，et al. GEIS guidelines for gastrointestinal sarcomas（GIST）［J］. Cancer Treat Rev，2017，55（1）：107-119.

［2］LI J，YE Y，WANG J，et al. Chinese consensus guidelines for diagnosis and management of gastrointestinal stromal tumor［J］. Chin J Cancer Res，2017，29（4）：281-293.

［3］KADKHODAYAN K，RAFIQ E，HAWES R H. Endoscopic Evaluation and Management of Gastric Stromal Tumors［J］. Curr Treat Options Gastroenterol，2017，15（4）：691-700.

［4］NISHIDA T，BLAY J Y，HIROTA S，et al. The standard diagnosis，treatment，and follow-up of gastrointestinal stromal tumors based on guidelines［J］. Gastric Cancer，2016，19（1）：3-14.

［5］ECKARDT A J，JENSSEN C. Current endoscopic ultrasound-guided approach to incidental subepithelial lesions：optimal or optional？［J］. Ann Gastroenterol，2015，28（2）：160-172.

［6］MIETTINEN M，LASOTA J. Gastrointestinal stromal tumors［J］. Gastroenterol Clin North Am，2013，42（2）：399-415.

［7］汪明，曹晖. NCCN《软组织肉瘤临床实践指南（2017年第2版）》胃肠间质瘤内容介绍与更新解读［J］. 中国实用外科杂志，2017，37（6）：644-648.

第二节　胃异位胰腺

一、概述

异位胰腺是指存在于正常胰腺之外的完全孤立的胰腺组织，它与正常胰腺之间没有任何血供、神经支配等解剖学上的联系，是一种较为少见的先天发育畸形。异位胰腺根据其组织病理学特点可分为4种类型：①Ⅰ型的镜下结构类似于正常胰腺组织，存在导管、腺泡、胰岛细胞等；②Ⅱ型异位胰腺组织内只含胰腺导管；③Ⅲ型仅具腺泡组织；④Ⅳ型仅含胰岛细胞。有关异位胰腺的发生原因主要有迁移学说和化生学说两种，迁移学说认为异位胰腺的实质是胚胎期胰腺始基组织在随原肠上段旋转迁移过程中的残留，这解释了为何异位胰腺多见于上消化道的现象；而化生学说则认为异位胰腺由全能内胚层细胞在异常部位发展分化为胰腺组织而来。目前异位胰腺的发病率尚无确切的流行病学数据，但据尸检报告，异位胰腺的发现率在0.5%～14.0%。据国内文献报道，1978—2005年共28年间发表在国内各级医学期刊上的所有异位胰腺的病例资料报道共计175篇653例病例，通过统计分析，结果显示男女比例为1.7：1，男性多于女性；年龄分布自20天至88岁，平均为40.3岁。国外较大样本（212例）的文献报道其男女比例为1.79：1，所有年龄段均有分布。浙江大学医学院附属第一医院近10余年的统计数据显示，男女性别比为1.23：1，年龄在17～80岁，平均年龄为（46.12±14.06）岁。其实这并不能代表该病真正的发病和分布情况，因为大多数异位胰腺患者没有接受治疗，没有纳入统计。异位胰腺可发生于人体各个部位，其中胃和十二指肠是最常见的发生部位，据报道分别占24%～43%和9%～36%。胃内病灶以胃窦部最常见，常分布于胃窦大弯侧距幽门6cm之内。空肠为第三常见的异位胰腺发生部位，据文献报道占比最高可达35%；多在近端距屈氏韧带50cm以内的部分。回肠异位胰腺占总数的2.8%～7.5%，其余如结肠、阑尾、网膜、肝脏、胆囊、胆管、脾脏、脐、腹膜后、输卵管、肺、纵隔等处的异位胰腺亦有文献报道，但均极为少见。浙江大学医学院附属第一医院的统计数据中,大多数异位胰腺位于胃(61%)、十二指肠(16%),少数位于空肠(16%)、回肠(6%),仅1例位于胆囊,胃内病灶比例明显高于既往文献报道。胃异位胰腺一般不引起临床症状,多因体检或因其他疾病行内镜检查或手术治疗时发现,极少数胃异位胰腺也可出现占位性表现和由异位胰腺组织引起的临床症状,前者如幽门梗阻、溃疡和出血等,后者如异位胰腺炎、异位胰腺肿瘤(包括腺癌、神经内分泌肿瘤、胰腺导管内乳头状黏液瘤等)。体格检查缺少相关的阳性体征。胃异位胰腺也无血清学检查在炎症、免疫和肿瘤等方面指标的异常。我们的临床实践体会与文献报道相似,大部分胃异位胰腺发生在胃窦部,绝大部分无相关的临床症状和相关的实验室异常。该病的发现主要依靠胃镜检查,而临床诊断主要通过 EUS 下典型的影像学特征作出判断,该病的治疗主要根据病变的部位、大小、层次起源和是否存在并发症等作出综合判断。临床上采用的治疗方法主要是内镜下治疗和外科手术治疗,治疗效果良好,多无复发。我们的临床经验发现,绝大部分胃异位胰腺大小在2cm以下,无相关症状和并发症,无需进行治疗,定期随访观察即可。该病因系先天发育异常,发展呈良性过程,在浙江大学医学院附属第一医院过去10余年中接受切除治疗的异位胰腺患者中仅发现1例胃窦异位胰腺继发癌变,绝大多数预后良好。

二、EUS 表现

胃异位胰腺在 EUS 下有两方面的特征,内镜下可见大多数病灶位于胃窦,主要在大弯侧、后壁及前壁,很少在小弯侧,多为单发病灶,质地中硬,表现为球状、广基黏膜下隆起,表面色泽正常,通常无糜烂和溃疡,也无明显的充血、水肿,中央有脐样凹陷或开口,少数呈圆锥形、乳头状或圆柱形,周围黏膜光整(图 2-2-1)。然而,典型的内镜下表现仅见于少数病例中,多数病例仅表现为黏膜下隆起,并无明显的凹陷或开口样结构,内镜下难以与其他黏膜下肿物鉴别(图 2-2-2)。超声扫描的特征性表现为病灶多起源于黏膜下层,常累及固有肌层和黏膜层,少数病例也可起源于固有肌层、黏膜层,边界不清,病灶呈中等回声或低回声,内部回声不均匀,可见高强回声斑点,散布于病灶内部,部分病例病灶内部可见导管样回声结构,有时可见导管回声开口于凹陷处,类似于胰管回声,受累的固有肌层回声增高并增厚,但浆膜层完整(图 2-2-3),少数 II 型异位胰腺组织内只含胰腺导管,没有胰腺组织结构(图 2-2-4)。通常病灶周围胃壁层次结构正常,壁外无肿大的淋巴结。少数位于胃体和胃底的异位胰腺其内镜和超声影像不典型容易造成误诊,CE-EUS 和 EUS-EG 等可能对诊断和鉴别诊断有一定的帮助,但确切的价值有待进一步临床研究探索(图 2-2-5,图 2-2-6),当需与可疑的恶性病灶进行鉴别时可考虑 EUS-FNA 等。据浙江大学医学院附属第一医院的临床数据,EUS 下胃异位胰腺病灶大小平均为(14.5 ± 7.6)mm,多数起源于黏膜下层(67.2%)、固有肌层(21.9%),可累及多个层次,EUS 下病灶内部以低回声(50.0%)和中等回声(40.6%)为主,分布常不均匀(56.3%),典型的腺管样/囊腔样回声结构见于 28.1% 的病例。目前临床还是根据以上典型的 EUS 表现来初步诊断为胃异位胰腺。

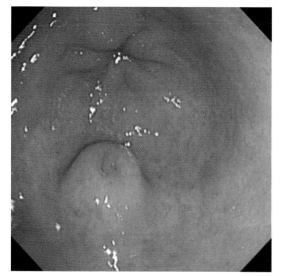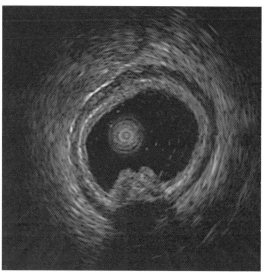

图 2-2-1　胃窦异位胰腺

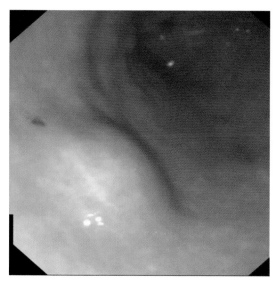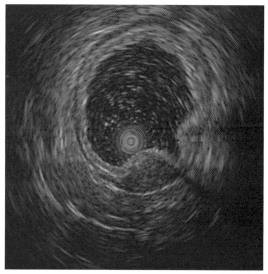

图 2-2-2　胃窦异位胰腺(无开口)

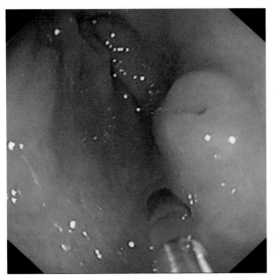
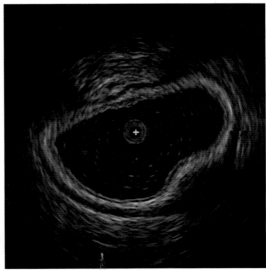

图 2-2-3　胃窦异位胰腺（肌层增厚）

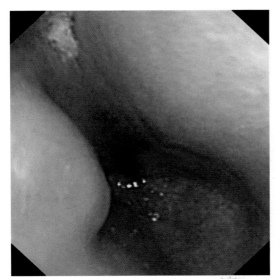
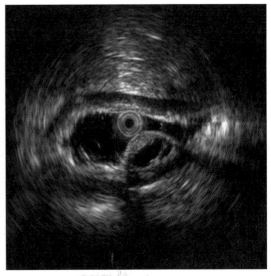

图 2-2-4　胃窦异位胰腺（Ⅱ型）

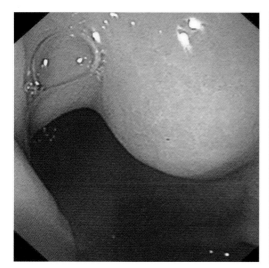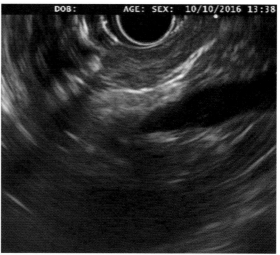

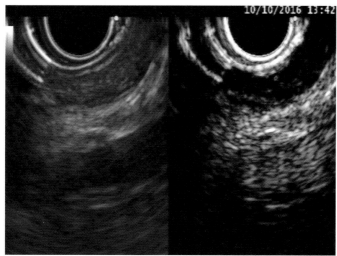

图 2-2-5 胃角异位胰腺(CE-EUS)

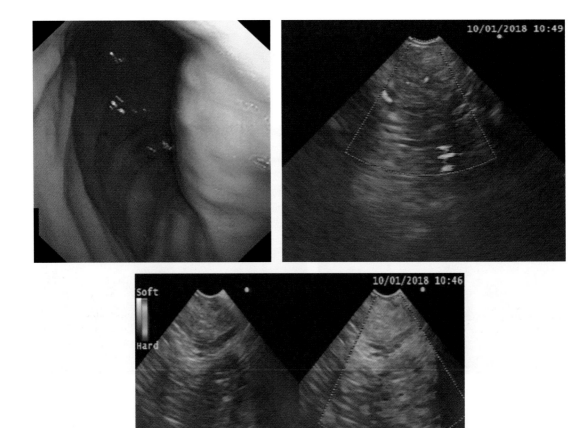

图 2-2-6　胃体异位胰腺（EUS-EG）

三、影像学比较

胃异位胰腺的病灶发现目前主要依赖胃镜检查，大多数患者是在胃镜检查其他疾病时意外发现病灶，少数较大病灶也可在上消化道造影、腹部 CT 检查时提示病灶，然后再通过EUS 检查来初步诊断胃异位胰腺。关于腹部 CT 诊断异位胰腺的价值，周康荣等主编的《腹部 CT 诊断学》中提出的异位胰腺 CT 诊断标准如下：CT 检查发现消化道黏膜下圆形或卵圆形、密度均匀、边界清楚的结节状软组织密度影，与正常胰腺呈等密度或密度与肌肉组织相似，增强后强化方式及延迟扫描与胰腺相似，可考虑为异位胰腺，若出现中央脐凹征，则诊断依据更强（图 2-2-7）。但在临床实际工作中发现，CT 对异位胰腺检出和诊断效能远低于EUS。浙江大学医学院附属第一医院的临床资料表明，CT 和 EUS 对上消化道异位胰腺病灶的检出率分别为 57.3% 和 98.5%，诊断准确率分别为 2.7% 和 43.1%，均存在统计学的显著性差异。主要原因是 CT 不能发现 1cm 的病灶，通常 2cm 左右 CT 才能比较清楚地显示，而临床绝大多数胃异位胰腺的大小多在 1cm 左右，病灶显示困难，大多数仅提示局部胃壁增厚

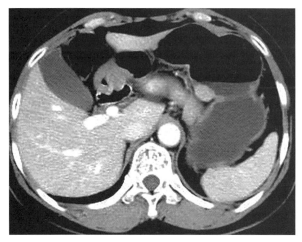

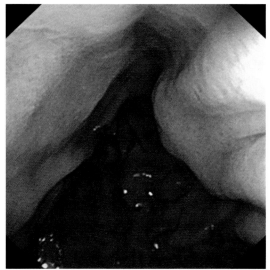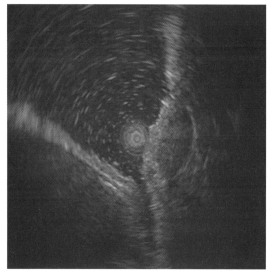

图 2-2-7　胃体异位胰腺(CT/EUS)

等,也无法显示层次起源和表象结构。此外,CT 检查又有 X 线辐射的顾虑,所以临床通常不选择腹部 CT 作为诊断和鉴别胃异位胰腺的检查方法。同样,腹部 MRI 的短板与 CT 相仿,在对病灶敏感性和诊断效能方面明显差于 EUS 检查。但在部分病例,CT 和 MRI 仍是 EUS检查的重要补充和佐证,特别是当病灶较大,并怀疑有其他病变可能时,有助于明确病灶的整体、与周围组织结构的关系和淋巴结情况等。

四、治疗和随访

胃异位胰腺是一种良性的先天性发育异常,极少发生恶变,但发现后是否需要切除治疗目前尚有争议。我们的临床实践体会是,对于诊断较为明确的胃异位胰腺病灶,如病灶较小,无临床症状和相关并发症,可以考虑随访观察;若病灶的 EUS 表现不十分典型,存在误诊可能的,尤其是存在恶性病灶可能的,应及时进行活检、EUS-FNA、诊断性 ESD 或外科手术治疗,以免延误最佳治疗时机。相反,有时临床上也有将异位胰腺误诊为恶性肿瘤从而造成"小病大治"的后果。因此,EUS 正确的诊断结果对患者选择科学、合理的治疗方案具有极其重要的指导意义。目前临床上对胃异位胰腺的治疗措施主要为传统开腹手术切除、腹腔镜下手术切除和内镜下切除等。我们的临床经验是,如果病灶没有恶变和相关并发症,在设备条件允许的情况下,经内镜进行胃异位胰腺切除治疗是首选的微创治疗方法。常用的方法包括 EMR、ESD、经内镜黏膜下病变挖除术(endoscopic submucosal excavation,ESE)、内镜下套扎术等(图 2-2-8)。可以根据 EUS 的术前检查结果,依据病灶的大小、位置、起源层次、生长方向等,选择合适的手术方式。结合既往文献报道及我们的经验来看,这几种方法都是微创、安全和有效的,但对于部分病例 EMR、内镜下套扎术等可能无法完整切除病灶,有残留复发的可能。用 ESD 进行完整剥离也较其他消化道黏膜下良性肿瘤困难,但总体而言,该病内镜下治疗的成功率和并发症与胃黏膜下肿瘤基本相似;接受外科手术或 ESD/ESE 等术式治疗者基本无复发情况。其实,临床上我们所发现的胃异位胰腺绝大多数都在 1cm 左右,都没有相关的症状和体征等,也都没有接受外科手术和内镜下治疗,最常用的处理方法是观察随访。从我们对未行切除治疗的大多数胃异位胰腺患者长期观察随访结果发现,该病一般

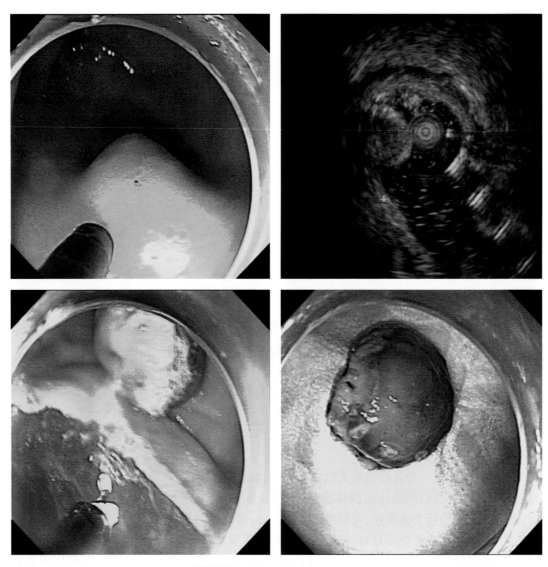

图 2-2-8 胃窦异位胰腺(ESD)

病灶稳定无变化,胃镜和EUS均能够清楚观察病灶的发展和变化,特别是EUS能够提供更为详尽的图像信息来帮助我们判断病灶的变化,是目前临床用于随访复查的最佳方法(图2-2-9)。但是,如何高效、经济地应用这一武器,最合理、科学的复查间隔时间是多少,需要定期复查随访的时间为多长等问题均需要我们进一步研究与探索。

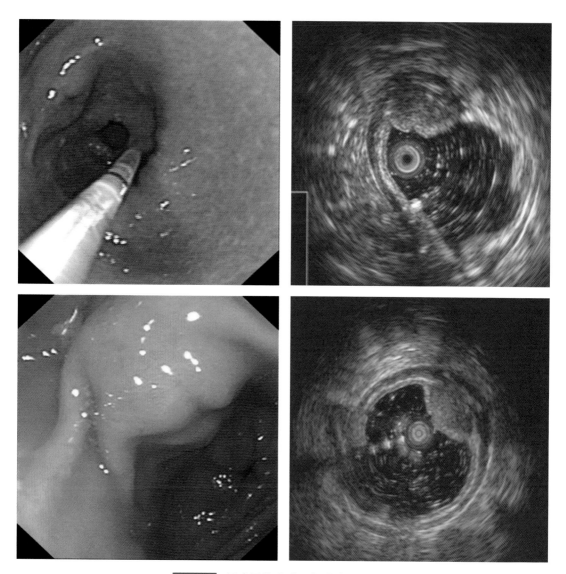

图2-2-9　胃窦异位胰腺5年随访(无变化)

参考文献

［1］ LAI E C S,TOMPKINS R K. Heterotopic pancreas:Review of a 26 year experience[J]. Am J Surg,1986,151(6):697-700.

［2］ KIM D U,LUBNER M G,MELLNICK V M,et al. Heterotopic pancreatic rests:imaging features,complications,and unifying concepts[J]. Abdom Radiol (NY),2016,42(1):1-10.

［3］ CHEN S H,HUANG W H,FENG C L,et al. Clinical Analysis of Ectopic Pancreas with Endoscopic Ultrasonography:An Experience in a Medical Center[J]. J Gastrointest Surg,2008,12(5):877-881.

[4] 许国强. 超声内镜在消化系疾病诊治中的应用[J]. 现代实用医学,2008,20(5):329-331.

[5] 金震东,李兆申. 消化超声内镜学[M]. 3 版. 北京:科学出版社,2017.

[6] 周康荣,严福华,曾蒙苏. 腹部 CT 诊断学[M]. 上海:复旦大学出版社,2011.

[7] 陈吴兴,陈光平. 异位胰腺的解剖及临床[J]. 解剖学杂志,2006,29(4):516-518.

[8] DOLAN R V,REMINE W H,DOCKERTY M B. The fate of heterotopic pancreatic tissue. A study of 212 cases [J]. Arch Surg,1974,109(6):762-765.

[9] HOLMAN G A,PARASHER G. Extra-Pancreatic Pancreatitis:A Rare Cause of Abdominal Pain[J]. Dig Dis Sci,2014,59(8):1714-1716.

[10] WEI R,WANG Q B,CHEN Q H,et al. Upper gastrointestinal tract heterotopic pancreas:findings from CT and endoscopic imaging with histopathologic correlation[J]. Clin Imaging,2011,35(5):353-359.

[11] DEBORD J R,MAJARAKIS J D,NYHUS L M. An unusual case of heterotopic pancreas of the stomach[J]. Am J Surg,1981,141(2):269-273.

[12] FLÉJOU J F,POTET F,MOLAS G,et al. Cystic dystrophy of the gastric and duodenal wall developing in heterotopic pancreas:an unrecognized entity[J]. Gut,1993,34(3):343-347.

[13] KUNG J W,BROWN A,KRUSKAL J B,et al. Heterotopic pancreas:typical and atypical imaging findings [J]. Clin Radiol,2010,65(5):403-407.

[14] REZVANI M,MENIAS C,SANDRASEGARAN K,et al. Heterotopic Pancreas:Histopathologic Features,Imaging Findings,and Complications[J]. Radiographics,2017,37(2):484.

[15] SHANBHOGUE A K,FASIH N,SURABHI V R,et al. A clinical and radiologic review of uncommon types and causes of pancreatitis[J]. Radiographics,2009,29(4):1003-1026.

[16] FUKINO N,OIDA T,MIMATSU K,et al. Adenocarcinoma arising from heterotopic pancreas at the third portion of the duodenum[J]. World J Gastroenterol,2015,21(13):4082-4088.

[17] EMERSON L,LAYFIELD L J,ROHR L R,et al. Adenocarcinoma arising in association with gastric heterotopic pancreas:A case report and review of the literature[J]. J Surg Oncol,2004,87(1):53-57.

[18] ELPEK G Z,BOZOVA S,KÜPESIZ G Y,et al. An unusual cause of cholecystitis:Heterotopic pancreatic tissue in the gallbladder[J]. World J Gastroenterol,2007,13(2):313-315.

[19] KIM J Y,LEE J M,KIM K W,et al. Ectopic pancreas:CT findings with emphasis on differentiation from small gastrointestinal stromal tumor and leiomyoma[J]. Radiology,2009,252(1):92-100.

[20] MATSUSHITA M,HAJIRO K,OKAZAKI K,et al. Gastric aberrant pancreas:EUS analysis in comparison with the histology[J]. Gastrointest Endosc,1999,49(1):493-497.

[21] LIN M,YIWEI F U,HONG Y U,et al. Gastric heterotopic pancreas masquerading as a stromal tumor:A case report[J]. Oncol Lett,2015,10(4):2355.

[22] JIANG L X,XU J,WANG X W,et al. Gastric outlet obstruction caused by heterotopic pancreas:A case report and a quick review[J]. World J Gastroenterol,2008,14(43):6757-6759.

第三节　胃平滑肌瘤

一、概述

消化道平滑肌瘤起源于平滑肌细胞,其确切的发病原因和机制目前尚不清楚,以食管最为常见,胃和小肠相对少见。据文献报道,胃平滑肌瘤约占所有胃黏膜下肿瘤的 2.5%,好发年龄在 50~70 岁,男女并无明显差异。浙江大学医学院附属第一医院 2008 年 1 月至 2017 年 12 月经 EUS 诊断胃黏膜下隆起病变 5 698 例,其中 59 例经 EUS 初步诊断为平滑肌瘤,约占 1.04%,但未经病理证实。我们的临床资料收集了病理诊断明确为胃平滑肌瘤且术前行 EUS 检查的患者共 65 例,发病平均年龄为 50 岁,与胃间质瘤相比,发病年龄更加年轻化,< 60 岁的患者达 81.5%;在性别方面,女性略多于男性,约 1.24∶1。绝大多数病例无症状或无特异性症状,有症状的患者多因反酸、烧心、上腹部疼痛等不适行胃镜检查发现病灶,少数病例因病灶巨大和位于贲门部可出现吞咽不畅和哽噎感等症状,极个别患者因出现呕血、黑便就诊而发现病灶。通常临床症状与肿瘤大小、部位、性状和有无并发症等有关。体格检查常无相关的阳性体征。血清学检查也无肿瘤、炎症和免疫学等方面的相关指标明显异常。我们的临床实践表明,胃平滑肌瘤可发生在胃的任何部位,但多发生于贲门部,其次是胃底部,胃体和胃窦部少见,大多数为单发病灶。我们的研究还发现,有 12% 的患者合并有食管平滑肌瘤。该病初步诊断主要依赖 EUS 检查,确诊需组织病理学和免疫组化检查,显微镜下平滑肌瘤表现为由平滑肌束、纤维和神经组织等组成,无核分裂象,有丝分裂活动度很低;免疫组化染色表现为 SMA 和 Desmin 阳性,CD117、CD34 和 DCG1 阴性。目前该病的治疗尚缺乏有效的药物治疗手段,可通过内镜下治疗或外科手术两种方法进行切除治疗,临床实际工作中可根据患者的个体情况、临床表现,结合病灶大小、位置和层次起源等,选择内镜下治疗、外科手术治疗或随访观察。胃平滑肌瘤生长缓慢,绝大多数病灶属于良性肿瘤,几无恶变。我们的临床资料表明,胃平滑肌瘤的发病明显少于胃间质瘤,大多数病例是术前诊断为间质瘤而术后病理明确为平滑肌瘤,无周围组织浸润,也无淋巴结转移等,经内镜下治疗或外科手术治疗疗效确切,通常无复发,预后良好。

二、EUS 表现

胃平滑肌瘤在内镜下主要表现为胃黏膜下隆起,黏膜表面光整,色泽如常,通常无明显的充血、水肿(图 2-3-1),也多无病灶表面糜烂和溃疡,病灶形状以类圆形多见,也有长条状、马蹄形、哑铃状、分叶状或不规则形,在贲门部位也可见环周生长的病灶(图 2-3-2),质地中硬,多数向腔内生长,以单发为主,主要分布在胃底和贲门部位。EUS 影像通常内部回声均匀,呈低回声改变,少数病例回声不均匀,可见钙化灶(图 2-3-3),病灶边界清楚、规则,大多

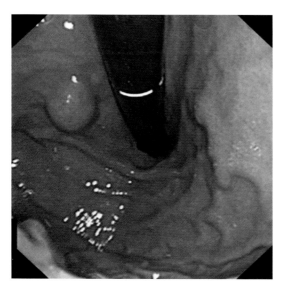
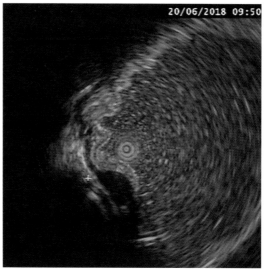

图 2-3-1　胃底平滑肌瘤

数起源于固有肌层,周围胃壁层次结构正常,胃壁周围无相关肿大淋巴结。根据这些 EUS 的影像学特征,可初步诊断为胃平滑肌瘤,但临床上这些影像学特征与胃间质瘤极为相仿,且胃间质瘤的发病率远高于平滑肌瘤(约 50:1),故胃平滑肌瘤常常被误诊为胃间质瘤。EUS-FNA 是鉴别胃黏膜下肿瘤的一个重要方法,但是否需进行 EUS-FNA 尚有争议,虽有助于明确诊断,但作为一项有创手段,对于小的病灶诊断准确性不高,且需考虑如为间质瘤行 EUS-FNA 可能引起播散等风险。因此,若病灶较大并怀疑有恶性病变的可能性,则可选择 EUS-FNA(图 2-3-4)。此外,平滑肌瘤在 CE-EUS 下多呈持续轻度强化,呈均匀的点状强化特征(图 2-3-5),在 EUS-EG 下图像可呈绿色或蓝色(图 2-3-6),有助于帮助诊断和与其他黏膜下肿瘤的鉴别诊断,但其准确性和临床价值有待进一步研究。

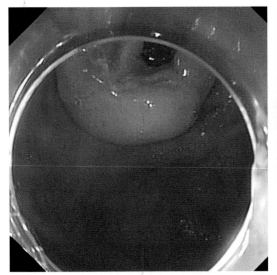
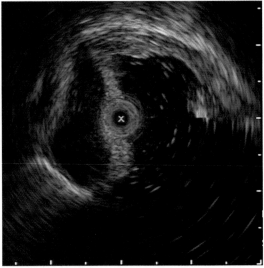

图 2-3-2 贲门平滑肌瘤(环周)

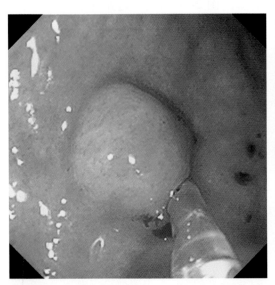
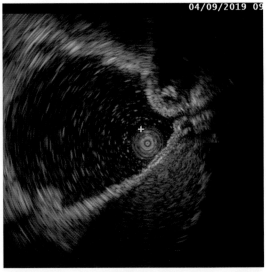

图 2-3-3 胃底平滑肌瘤(钙化)

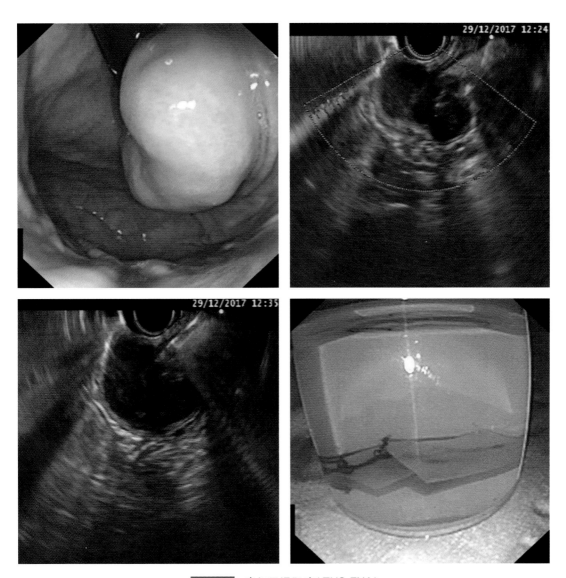

图 2-3-4　贲门平滑肌瘤（EUS-FNA）

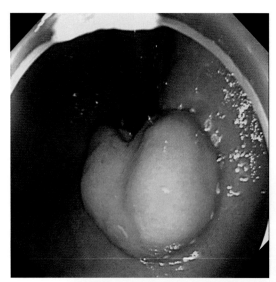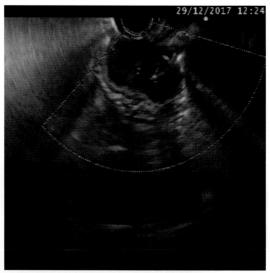

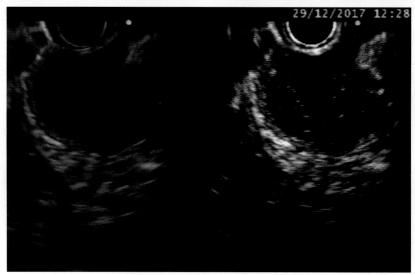

图 2-3-5 贲门平滑肌瘤(CE-EUS)

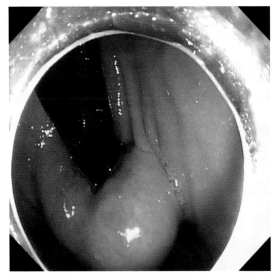
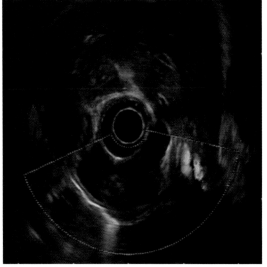

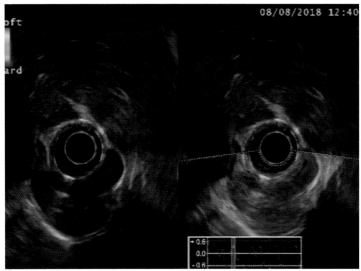

图 2-3-6 贲门平滑肌瘤(EUS-EG)

三、影像学比较

临床上大多数胃平滑肌瘤病灶的发现依赖于常规胃镜检查,在胃镜检查发现黏膜下隆起病变后再经 EUS 检查来作出初步的影像学诊断,也有少数是经腹部 CT 检查发现病灶,通常初步诊断为胃间质瘤。胃平滑肌瘤的术前诊断比较困难,因发病率较低,目前也尚无明确的影像学诊断标准用于胃平滑肌瘤的诊断。CT 检查能够提供有关病灶的大小、边界、内部结构和血供情况等信息,也能显示病灶内部钙化和液化等表现,对诊断和鉴别诊断有一定的临床价值。我们的临床经验提示,若 CT 下发现部位位于贲门、外形呈圆形或卵圆形、腔内生长、强化均匀、强化程度动脉期<12.5HU、门静脉期<31.5HU 等征象,提示胃平滑肌瘤可能性大。MRI 检查下平滑肌瘤常在 T_1 加权像呈等信号,T_2 加权像呈稍高信号,信号均匀,增强扫描呈轻度渐进性强化(图 2-3-7)。但是,CT/MRI 检查对于 1cm 或以下的病灶容易漏诊或显示不清。目前,EUS 能够获得更精确的病灶影像和更多的关于病灶形态、确切大小、边界、

内部结构等方面的诊断信息,是诊断胃平滑肌瘤的最佳检查手段,其临床诊断价值明显优于
CT 和 MRI,尤其在与其他黏膜下肿瘤的鉴别诊断更有其独到之处。但是,当病灶巨大或怀
疑有恶性病灶可能时,临床上我们需要综合 CT 或 MRI 的诊断信息,了解病灶全貌、周围组
织与器官浸润及淋巴结转移情况等,以明确或鉴别诊断,必要时可能需行 EUS-FNA 检查以
获取组织病理的诊断。

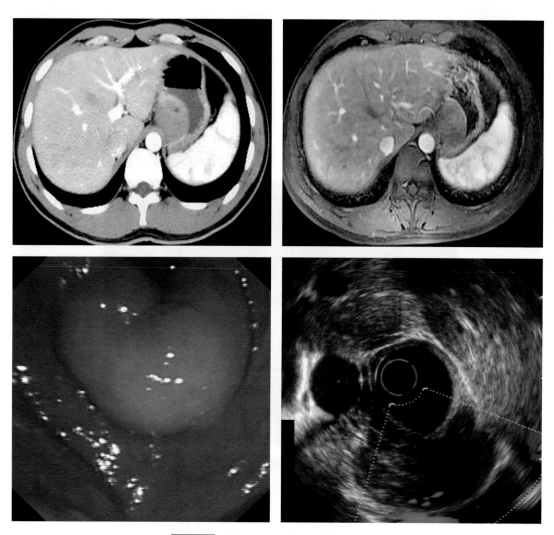

图 2-3-7　贲门平滑肌瘤(CT/MRI/EUS)

四、治疗和随访

胃平滑肌瘤是一种完全良性的肿瘤,发现后是否需要切除治疗目前尚有争议。因为临
床上常常误诊为胃间质瘤或无法完全与胃间质瘤相鉴别,所以我们的临床体会是,对于诊断
较为明确的胃平滑肌瘤病灶,如病灶较小、患者无明显临床症状和相关并发症,可以考虑随
访观察;若病灶的 EUS 表现不典型、存在误诊可能的,尤其是无法排除间质瘤等恶性或潜在
恶性病灶时,应及时进行 CE-EUS、EUS-EG 等检查,必要时进行活检、EUS-FNA 明确诊断,以
免延误最佳治疗时机;如病灶逐渐增大,或患者出现相关临床症状和并发症,建议内镜下治

疗或外科手术。EUS 的诊断与评估对患者选择科学、合理的治疗方案具有极其重要的指导意义。目前临床上对胃平滑肌瘤的常用治疗措施主要包括内镜下治疗和外科手术,根据术前的 EUS 检查选择合适的手术方式。结合既往文献报道及我们的经验来看,内镜下治疗是微创、安全和有效的,总体该病内镜下治疗的成功率和并发症与胃其他黏膜下肿瘤基本相似,接受外科手术或 ESD/ESE 等不同术式治疗者基本无复发情况。我们的临床研究中,50例(76.9%)胃平滑肌瘤患者接受内镜治疗,其中 37 例(56.9%)接受 ESD 治疗(图 2-3-8),15例(23.1%)接受外科手术,治疗的病灶平均直径为(1.9±1.22)cm,大多数病灶起源于固有肌层(80%)和黏膜下层(15.3%)。并发症的情况如下:内镜治疗组 2 例患者(4%)出血,经药物保守治疗好转;3 例(6%)穿孔,其中 2 例(4%)转外科手术,1 例(2%)保守治疗好转;1例(2%)因行内镜下肿瘤套扎术 1 个月后复查内镜肿瘤未脱落,转行 ESD 手术后恢复良好。内镜下治疗组治疗后随访无严重远期并发症,外科手术组术后近期无明显出血、吻合口漏等并发症发生,1 例患者(6.7%)发生吻合口狭窄,并行两次内镜扩张后好转。所有治疗患者

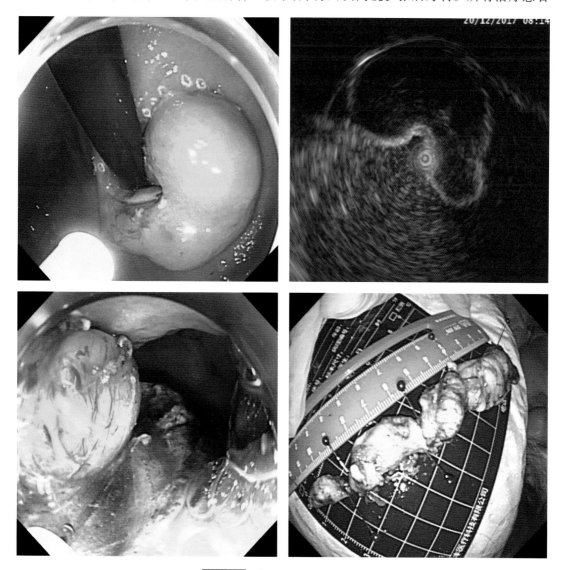

图 2-3-8　贲门平滑肌瘤(ESD)

经3个月至4年(平均为1年)的随访中未出现复发及其他远期并发症等情况。由于术前诊断困难,对于胃平滑肌瘤生长速度的报道有限,我们的研究资料中有9例患者经平均为2年(0.2~4.6年)的EUS随访,平均病灶年增长速度为0.76mm/年,与食管平滑肌瘤的生长速度相仿(图2-3-9)。根据我们的临床经验,小的胃平滑肌瘤可进行观察随访,如明确为胃平滑肌瘤,胃镜和EUS均能够清楚观察病灶的发展和变化,特别是EUS能够提供更为详尽的病灶变化信息,是目前临床用于随访复查的最佳方法。目前亟待解决的问题仍然是术前的精准诊断和评估,有待更多的研究进一步探索。

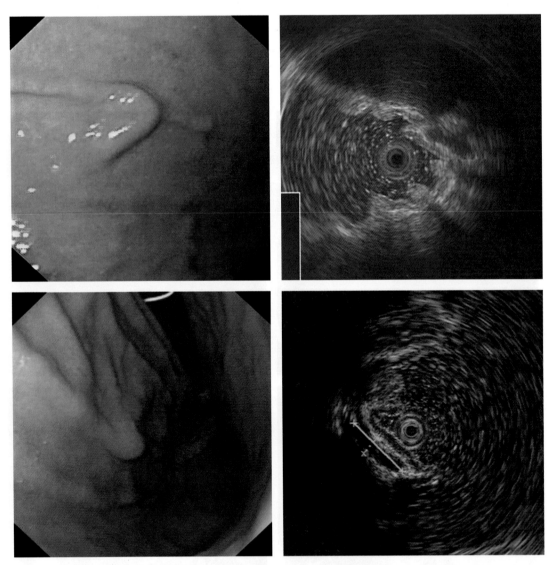

图2-3-9 胃体平滑肌瘤随访4年(无变化)

参考文献

[1] RAMAI D,TAN Q T,NIGAR S,et al. Ulcerated gastric leiomyoma causing massive upper gastrointestinal bleeding:A case report[J]. Mol Clin Oncol,2018,8(5):671-674.

[2] YANG H K,KIM Y H,LEE Y J,et al. Leiomyomas in the gastric cardia:CT findings and differentiation from

gastrointestinal stromal tumors[J]. Eur J Radiol,2015,84(9):1694-1700.

[3] ZHU H,CHEN H,ZHANG S,et al. Differentiation of gastric true leiomyoma from gastric stromal tumor based on biphasic contrast-enhanced computed tomographic findings[J]. J Comput Assist Tomogr,2014,38(2):228-234.

[4] MIETTINEN M. Smooth muscle tumors of soft tissue and non-uterine viscera:biology and prognosis[J]. Mod Pathol,2014,27(1):S17-S29.

[5] OKTEN R S,KACAR S,KUCUKAY F,et al. Gastric subepithelial masses:evaluation of multidetector CT (multiplanar reconstruction and virtual gastroscopy) versus endoscopic ultrasonography[J]. Abdom Imaging,2012,37(4):519-530.

[6] KARACA C,TURNER B G,CIZGINER S,et al. Accuracy of EUS in the evaluation of small gastric subepithelial lesions[J]. Gastrointest Endosc,2010,71(4):722-727.

[7] KIM G H,PARK D Y,KIM S,et al. Is it possible to differentiate gastric GISTs from gastric leiomyomas by EUS?[J]. World J Gastroenterol,2009,15(27):3376-3381.

[8] LEE M J,LIM J S,KWON J E,et al. Gastric true leiomyoma:computed tomographic findings and pathological correlation[J]. J Comput Assist Tomogr,2007,31(2):204-208.

[9] IGNEE A,JENSSEN C,HOCKE M,et al. Contrast-enhanced (endoscopic) ultrasound and endoscopic ultrasound elastography in gastrointestinal stromal tumors[J]. Endosc Ultrasound,2017,6(1):55-60.

[10] 齐志鹏,钟芸诗,周平红,等.上消化道不同部位黏膜下肿瘤的临床病理学特征[J].中华消化内镜杂志,2016,33(6):362-366.

[11] 李梦颖,喻军,谢扬,等.超声内镜鉴别胃内间质瘤和平滑肌瘤的价值[J].胃肠病学和肝病学杂志,2018,27(3):321-324.

[12] 胡桂明,冯怡锟,刘秋雨,等.消化道平滑肌瘤中存在 Cajal 间质细胞:警惕误诊为胃肠道间质瘤[J].中华病理学杂志,2018,47(6):438-443.

第四节 胃孤立性曲张静脉

一、概述

胃曲张静脉多为门静脉高压所致的静脉侧支循环建立在胃部的局部表现。门静脉系统的胃左静脉通过食管下段、贲门附近的食管静脉丛与腔静脉系统的奇静脉相吻合。门静脉高压可引起食管胃底静脉曲张甚至破裂、出血,主要分为肝源性门静脉高压和胰源性门静脉高压。肝源性门静脉高压的主要病因是乙型肝炎后肝硬化、血吸虫性肝硬化、酒精性肝硬化、肝细胞癌、药物性肝硬化、混合型肝硬化等。肝硬化患者食管、胃静脉曲张的发生率约50%,静脉曲张患者中约 1/3 可发生破裂、出血。胰源性门静脉高压主要因为胰腺炎症、肿瘤或外伤导致脾静脉血栓形成,静脉回流受阻,引起区域性门静脉高压,脾脏肿大及侧支循环(包括胃网膜静脉、胃短静脉、胃冠状静脉、左侧结肠静脉)开放,导致胃底静脉曲张,偶可形成胃-肾分流。

根据胃静脉曲张部位与食管静脉曲张的关系以及胃曲张静脉在胃内的定位,Sarin 分类法将胃曲张静脉分为两类:胃食管静脉曲张(gastroesophageal varices,GOV)和胃孤立性静脉曲张(isolated gastric varices,IGV)。

胃食管静脉曲张特点在于胃曲张静脉是食管曲张静脉的延续,其中又可分为 2 个亚型:GOV-1 型胃食管曲张静脉临床最多见,曲张静脉经胃食管连接处向小弯侧延伸,走行较短、较直;GOV-2型胃食管曲张静脉则经胃食管连接处向胃底延伸,走行较长、较迂曲,常表现为结节状。

胃孤立性静脉曲张即不伴有食管静脉曲张的胃静脉曲张,根据位置也可分为2个亚型:IGV-1型胃孤立性静脉曲张位于胃底,可呈串珠样、团块状或结节样,占原发性IGV的75%;IGV-2型则包括出现在胃内其他任何部位的孤立性胃静脉曲张。胃孤立性静脉曲张仅占据静脉曲张的8%,但出血发生率高,可达80%。文献报道,约84%的IGV患者存在胃-肾分流。浙江大学医学院附属第一医院消化内镜中心近10年来经EUS初步诊断为胃孤立性静脉曲张共计66例,占同期EUS诊断胃黏膜下隆起总数的1.16%。根据我们的临床资料,胃孤立性静脉曲张的发病年龄在27~77岁,平均为(58.1±11.9)岁;在性别方面,男性明显多于女性(1.64:1)。病因包括肝源性门静脉高压(乙肝肝硬化、血吸虫性肝硬化、隐源性肝硬化、肝癌)、胰源性门静脉高压(胰腺假性囊肿、胰腺占位性病变、胰腺癌),也可合并有肝硬化与胰腺占位,部分患者病因不明确。患者临床症状主要包括腹痛、腹胀、黑便和呕血,也可见乏力、头晕、反酸、嗳气、腹部不适;少数患者可表现为无症状。体格检查可有脾大、腹水、腹壁静脉曲张等表现,血清学检查可表现为门静脉高压性脾功能亢进引起的血细胞计数减少(白细胞、红细胞、血小板均可减少),血红蛋白含量下降,可有原发疾病引起相关肿瘤标志物增高(CA19-9、CA125较多见),以及炎症指标如CRP增高。自身免疫性疾病患者可有免疫指标增高,乙肝肝硬化患者可有乙肝抗原阳性、肝炎相关指标增高。胃镜检查是胃孤立性静脉曲张有效而经济的筛查、拟诊方法,不仅可以初步诊断患者是否存在IGV,还可根据胃镜下表现评估IGV破裂、出血的风险。对于部分胃孤立性静脉曲张患者通过胃镜的筛查后,为进一步与胃黏膜下肿瘤相鉴别,可选择EUS检查来明确诊断。EUS在胃孤立性静脉曲张的诊断、鉴别与评估中可发挥重要而独特的价值。B超、CT、CTA、MRI、肝脏弹性检测等可用于临床门静脉高压的辅助诊断,为胃孤立性静脉曲张的病因探查提供帮助。我们的临床研究表明,胃孤立性曲张静脉表现为单发或多发黏膜下隆起,表面色泽多与黏膜相同,红色征少见,偶可见门静脉高压性胃病表现。病灶主要累及胃底,也可累及胃体,最常见的形态为团块状(包括串珠状),也可见结节状或瘤状、条状、树枝状或混合型,可位于黏膜层、黏膜下层、固有肌层甚至胃壁外。胃孤立性静脉曲张的检出和正确诊断主要依赖于EUS的检查和内镜操作者的临床经验,当然也要结合病史分析和其他实验室检查的结果,需要和其他黏膜下病变相鉴别。胃孤立性静脉曲张的治疗主要包括药物治疗、内镜治疗、介入治疗及外科治疗,治疗前需完善门静脉解剖学、血流动力学评估,明确病因。针对病因的治疗有利于从根源上治疗胃静脉曲张,预防静脉曲张破裂、出血。所以,病因治疗是主要的,也是最重要的。经内镜治疗胃孤立性静脉曲张必须掌握好适应证,如发生急性出血,内镜下黏合剂治疗是首选的止血方法,预防出血则需严格掌握适应证,避免误诊和过度治疗。因胃孤立性静脉曲张复发率高,治疗后密切随访也是必需的。胃孤立性静脉曲张的预后主要取决于病因,肝硬化门静脉高压者病情进展可致肝衰竭、肝性脑病等危及生命,需肝移植治疗。胰源性门静脉高压患者如检出胰腺恶性肿瘤,则预后不佳。另外,胃孤立性静脉曲张多管径较粗,发生出血的风险较高,且因出血量大,出血相关死亡率相对高于食管静脉曲张。因此,早期发现、及时诊断对高危患者进行及时的筛查和正确处理非常重要。

二、EUS表现

普通胃镜下胃孤立性静脉曲张最易发现于胃底或贲门,形态多样,可呈结节状、串珠状、巨瘤状、树枝状或不规则的迂曲状,表面多光整,色泽常与黏膜颜色相同(图 2-4-1,图 2-4-2),部分可呈蓝色,红色征少见,偶有门静脉高压性胃病表现,质地较软。有时病灶可仅表现为黏膜皱襞增粗、增厚(图 2-4-3),容易漏诊或误诊为充血、水肿。典型的红色征或门静脉高压性胃病征常常缺乏,这些内镜下特点导致胃孤立性静脉曲张在普通胃镜下难以与其他的黏膜下病变相鉴别,容易发生误诊。EUS 可显示胃壁层次结构,在评估病灶起源、大小、数量、边界、内部回声等方面具有明显优势,可以显示普通胃镜无法观察到的消化道壁内、壁外血管影像,测量曲张静脉直径,观察全面评估血管形态、血流动力学以及侧支循环建立情况。由于贲门附近的胃壁相对厚,胃曲张静脉有时仅表现为黏膜皱襞增粗,难以与胃黏膜皱襞或黏膜下肿物区分,若对病灶进行活检则可引发大出血,而 EUS 对于此类黏膜下病变尤其具有诊断价值,有助于避免活检导致大出血的风险。高频率超声微探头的使用有助于早期检出直径较小的静脉曲张(图 2-4-4)。胃壁静脉曲张在 EUS 声像图上主要表现为黏膜下层或黏膜层起源的管腔样或蜂窝状的低或无回声结构,用探头或水囊加压可致无回声区发生形变(图 2-4-5),但胃壁的 5 层结构清楚,因门静脉高压,部分病例可见胃壁水肿;彩色多普勒血流/能量图在原低或无回声区显示为彩色血流信号充填,有助于胃壁及胃外曲张静脉的诊断和鉴别诊断(图 2-4-6)。病灶周围胃壁层次结构正常,肝硬化患者通常无肿大淋巴结。经硬化剂治疗后,因局部血栓形成,EUS 下原无回声区变成高回声或强回声区,在之后的随访中,回声将随着血栓逐渐机化而减低,曲张静脉影会明显变小或消失。此外,EUS 还可显示胃壁外结构,评估胃静脉曲张的范围、侧支循环建立情况。同时,EUS 还可检查胰腺病变或占位,为胰源性门静脉高压提供依据,必要时 EUS-FNA 可帮助明确胰腺病变的性质。

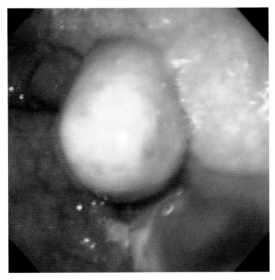
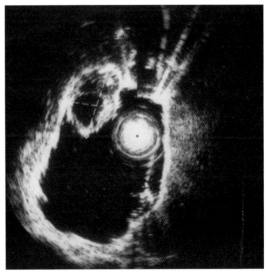

图 2-4-1　胃底孤立性曲张静脉(瘤样)

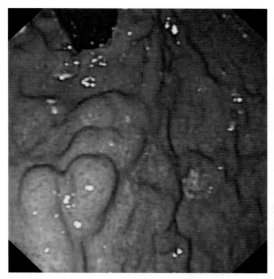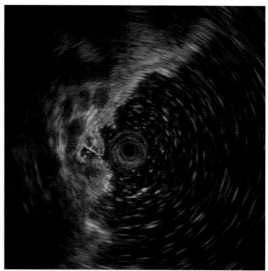

图 2-4-2　胃底曲张静脉（串珠样）

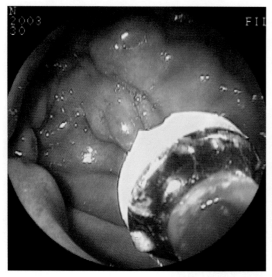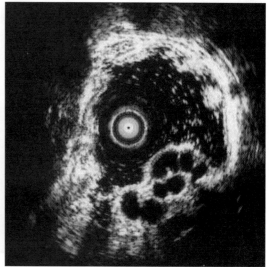

图 2-4-3　胃底曲张静脉（黏膜肿胀）

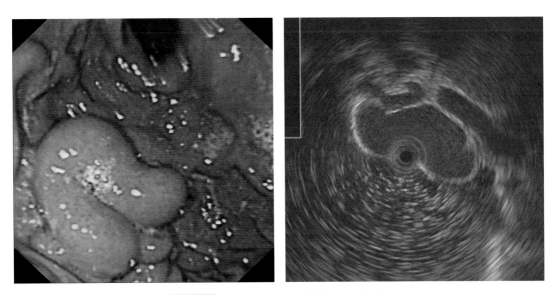

图 2-4-4 胃底孤立性曲张静脉(压之变形)

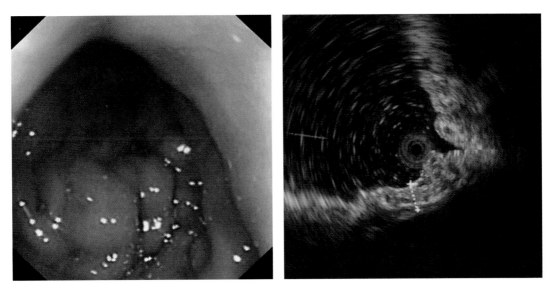

图 2-4-5 胃体曲张静脉(小病灶)

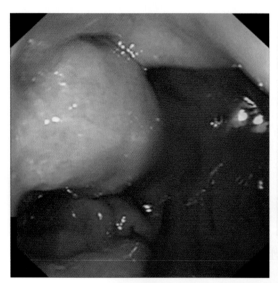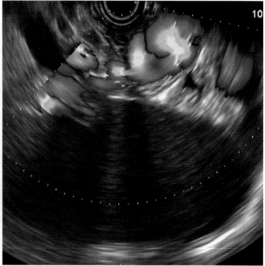

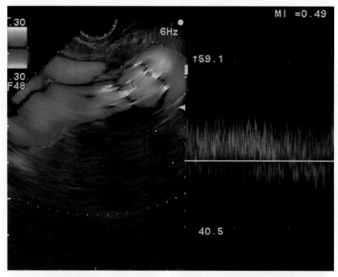

图 2-4-6　胃底孤立性曲张静脉(彩色血流图)

三、影像学比较

对于胃孤立性静脉曲张,特别是位置较深、内镜表象特征不明显时,普通胃镜的诊断鉴别能力有限。临床上常常是普通胃镜发现疑似的黏膜下隆起病变后再行 EUS 检查,从而获得初步诊断。相比于普通胃镜,EUS 由于超声镜先端部较粗、较硬,且其视野为斜视不便于内镜观察,应用于食管胃曲张静脉检查具有较高的出血风险。另外,EUS 检查非常依赖操作者的经验水平,导致了 EUS 在食管胃底静脉曲张中的应用受限。腹部超声检查作为一种无创性方法,可用于检测门静脉高压患者的血流动力学变化,提示肝脏、脾脏的占位性病变或炎症,但在肠道气体堆积或腹壁脂肪较多的患者中显示受限,难以显示胃孤立性静脉曲张病灶,也无法获得病灶的表象信息。腹部增强 CT、MRI 检查可判断胰腺、脾脏、肝脏的病变情况以及门静脉系统血流受阻的情况,可直接发现胃孤立性静脉曲张(图 2-4-7),对病因和病变范围程度的诊断和鉴别诊断具有重要价值;但孤立性的小病灶容易造成漏诊。门静脉

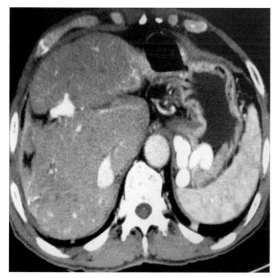
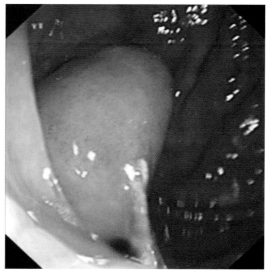
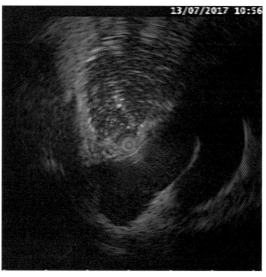

图 2-4-7 胃底孤立性曲张静脉(CT/EUS)

CTA 可观察门静脉系统血管走行及血流动力学,包括流入道和流出道,对胃静脉曲张不但有重要的诊断价值,对于治疗策略的制订也能提供完整的解剖信息,门静脉 CTA 还可用于胃静脉曲张治疗后疗效的评估。近年来,随着 EUS 诊治技术不断发展和进步,EUS 对的胃孤立性静脉曲张的治疗效果的即时判断优势凸显。

四、治疗和随访

针对胃孤立性静脉曲张的治疗目前并未达成共识,非选择性 β 受体阻滞剂(non-selective beta blockers,NSBB)等药物、内镜治疗、介入治疗及外科手术均可作为胃孤立性静脉曲张的治疗方案。原发病治疗是胃孤立性静脉曲张的关键。NSBB 可以收缩内脏血管,降低门静脉压力,降低心排出量,是预防胃食管静脉曲张出血的首选方案,但对于胃孤立性静脉曲张的疗效并不确切。手术治疗可改变门静脉血流,改善门静脉高压,相对于内镜下治疗复发率更低。介入治疗包括经颈静脉肝内门体分流术(transjugular intrahepatic portosystemic shunt,TIPS)、经皮经肝胃底静脉栓塞术(percutaneous transhepatic gastric venous obliteration,PTO)和球囊导管闭塞下逆行性静脉栓塞术(balloon-occlusive retrograde transvenous obliteration,BRTO),BRTO 适用于存在胃-肾静脉分流的孤立性胃底静脉曲张和难治性肝性脑病患者,是一项安全可行、并发症少的技术。胰源性门静脉高压所致的胃底静脉曲张可采用外科手术的方法解除压迫,从而缓解区域性门静脉高压。内镜治疗主要包括内镜下硬化剂注射治疗(endoscopic sclerotherapy)、内镜下套扎治疗(endoscopic variceal ligation)、内镜下组织黏合剂栓塞治疗(endoscopic tissue adhesive injection)。内镜下组织黏合剂治疗是胃孤立性静脉曲张急性出血首选治疗方案,组织黏合剂的止血作用显著。常用的组织黏合剂为 α-氰基丙烯酸正丁酯或异丁酯,需注意组织胶排出时发生再出血风险。内镜下硬化剂治疗通过注射硬化剂使曲张静脉内形成血栓、血管机化、闭塞,从而使曲张静脉消失,对于胃底孤立性静脉曲张出血的疗效不佳,难以快速闭塞血管。内镜下联合硬化剂和组织黏合剂注射治疗可在控制出血的同时消除静脉曲张,对于胃孤立性静脉曲张的疗效值得肯定。内镜下套扎术是在内镜下用橡皮圈勒紧曲张静脉,引起曲张静脉内血栓形成、坏死,导致曲张静脉消失,用于治疗胃底静脉曲张则相对难度较大,风险更高。伴有胃-肾分流的胃底孤立性静脉曲张如行套扎治疗,易导致破裂、出血,若行硬化或组织黏合剂栓塞治疗,则易导致异位栓塞形成。异位栓塞可发生于脑和肾脏,引起严重的后果。近年来,国内外学者尝试在 EUS 引导下,用弹簧圈植入联合组织胶注射治疗伴有胃-肾分流的胃底孤立性静脉曲张,取得突破性进展(图 2-4-8)。其原理是利用缠绕在弹簧圈上的绒毛状结构来黏附组织胶而达到不易出现异位栓塞的效果,且具有精准、高效的优点。目前 EUS 引导的食管胃底静脉曲张治疗相对于传统内镜下治疗更易确定病灶位置,提高疗效,降低并发症与复发率,还可用于即时评价静脉曲张的血流情况及组织胶、硬化剂的治疗效果(图 2-4-9)。然而,目前对于胃底孤立性静脉曲张的治疗时机、治疗方式选择、随访方式的选择、随访时长、随访时间间隔等临床问题尚缺乏一致意见,有待进一步深入的研究与探讨。我们的临床实践发现,对于部分局部病灶较小、无明显的出血风险、不需要对因治疗的原发疾病者可考虑随访观察,通常这类病灶发展缓慢,也无相关的症状,临床病理意义不大,不需要做任何治疗处理,可选择应用普通胃镜或EUS 进行复查(图 2-4-10)。

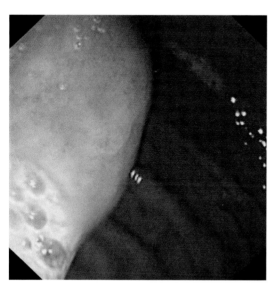
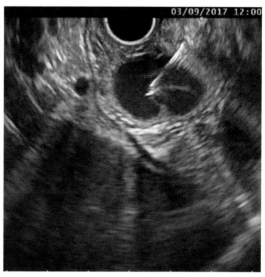
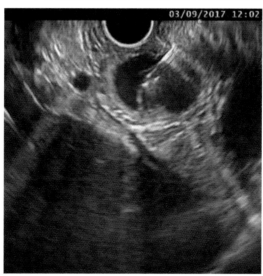

图 2-4-8 胃底孤立性曲张静脉（EUS 引导下弹簧圈放置术）

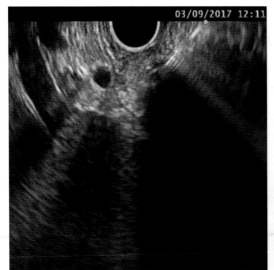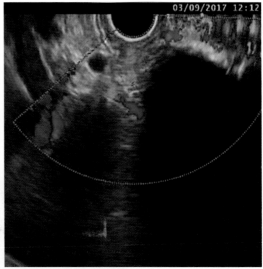

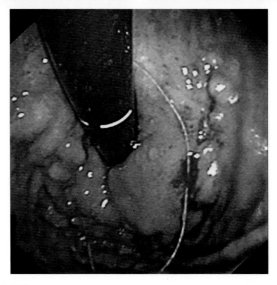

图 2-4-9 胃底孤立性曲张静脉(即时评价血流阻断凝固情况)

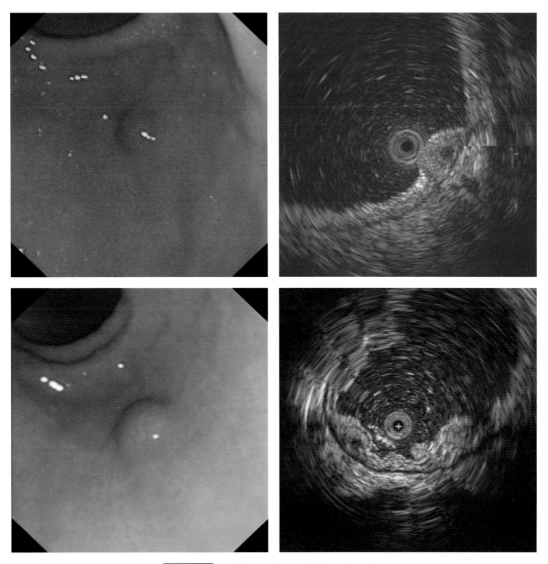

图 2-4-10 胃体孤立性曲张静脉（1 年随访）

========参考文献========

[1] GARCIA-TSAO G, ABRALDES J G, BERZIGOTTI A, et al. Portal hypertensive bleeding in cirrhosis: Risk stratification, diagnosis, and management: 2016 practice guidance by the American Association for the study of liver diseases[J]. Hepatology, 2017, 65(1): 310-335.

[2] SARIN S K, LAHOTI D, SAXEN S P, et al. Prevalence, classification and natural- history of gastric varices- a long-term follow-up study in 568 portal hypentension patients[J]. Hepatology, 1992, 16(6): 1343-1349.

[3] 令狐恩强, 冯佳. 位置、直径、出血风险在食管胃底静脉曲张破裂出血患者分型中应用初探[J]. 中华消化内镜杂志, 2008, 10(25): 507-511.

[4] KOZIEŁ S, KOBRYŃ K, PALUSZKIEWICZ R, et al. Endoscopic treatment of gastric varices bleeding with the use of n-butyl-2 cyanoacrylate[J]. Prz Gastroenterol, 2015, 10(4): 239-243.

[5] KAMEDA N, HIGUCHI K, SHIBA M, et al. Management of gastric fundal varices without gastro-renal shunt in 15 patients[J]. World J Gastroenterol, 2008, 14(3): 448-453.

[6] PODDAR U, BORKAR V, YACHHA S K, et al. Endoscopic management of bleeding gastric varices with N-

butyl,2-cyanoacrylate glue injection in children with non-cirrhotic portal hypertension[J]. Endosc Int Open, 2016,4(10):1063-1067.

[7] 许国强,厉有名,陈卫星,等.微型超声探头对食管、胃粘膜下病变的诊断价值[J].中华超声影像学杂志,2002,11(3):188-189.

[8] BHATIA V. Endoscopic ultrasound(EUS) for esophageal and gastric varices:how can it improve the outcomes and reduce complications of glue injection[J]. J Clin Exp Hepatol,2012,2(1):70-74.

第五节 胃神经内分泌肿瘤

一、概述

神经内分泌肿瘤(neuroendocrine neoplasms,NENs)是起源于肽能神经元和神经内分泌细胞的一组高度异质性的少见肿瘤,可发生于身体的不同部位,其中胃肠道是神经内分泌肿瘤最常见的发生部位。胃神经内分泌肿瘤(gastric neuroendocrine neoplasms,G-NENs)在胃肠道中并不多见,浙江大学医学院附属第一医院消化内镜中心近10年来经EUS初步诊断为胃神经内分泌肿瘤共计49例,占同期EUS诊断胃黏膜下隆起病变总数的0.86%。总结1954—2011年来国内文献报道的胃肠胰神经内分泌肿瘤(gastroenteropancreatic neuroendocrine neoplasms,GEP-NENs)发病情况,发现G-NENs仅占GEP-NENs的7.2%。国外文献统计提出G-NENs在消化系统NENs中占7%~8%,与国内报道结果相仿。美国SEER数据统计表明,近数十年来G-NENs的发病率有所增长,1975年G-NENs的发病为0.31/10万,而2014年为4.85/10万,发病率的增高与内镜筛查技术的普及以及人们对神经内分泌肿瘤的认识程度提高密切相关。

神经内分泌肿瘤的组织学分级国内推荐采用2010年WHO标准,以核分裂象数(/10HPF)和Ki-67标记率(%)作为指标,将NENs分为G1、G2、G3三级:①G1,核分裂象数<2/10HPF,Ki-67标记率≤2%;②G2,核分裂象数为2~20/10HPF,Ki-67标记率为3%~20%;③G3,核分裂象数>20/HPF,Ki-67标记率>20%。其中G1/G2为高分化组,G3为低分化组。上述分级也适用于G-NENs,有助于判断肿瘤的恶性程度及侵袭强度。不同于其他NENs,G-NENs根据其分化程度、发生原因,有其特殊的临床分型标准。根据组织分化程度,G-NENs可分为分化良好的胃神经内分泌瘤(G-NETs)和分化差的胃神经内分泌癌(G-NECs)。国内推荐将G-NENs临床分为4型,分化良好的G-NETs分为1型、2型、3型,分化差的G-NECs生物学行为类似胃腺癌,则纳入4型。根据不同的临床类型、病变范围和程度,可出现不同的临床症状和体征。1型G-NENs占所有G-NENs的70%~80%,常由自身免疫性萎缩性胃炎相关的胃酸缺乏引起,继发高胃泌素血症,刺激肠嗜铬样(enterochromaffin-like,ECL)细胞增生形成肿瘤,临床上常与慢性萎缩性胃炎、恶性贫血相关。内镜下1型G-NENs常表现为多发的息肉或黏膜下隆起,恶性程度低,具有良性肿瘤的特征。2型G-NENs与促胃液素瘤或多发性内分泌腺瘤病1型(multiple endocrine neoplasia-1,MEN-1)有关,因肿瘤分泌促胃液素引起高胃泌素血症,胃酸增多引起消化性溃疡,出现卓-艾综合征(Zollinger-Ellison syndrome,ZES),常表现为腹痛和慢性腹泻,其他症状包括反酸、烧心、食欲缺乏、恶心、呕吐、营养不良等。此型同样因高胃泌素血症刺激导致ECL细胞异常增殖,形成肿瘤,内镜下表现与1型相似。3型G-NENs多为散发,无其他疾病背景,也无高胃泌素血症,不引起胃内pH改变。内镜下病灶多为单发,瘤体体积相对大,多为2~5cm。病理分级可为G1、G2或G3,相较于1型、2型恶性程度增加。3型、4型常见的临床症状有腹部不适、疼痛、消化道出血、缺铁性贫血、体重下降等。回顾近10年间在浙江大学医学院附属第一医院消化内镜中心行EUS检查拟诊为G-NENs并最终被病理确诊为胃神经内分泌肿瘤的患者共 15 例,其中神经内分泌癌 1 例,神经内分泌瘤 14 例。胃神经内分泌瘤患者平均发病年龄为(53.9±15.1)岁,男女比例为 3∶4,病灶多发者 6 例,单发者 8 例,病灶长径为(0.71±0.32)cm,其中肿瘤浸润深度为黏膜下层 11 例,黏膜层 3 例。病理分级为 G1 9 例(9/14),G2 2 例(2/14),另有 3 例未分级。

实验室检查对于 G-NENs 的诊断同样具有关键作用,特别是一些血清标志物包括嗜铬粒蛋白 A(chromogranin A,CgA)、突触蛋白(synapsin,Syn)、促胃液素、组胺、5-羟色胺等。CgA 是一种酸性糖蛋白颗粒,可由神经内分泌细胞(正常神经内分泌细胞和神经内分泌肿瘤细胞)分泌,是诊断神经内分泌肿瘤的重要标记物,并有助于预测患者的预后。血浆 CgA 水平可受其他因素的干扰,如肾衰竭、心脏疾病、使用质子泵抑制剂均可引起血浆 CgA 增高。血促胃液素水平增高在 1 型、2 型 G-NENs 中常见。临床上 G-NENs 多数是在胃镜检查时发现病灶,然后通过 EUS 检查来初步诊断该病,确诊和病理分型则需要通过组织病理学检查和免疫组化检查,结合 CT/MRI 检查可以明确与周围器官的关系和淋巴结转移状况。因该病发病率低,容易造成漏诊和误诊。

有关 G-NENs 的治疗主要根据病灶的大小、部位、组织学类型、病变的程度、范围和患者的个体情况,而 EUS 检查能够提供有关这些方面的信息来帮助指导治疗方案的制订,具有非常重要的临床应用价值。目前主要的治疗方法包括内镜治疗、外科手术治疗、药物放化疗和对症治疗等。治疗效果和预后取决于疾病的早晚和组织学类型,通常 G1~G2 较好,G3 较差。总体而言,G-NENs 生长缓慢,恶性程度低于胃癌,因此,早期发现、早期诊断和及时治疗非常重要,有利于显著改善患者的预后。

二、EUS 表现

内镜下 G-NENs 表现为单发或多发的息肉样隆起,通常表现为黏膜下隆起,病灶小时,上皮层结构一般正常(图 2-5-1),根据不同的组织学类型可有不同的 EUS 表现。1 型 G-NENs 多见于胃底和胃体,呈多中心、息肉样直径为 5~8mm,形态可不规则,表面可出现红斑、血管网、凹陷或中央溃疡(图 2-5-2)。2 型 G-NENs 相较于 1 型的恶性程度和侵袭潜力稍高,病灶主要位于胃底或胃体,常表现为多个小息肉样隆起(<1cm),类似 1 型 G-NENs,较大体积的息肉样隆起

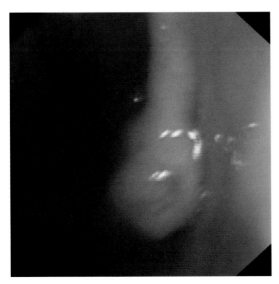
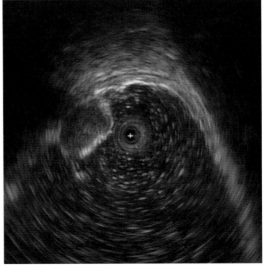

图 2-5-1 胃体神经内分泌肿瘤

亦可见(图 2-5-3)。3 型 G-NENs 内镜下常表现为散发的较大病灶(>2cm),可见于胃底、胃体或胃窦,周围胃黏膜正常,肿瘤常突破黏膜下层向深层浸润。3 种组织学类型 G-NENs 的共同内镜特点表现为黏膜下隆起病变,质地中硬,病灶不大时就表现为表面充血、血管网显现、糜烂甚至溃疡,后两者通常可以通过常规活检获得病变组织,明确诊断。超声下 G-NETs 表现为低至中回声、呈毛玻璃状,内部回声均匀,病灶较大时可出现回声不均匀,一般边界尚清,部分病灶可出现边界不整齐,多数起源于黏膜层或黏膜下层,病灶较大时可累及肌层,多数为单发病灶,也有少数有多个病灶(图 2-5-4)。通常周围胃壁层次结构正常、病灶较大时,可出现周围肿大淋巴结,部分可同时伴有周围器官的病灶。大多数病灶可以通过典型的 EUS 影像作出正确诊断。当诊断和鉴别诊断有困难时,可选择应用 CE-EUS 来辅助诊断,G-NETs 在 CE-EUS 检查时表现为特征性的高增强,必要时也可选择应用 EUS-FNA 和深挖活检来明确诊断(图 2-5-5)。

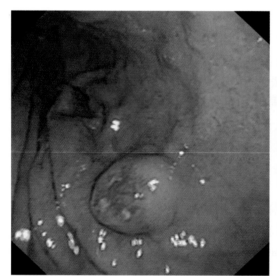
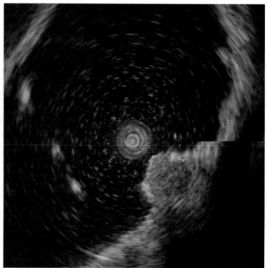

图 2-5-2　胃体神经内分泌肿瘤(表面糜烂)

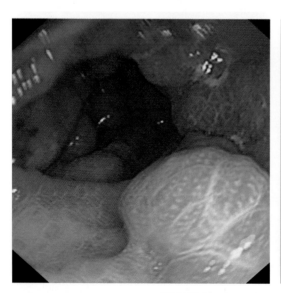
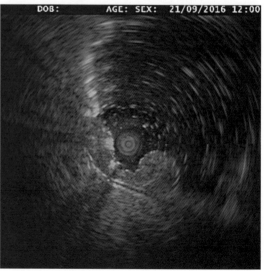

图 2-5-3　胃体神经内分泌肿瘤(息肉样隆起)

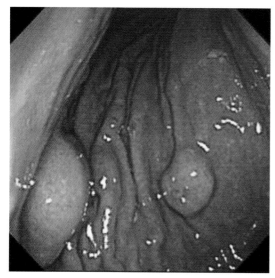
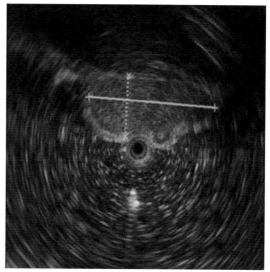
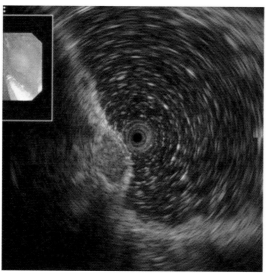

图 2-5-4　胃体神经内分泌肿瘤(多发)

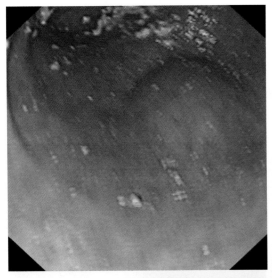
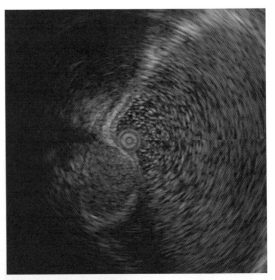
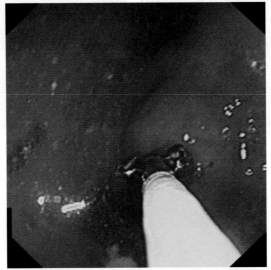

图 2-5-5 胃体神经内分泌肿瘤(深挖活检)

三、影像学比较

普通胃镜和 EUS 在 G-NENs 诊断中的作用如上文所述,而 CT、MRI、PET/CT 以及生长抑素受体显像等其他影像技术也对诊断有所帮助。在临床实践中,CT 和 MRI 难以检出体积较小的病灶。螺旋 CT 对 G-NENs 的检出率与病灶体积呈正相关,直径>1cm 的 G-NENs 在 CT 上常表现为胃壁局部增厚或显示不清,>2cm 时方能显示局部隆起、软组织块影等征象。具有诊断和鉴别诊断价值的是,G-NENs 在增强 CT 图像中表现为特征性的高增强,对该病的诊断具有很好的提示意义(图 2-5-6)。此外,CT 检查的优势还在于可显示病灶累及的范围、周围组织侵犯和转移灶等,对于 G-NENs 的分期有较好的评估作用。而胃肠道 MRI 影像容易受到胃肠道蠕动的干扰,对 NENs 的检出率低于 CT。MRI 对于肝脏转移性 NENs 检出率高,具有较高的敏感性和特异性,病灶的典型表现为 T_1WI 低信号,T_2WI 高信号,增强扫描动脉期呈环形强化。生长抑素受体显像(somatostatin receptor scintigraphy,SRS)是应用放射性核素标记生长抑素受体类似物,与肿瘤细胞表面生长抑素受体特异性结合而使靶病灶显像的功能显像技术,可应用于 NENs 原发病灶的寻找、定位,淋巴结及远处转移的探测等方面,在 NENs 的诊断和分期评估中起着重要作用。总之,对于 $1\sim2$cm 的 G-NETs 病灶,EUS 在病灶的大小、层次起源和性质等方面的判断价值明显优于常规胃镜、CT/MRI 等检查,当病灶>2cm、有周围浸润时,联合应用 CT、MRI、PET/CT 等,将更助于 G-NETs 的诊断和分期。

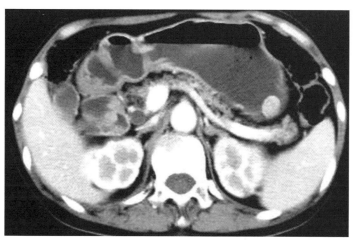

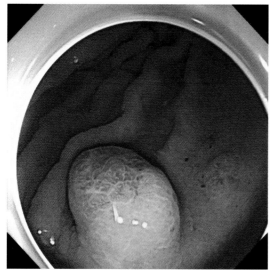
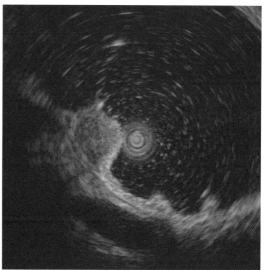

图 2-5-6　胃体神经内分泌肿瘤(CT/EUS)

四、治疗和随访

目前内镜治疗手术或外科手术是 G-NENs 的主要治疗手段,失去内镜和外科手术机会或因各种原因无法耐受内镜和外科手术的患者,可以考虑药物治疗、姑息性局部治疗及放射性核素治疗等。生长抑素类似物可控制促胃液素的分泌,拮抗肿瘤增殖,质子泵抑制剂可用于缓解临床症状,治疗 G-NENs 相关的胃溃疡和消化道出血。考虑到不同类型的 G-NENs 具有差异性临床表现、恶性程度和预后,依据《中国胃肠胰神经内分泌肿瘤专家共识(2016 年版)》,对于<1cm 的 1 型 G-NENs 可随访观察,对于≥1cm 的 $1\sim2$ 型 G-NENs 应通过 EUS 评

估肿瘤的浸润深度和淋巴结转移情况,进而确定不同的切除方式,即内镜下切除或外科手术切除治疗。若存在远处转移、淋巴结转移或低分化者,应行根治性手术联合淋巴结清扫。对于分化好、病灶较小(≤1cm)的3型G-NEN,可考虑内镜下切除。3型的G3和4型G-NENs应按照胃腺癌的处理方式治疗。欧洲神经内分泌肿瘤学会(European Neuroendocrine Tumor Society,ENETS)2016年指南推荐,对于1型G-NENs直径≥1cm、局限于黏膜或黏膜下层者,可经内镜下切除病灶,方式包括ESD和EMR(图2-5-7,图2-5-8)。对于肿瘤浸润深度达到肌层或切缘阳性者,应考虑局部切除术或胃部分切除术。2型G-NENs需找出十二指肠或胰腺可能存在的NENs,评估是否为MEN-1,然后对所有病灶行局部切除。3型G-NENs需行根治性手术治疗,即部分或全胃切除+淋巴结清扫术。因G-NENs存在易复发、转移的风险,术后需规律复查随访。胃镜是随访的主要手段,生化指标(包括血浆CgA)、常规影像学(CT/MRI)可作为辅助。1型NENs相较于其他类型预后最佳,但复发率高;2型G-NENs死亡率低于10%;3型G-NENs死亡率为25%~30%。国外一项历时15年的单中心研究发现,在随

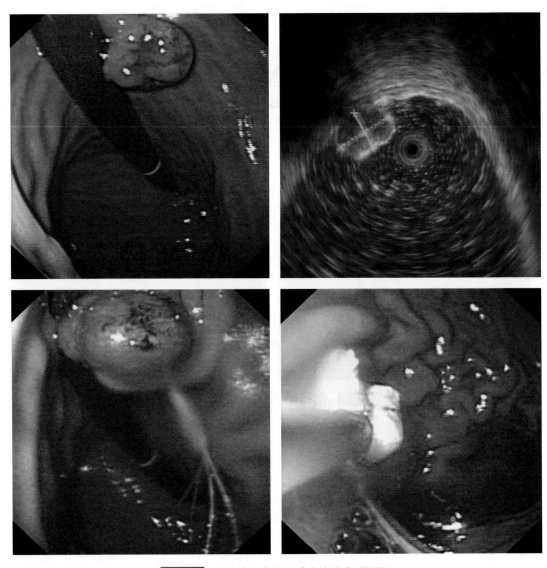

图2-5-7 胃体神经内分泌肿瘤摘除术(EMR)

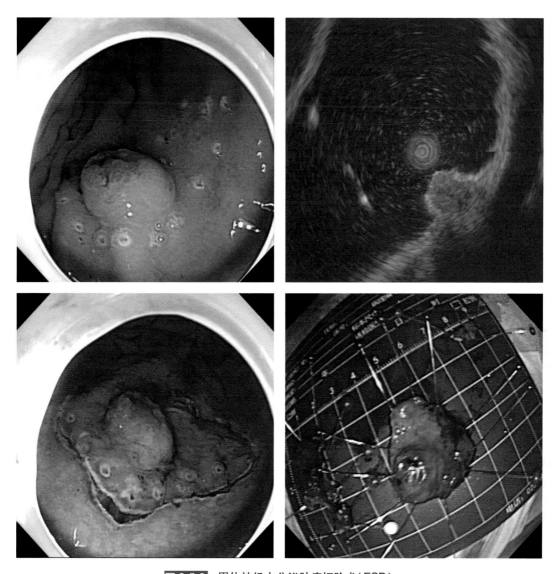

图 2-5-8 胃体神经内分泌肿瘤切除术(ESD)

访期间 1 型 G-NENs 术后复发率可高达 54.5%,而 3 型 G-NENs 为 25%。1 型 G-NENs 的 3 年无复发生存率仅为 33%,但疾病相关生存率为 100%。我们的临床数据显示,有 7 例神经内分泌瘤患者接受至少 1 次的胃镜随访,平均随访 14.6 个月,均未发现复发,同时我们的临床实践认为,如果已明确 G-NENs 的诊断,无论病灶大小都应积极治疗,除非有治疗的禁忌证。G-NENs 作为一类异质性强且存在一定侵袭能力的胃肠道肿瘤,其分型方式和治疗方式在世界范围内目前尚未完全统一,对于临床工作者而言,尽管 G-NENs 发病率并不高,但 G-NENs 的诊断和治疗需要涉及内镜、影像学、实验室检查和病理等多方面的手段,特别是熟练掌握和应用 EUS 来评估诊断和鉴别 G-NENs,是提高对 G-NENs 的诊治水平的必需功课之一。

========== 参考文献 ==========

[1] 郭林杰,唐承薇.中国胃肠胰神经内分泌肿瘤临床研究现状分析[J].胃肠病学,2012,17(5):276-278.

［2］ MODLIN I M,LYE K D,KIDD M. A 5-decade analysis of 13,715 carcinoid tumors［J］. Cancer,2003,97
(4):934-959.

［3］ NIKOU G C,ANGELOPOULOS T P. Current concepts on gastric carcinoid tumors［J］. Gastroenterol Res
Pract,2012,2012:287825.

［4］ BASUROY R,SRIRAJASKANTHAN R,PRACHALIAS A,et al. Review article:the investigation and manage-
ment of gastric neuroendocrine tumours［J］. Aliment Pharmacol Ther,2014,39(10):1071-1084.

［5］ VERBEEK W H,KORSE C M,TESSELAAR M E T. Secreting gastro-enteropancreatic neuroendocrine tumours
and biomarkers［J］. Eur J Endocrinol,2016,174(1):R1-R7.

［6］ 何云飞,冯仕庭,李子平. 胃肠胰神经内分泌肿瘤的影像诊断进展［J］. 国际医学放射学杂志,2012,35
(1):53-58.

［7］ 徐建明,梁后杰,秦叔逵,等. 中国胃肠胰神经内分泌肿瘤专家共识(2016 年版)［J］. 临床肿瘤学杂志,
2016,21(10):927-946.

［8］ DELLE FAVE G,SUNDIN A,TAAL B,et al. ENETS consensus guidelines update for gastroduodenal neuroen-
docrine neoplasms［J］. Neuroendocrinology,2016,103(2):119-124.

［9］ POSTLEWAIT L M,BAPTISTE G G,ETHUN C G,et al. A 15-year experience with gastric neuroendocrine
tumors:Does type make a difference?［J］. J Surg Oncol,2016,114(5):576-580.

第六节　胃神经鞘瘤

一、概述

　　胃神经鞘瘤起源于胃肌间神经丛神经鞘的施万细胞,是胃肠道罕见的间叶源性肿瘤之一,仅占所有胃肿瘤的 0.2%。统计分析,浙江大学医学院附属第一医院 2005—2015 年 EUS 诊断的胃黏膜下病变共 3 833 例,经 EUS 初步诊断为胃神经鞘瘤的仅有 6 例,占 0.16%,但未经病理证实。文献报道,胃神经鞘瘤的主要发病年龄为 50~60 岁,女性多于男性。有关该病的病因和发病机制目前尚不清楚。临床上,胃神经鞘瘤一般是在进行胃镜或 CT 检查时意外发现病灶,患者通常缺乏与病灶相关的临床症状,但也可出现上腹痛或上腹部不适、消化道出血等非特异性的症状。体格检查也无相关的阳性体征,少数可扪及腹部包块。血清学检查无肿瘤、炎症和免疫等方面的指标异常。胃神经鞘瘤好发于胃体部,多为腔外生长。我们的临床经验显示,几乎所有病例都是经胃镜检查发现,然后通过 EUS 检查作出初步可能的诊断,最后经组织病理学检查来确诊,因为少见,极易造成误诊。胃神经鞘瘤大体病理上病灶呈梭形或球形,边界清楚,切面呈灰白色,光镜下神经鞘瘤表现为核异型的梭形细胞,周围可有"淋巴细胞套",充满胶质,缺乏维罗凯小体、血管透明变,且与典型的外周神经鞘瘤不同,常缺乏 Antoni A 和 Antoni B 区(束状区和网状区);免疫组化染色表现为 S-100 蛋白阳性,SMA、Desmin、CD117、CD34 阴性,极少数患者可伴 CD34 阳性。我们的临床研究统计分析了浙江大学医学院附属第一医院经内镜下治疗或手术治疗后病理诊断明确的胃神经鞘瘤患者共 42 例,男女比例为 1:2,平均发病年龄为(55±11)岁(33~85 岁),病灶平均大小为(33±17)mm(10.8~96mm)。54.8% 的病例因上腹痛或腹部不适就诊,4.8% 的病例因消化道出血就诊而发现病灶,40.5% 的病例为体检时意外发现而无相关临床症状。其中,83.3% 的胃神经鞘瘤术前诊断考虑为间质瘤。病灶分布于胃体占 66.7%,胃窦占 26.2%,胃底占 7.1%。28.6% 的胃神经鞘瘤病灶周围伴有肿大淋巴结,但病理检查均未见肿瘤淋巴结转移。

关于该病的治疗目前尚缺乏有效的药物治疗手段,放疗及化疗效果均不佳,通常会选择内镜下治疗或外科手术治疗,临床上可根据病灶的部位、大小、层次起源及周围器官的关系等选择内镜下治疗、外科手术或随访观察处理。我们的临床实践经验发现,绝大多数胃神经鞘瘤在术前被诊断为胃间质瘤来接受治疗,因此,术前能够对该病明确诊断非常重要。一般胃神经鞘瘤生长缓慢,绝大多数病灶属于良性肿瘤,预后良好,几无恶变的报道,经内镜下治疗或外科手术治疗后疗效确切,无复发。

二、EUS 表现

胃神经鞘瘤在内镜下主要表现为胃黏膜下隆起,以半隆起或浅隆起多见,黏膜表面光整,结构色泽如常。质地中硬,病灶多为梭形或球形,多数向腔外生长,单发病灶为主,多数位于胃体(图 2-6-1),通常病灶表面无糜烂和溃疡。EUS 下通常呈均匀低回声改变,较细密,少数周围可有声晕现象(图 2-6-2),内部几乎不伴囊性变和钙化,病灶边界清楚、规则,包膜完整,主要起源于固有肌层,亦可见于胃黏膜下层或浆膜层(图 2-6-3),病灶周围胃壁层次结构正常,部分可见淋巴结反应性增生。根据这些 EUS 特征,可初步诊断为胃神经鞘瘤可能。该类肿瘤术前诊断较困难,EUS-FNA 可能有助于术前诊断(图 2-6-4),但目前尚未有大样本的报道,我们的临床资料中有 2 例患者因术前行 EUS-FNA 检查而明确诊断。此外,近来有研究报道胃神经鞘瘤在 CE-EUS 中呈均匀的低强化,弹性成像呈绿色、红色、黄色相混合等表现,偏软和中等硬度(图 2-6-5),但在 CE-EUS、EUS-EG 中是否有特征性的影像学表现,有待进一步的研究。

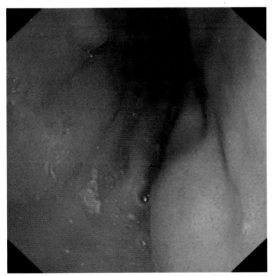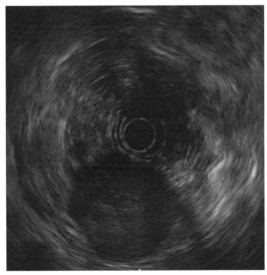

图 2-6-1 胃体神经鞘瘤

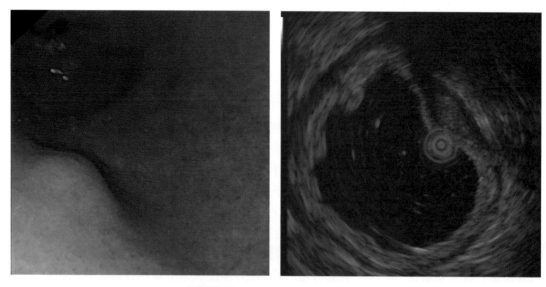

图 2-6-2 胃体神经鞘瘤(有声晕)

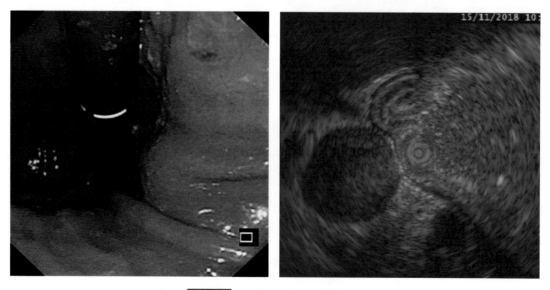

图 2-6-3 胃体神经鞘瘤(浆膜层)

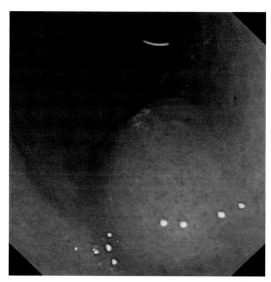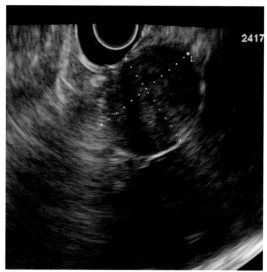

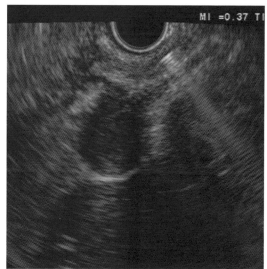

图 2-6-4　胃体神经鞘瘤（EUS-FNA）

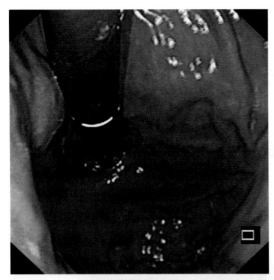
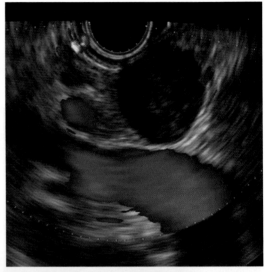
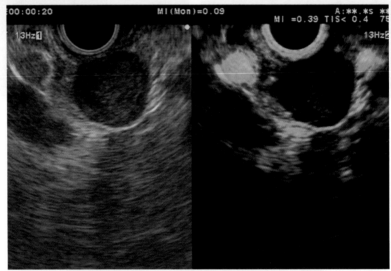

图 2-6-5　胃体神经鞘瘤（CE-EUS）

三、影像学比较

　　临床上绝大多数胃神经鞘瘤患者是通过常规胃镜或腹部 CT 检查发现黏膜下隆起病变，再经 EUS 等检查综合作出初步诊断，然而误诊率较高，绝大多数病灶的初步诊断为胃间质瘤或其他黏膜下肿瘤。腹部增强 CT 和 MRI 检查能够提供有关病灶位置、大小、边界、内部结构、腔内外生长和血供情况等信息，但通常需要病灶在 2cm 以上，CT 下病灶表现为密度均匀的稍低密度病灶，常呈均匀强化（图 2-6-6），内部几乎不伴囊性变，对神经鞘瘤诊断具有一定的临床意义；而 1cm 及以下的病灶一般难以显示或仅能提示局部胃壁增厚等。与 CT 类似，MRI 也有助于了解肿瘤大小、位置、内部结构等信息，且在 T_1 加权像呈现较低信号强度，而 T_2 加权像呈现较高信号强度。在 PET/CT 中，神经鞘瘤的 FDG 摄取值也增高，但胃神经鞘瘤在 CT、MRI 和 PET/CT 上的表现均为非特异性的，常常无法作出明确诊断。我们的临床实践研究显示,大部分胃神经鞘瘤患者病灶>2cm,CT 和 MRI 检查对于补充病灶的腔内外生长、血供和周围淋巴结情况有一定的临床意义,但在显示病灶确切大小、边界、内部结构等方面清晰度远不如 EUS,无法显示病灶的层次起源和表明黏膜结构,也无法进行组织活检。因此,在影像学诊断上,我们对胃神经鞘瘤的认识仍非常不足,比较常规胃镜和 CT、MRI 等影像学检查,EUS 检查能够获得更清晰的病灶影像和更多的诊断信息来帮助诊断,但还是需要用 CT 和 MRI 来佐证,明确大病灶的整体、与周围组织结构的关系和淋巴结等情况。

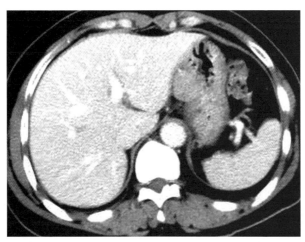

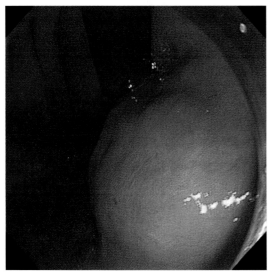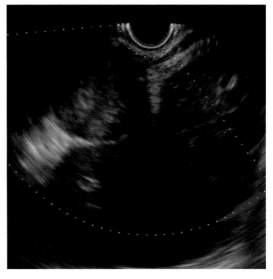

图 2-6-6 胃体神经鞘瘤(CT/EUS)

四、治疗和随访

因胃神经鞘瘤大多数病灶起源于固有肌层,术前病理确诊需行 EUS-FNA 或内镜下深挖活检才有可能明确诊断。虽然胃神经鞘瘤的术前诊断困难,但 EUS 检查的诊断结果对于胃黏膜下病变选择合理的治疗方案具有极其重要的指导意义,我们可以根据病灶的部位、数量、大小、层次起源、腔内外生长、与周围组织结构的关系和患者的个体情况选择不同的处理方法,包括内镜下切除、外科手术(腹腔镜或开腹手术)、观察随访。在我们的临床实践中,通常对向腔内生长、病灶≤3cm者,选择内镜下治疗(图2-6-7);对巨大病灶、腔外生长或不能内镜治疗者,选择外科手术治疗。我们的临床实践和文献报道均表明,内镜下治疗和外科手术治疗神经鞘瘤的成功率高,术后几无复发。胃神经鞘瘤手术切除治疗的并发症主要包括短期并发症,如穿孔、出血、感染、腹水等;长期并发症,如残胃炎、吻合口梗阻、营养障碍、复发等。从长期并发症的角度看,内镜下治疗比外科手术更有优势,但内镜治疗术中、术后发生出血、穿孔的概率较高,部分病例因瘤体较大或血供丰富导致内镜治疗失败而中转外科手术。术前EUS联合应用彩色多普勒、CE-EUS等技术充分评估,可能有助于内镜下治疗病例的合理选择。我们的临床实践体会是,在可选择的情况下,胃神经鞘瘤应更倾向于进行内镜下治疗,内镜治疗在完整切除病灶的同时可以最大限度保留正常胃组织结构,能够大大提升患者术后的生活质量。虽然胃神经鞘瘤常伴胃周肿大淋巴结,但我们的临床研究发现,术后病理均未见淋巴结肿瘤转移。文献报道发现,胃神经鞘瘤易合并淋巴结反应性增生,而非淋巴结转移。因此,胃神经鞘瘤患者不需行淋巴结清扫。近年来的文献报道显示,胃神经鞘

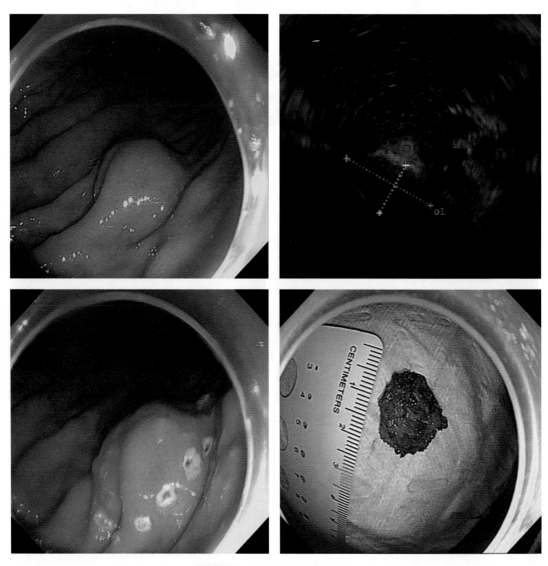

图 2-6-7　**胃体神经鞘瘤(ESD)**

瘤瘤体增大至 2 倍体积需经过近 5 年的时间,绝大多数病灶属于良性肿瘤,术后复发的报道极为少见,常与切除不完全有关,且没有肿瘤相关死亡的报道。我们的临床研究也与国外的报道一致,在对本院 42 例病例进行治疗和随访过程中发现,接受内镜或手术治疗的患者术后均无复发。部分患者接受治疗前已经 EUS 随访 4~5 年(图 2-6-8),病灶几无增大,也没有发现恶变的病例,说明胃神经鞘瘤的良性肿瘤的特性,也表明 EUS 在该病随访评估方面具有重要的临床价值。目前对于胃神经鞘瘤的临床研究多为病例报道,我们对该病的认识不足导致术前诊断困难,有关该病是否需要治疗、治疗的手术时机和方法、随访的手段选择等临床问题尚缺乏明确、标准、统一的共识意见,有待我们进一步的深入研究。

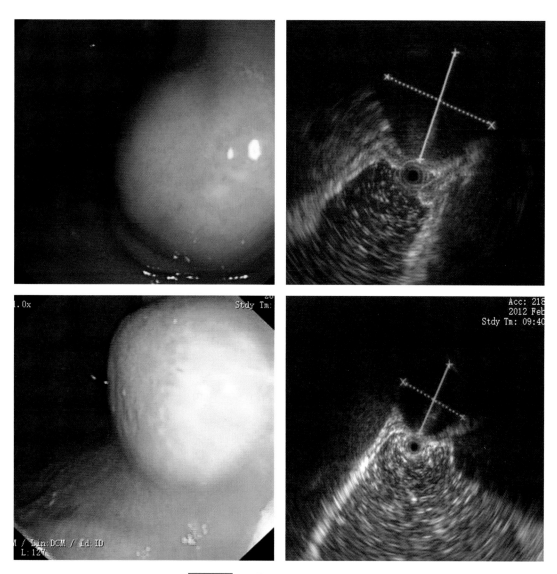

图 2-6-8　胃体神经鞘瘤(4 年随访)

═══════ 参考文献 ═══════

[1] SUNKARA T,THEN E O,REDDY M,et al. Gastric schwannoma-a rare benign mimic of gastrointestinal stromal tumor[J]. Oxf Med Case Reports,2018,2018(3):omy002.

［2］HU J,LIU X,GE N,et al. Role of endoscopic ultrasound and endoscopic resection for the treatment of gastric schwannoma［J］. Medicine（Baltimore）,2017,96（25）:e7175.

［3］TAO K,CHANG W,ZHAO E,et al. Clinicopathologic Features of Gastric Schwannoma:8-Year Experience at a Single Institution in China［J］. Medicine（Baltimore）,2015,94（45）:e1970.

［4］SHAH A S,RATHI P M,SOMANI V S,et al. Gastric Schwannoma:A Benign Tumor Often Misdiagnosed as Gastrointestinal Stromal Tumor［J］. Clin Pract,2015,5（3）:775.

［5］HONG X,WU W,WANG M,et al. Benign gastric schwannoma:how long should we follow up to monitor the recurrence? A case report and comprehensive review of literature of 137 cases［J］. Int Surg,2015,100（4）:744-747.

［6］WILLIAMSON J M,WADLEY M S,SHEPHERD N A,et al. Gastric schwannoma:a benign tumour often mistaken clinically,radiologically and histopathologically for a gastrointestinal stromal tumour--a case series［J］. Ann R Coll Surg Engl,2012,94（4）:245-249.

［7］CHOI J W,CHOI D,KIM K M,et al. Small submucosal tumors of the stomach:differentiation of gastric schwannoma from gastrointestinal stromal tumor with CT［J］. Korean J Radiol,2012,13（4）:425-433.

［8］PREVOT S,BIENVENU L,VAILLANT J C,et al. Benign schwannoma of the digestive tract:a clinicopathologic and immunohistochemical study of five cases,including a case of esophageal tumor［J］. Am J Surg Pathol,1999,23（4）:431-436.

［9］IGNEE A,JENSSEN C,HOCKE M,et al. Contrast-enhanced（endoscopic）ultrasound and endoscopic ultrasound elastography in gastrointestinal stromal tumors［J］. Endosc Ultrasound,2017,6（1）:55-60.

［10］侯刚强,高德宏,沈比先,等.胃神经鞘瘤 MSCT 表现及误诊原因分析［J］.实用放射学杂志,2017,33（12）:1874-1876,1909.

［11］朱向超,金明新,刘帆,等.胃肠道神经鞘瘤的诊断与治疗［J］.中华普通外科杂志,2016,31（6）:472-474.

［12］邹传鑫,谢明,戴绍军,等.超声内镜弹性成像在消化系黏膜下肿瘤诊断中的价值［J］.世界华人消化杂志,2013,21（6）:484-489.

第七节 胃炎性纤维性息肉

一、概述

炎性纤维性息肉（inflammatory fibroid polyp,IFP）于 1949 年由 Vanek 首次报道,曾被称为"胃肠道黏膜下肉芽肿伴嗜酸性粒细胞浸润",1953 年 Helwig 首次使用 IFP 的名称并详细描述了其组织学特征。目前已经证实 IFP 为真正的肿瘤而非感染、创伤等导致的炎症反应性病变,其发生机制与血小板源性生长因子受体 α（PDGFRα）基因的激活突变有关。在第 4 版《WHO 消化道肿瘤病理学和遗传学分类》被归为良性间叶性肿瘤。绝大部分 IFP 发生于消化道,仅约 1% 发生于消化道外（主要是胆囊）。而消化道 IFP 又以胃 IFP（65%～70%）为主,其次是小肠（20%～23%,主要是回肠）和结直肠（约 4%）。由于胃 IFP 和小肠 IFP 在组织形态学和分子遗传学层面上均存在差异,一些学者将 IFP 分为胃型和小肠型 2 个亚型。IFP 的具体发病率尚不清楚,来自美国的一项大样本研究（约 12 万人）显示,IFP 约占所有胃息肉样病变的 0.09%,其发病高峰人群为 40～70 岁中老年,平均年龄约 60 岁,男女发病率基本一致。Stolte 等的研究认为,胃 IFP 中,77.6% 位于胃窦,9.8% 位于胃角,1.4% 位于幽门,0.7% 位于胃底,0.7% 位于贲门。浙江大学医学院附属第一医院 2008—2017 年共 10 年间经 EUS 拟诊的胃 IFP 仅 35 例,仅占同期 EUS 检出胃黏膜下隆起的 0.61%,绝大多数（30 例,85.7%）位于胃窦部,11.4% 位于胃体,仅 1 例位于胃角。另外,统计浙江大学医学院附属第一医院过去 5 年病理确诊的 47 例 IFP 中,38 例(80.9%)位于胃内,其中 30 例(63.8%)位于胃窦部,其余几乎均位于结直肠,仅 1 例位于小肠。胃 IFP 的平均检出年龄为(55.4±10.8)岁,男女性别比 0.3:1,与国外文献报道结果一致。IFP 大体病理上肿块呈半球状,切面呈灰白或灰红色,边界清楚但无明显包膜。显微镜下表现为:病变位于黏膜及黏膜下层,主要由短梭形细胞组成,呈交织的束状、席纹状排列,背景可见较多血管和多种形态的炎症细胞,通常主要为嗜酸性粒细胞浸润。梭形细胞常围绕血管呈漩涡状排列,即所谓特征性的"洋葱皮"样改变。免疫组化染色对于该病的病理诊断有很大帮助,文献报道几乎 100% 的病例表达波形蛋白,82%～100% 的病例表达 CD34,不同程度地灶性表达 SMA,而 CD117、CD10、CD23、CD35、CD99、BCL-2、DOG-1、Desmin、S-100、CK、NSE、Ⅷ因子及 ALK 均阴性。根据以上这些特点,作出病理诊断并不困难。正如大部分胃黏膜下良性肿瘤一样,胃 IFP 绝大多数情况下是无症状的(小肠、结直肠 IFP 可合并肠套叠、梗阻而引起症状),如有临床症状,主要为占位效应而造成,与胃间质瘤等其他黏膜下良性肿瘤并无明显差异,可表现为上腹痛、饱胀、不适感、黑便等非特异性症状,也多无相关的体征和血清学异常(血嗜酸性粒细胞及总 IgE 等均正常)。临床上通常是通过胃镜检查发现病灶,然后再经 EUS 检查作出初步的诊断,因该病属于少见疾病,临床上常常误诊,确诊则需要进行组织病理学检查和免疫组化检测。有关该病的治疗主要可通过内镜下治疗、外科手术治疗或随访观察,术前的正确诊断和评估至关重要。目前认为胃 IFP 是一种良性肿瘤,因此应根据患者症状、病灶大小以及有无并发症(如出血等)采取合适的处理方法,对有切除指征者以内镜下切除(包括直接圈套切除、ESD 等)为主,病灶过大或内镜失败者可以选择外科手术。我们的临床经验发现,无论是内镜还是手术切除治疗,效果都非常确切,胃 IFP 切除后均无复发,切除病灶也无癌变或恶性征象,部分随访病灶也无癌变病例,说明该病预后良好。

二、EUS 表现

胃 IFP 在内镜下表现通常为黏膜下隆起或息肉样隆起,大多呈丘状或球形,也可呈半球形(图 2-7-1),表面大多光滑,但也有约 1/3 病灶表面出现充血、水肿,少数瘤体较大病灶表

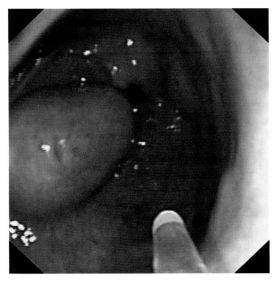
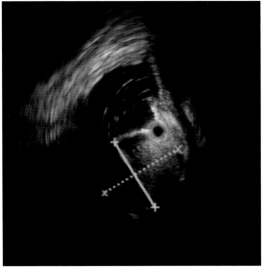

图 2-7-1 胃窦炎性纤维性息肉

面可有糜烂、溃疡形成（图2-7-2）。病灶常见于胃窦，绝大部分为单发，也有少数病灶多发，形态不规则（图2-7-3），通常病灶质地中硬。EUS下胃IFP多起源于第2层和/或第3层的低回声病灶，少数也可起源于固有肌层，内部回声欠均匀，边界尚清，通常很少出现钙化、液化等征象，周围胃壁层次结构正常，壁外无相关的肿大淋巴结。CE-EUS和EUS-EG等检查也可以帮助我们进一步了解病灶的血供、血管分布情况和病灶的软硬度等信息，通常CE-EUS表现为中高增强改变（图2-7-4），而EUS-EG则多表现为蓝色、绿色相间，以蓝色为主等特点（图2-7-5），必要时可选择EUS-FNA来获得病灶的组织进行组织病理学检查。因为发病率较低，临床上很容易误诊为胃间质瘤。

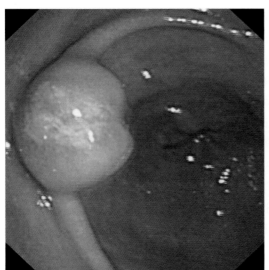
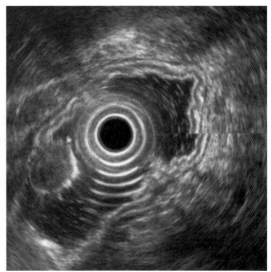

图 2-7-2 胃窦炎性纤维性息肉（表面溃疡）

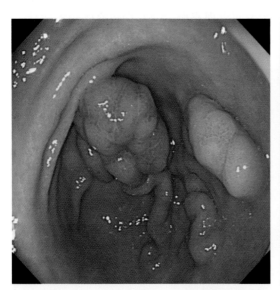
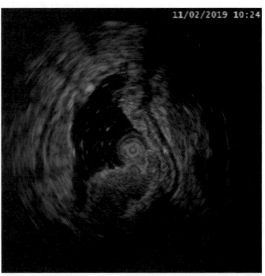

图 2-7-3 胃窦炎性纤维性息肉（多灶）

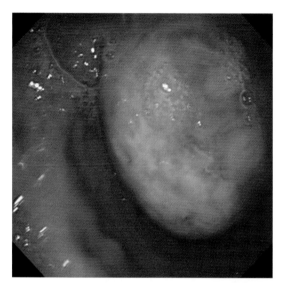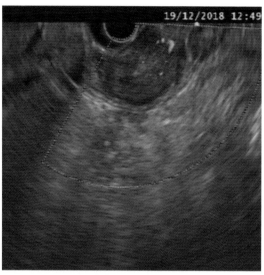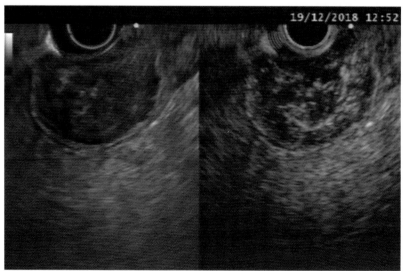

图 2-7-4　胃窦炎性纤维性息肉（CE-EUS）

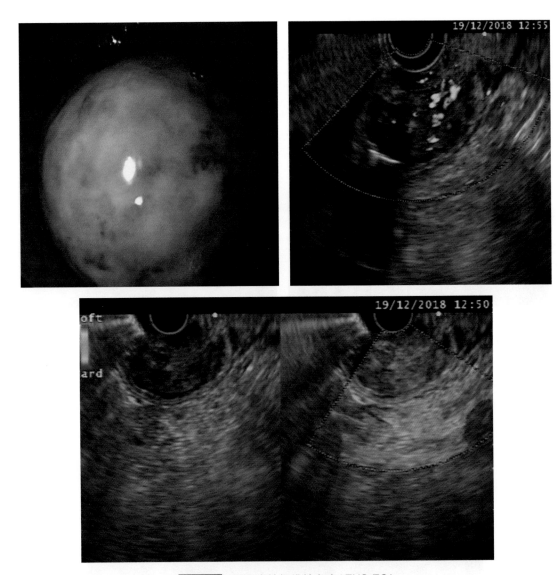

图 2-7-5　胃窦炎性纤维性息肉（EUS-EG）

三、影像学比较

胃 IFP 在 CT 下通常表现为边界清楚,圆形或卵圆形的团块影,边缘常呈轻微分叶状轮廓(不光滑),绝大部分倾向于腔内生长,增强时常可见表面黏膜强化,大小常在 1.2～5cm,平均为 2cm 左右,常见于胃窦部。腹部 CT 仅能发现 50% 左右的胃 IPF,特别是当病灶<1cm 时,很容易显示不清造成漏诊;且极少能够在术前正确诊断胃 IFP,多数仅提示为胃占位/肿物或胃壁增厚(图 2-7-6)。而 EUS 可以发现绝大多数的胃 IFP,其术前正确诊断率也远高于 CT。但 CT 检查仍有其意义,特别是有助于明确病灶整体情况及与周围组织的关系,可以帮助诊断、鉴别诊断及指导治疗,在 EUS 诊断有疑问时或准备进行切除前推荐进行 CT 检查。MRI 用于诊断胃 IFP 的资料较少,我们的临床经验体会是,MRI 对胃 IFP 的诊断价值与 CT 基本相仿,其优点是无辐射副作用。其他影像学检查如上消化道造影的临床意义较小。

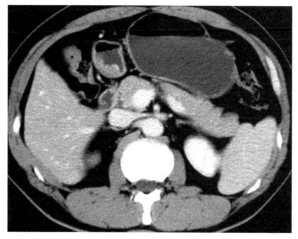

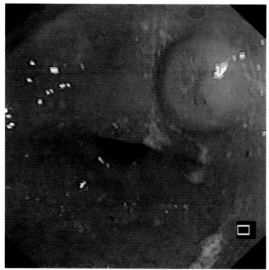
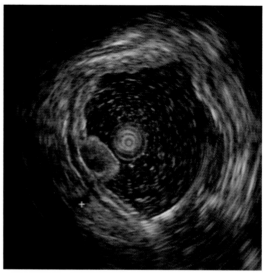

图 2-7-6　胃窦炎性纤维性息肉(CT/EUS)

四、治疗和随访

胃 IFP 被认为是一种良性肿瘤,极少见到其恶变的报道,因此文献报道中的胃 IFP 多数接受了内镜下治疗,少数较大的病例或内镜下治疗失败者接受了手术治疗,其实并不是所有胃 IFP 必须进行治疗,而且应当认识到盲目治疗可能存在的风险和弊端。EUS 检查对病灶部位、大小、性质、层次起源和周围器官的关系等方面的评估对于临床制订科学、合理的治疗方案具有较好的参考和指导意义。胃 IFP 长期随访的资料较少,文献指出胃 IFP 长期随访基本稳定。基于以上认识,我们推荐对较大的胃 IFP 者(>2cm)、引起明显症状者或诊断不明者(尤其是存在恶性病变可能者)进行治疗,并根据术前 EUS 及 CT 的评估来选择合适的治疗方式;而对无症状、病灶较小的患者,可以进行定期随访观察(图 2-7-7)。我们的临床实践表明,对于胃 IFP 选择内镜下治疗是安全、有效的,常用的内镜下治疗方法有内镜下直接圈套切除术、EMR、ESD 等(图 2-7-8,图 2-7-9),可依据病变的大小、形状、EUS 下表现等选择

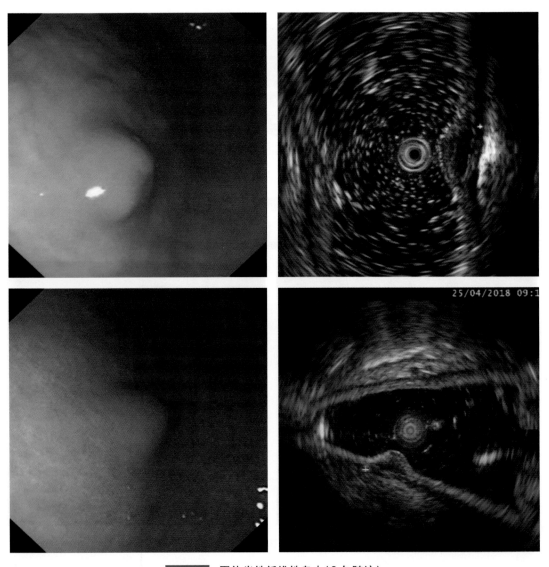

图 2-7-7　胃体炎性纤维性息肉(3 年随访)

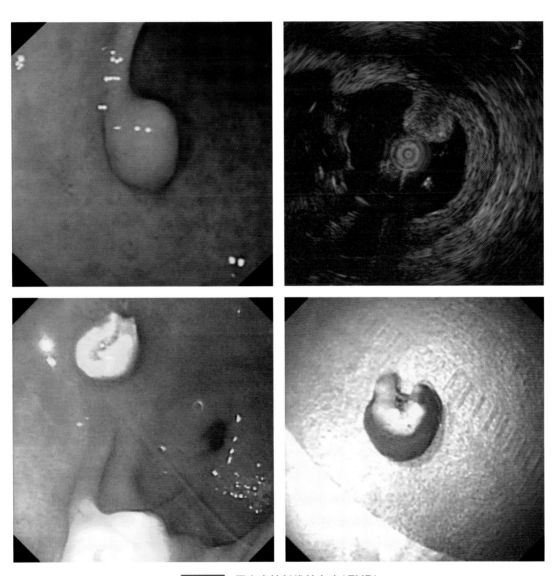

图 2-7-8 胃窦炎性纤维性息肉(EMR)

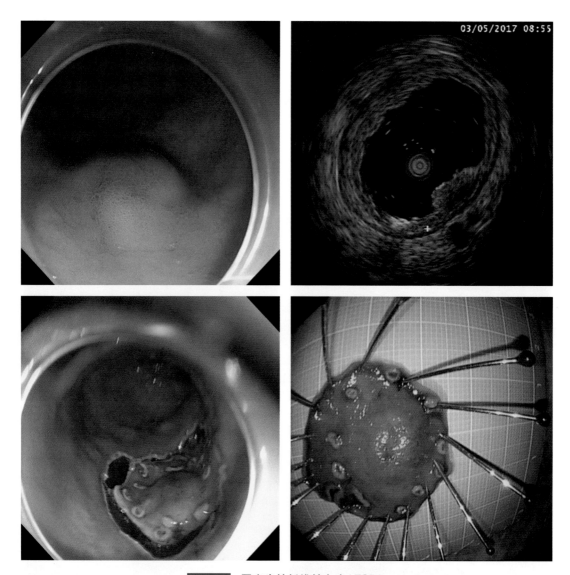

图 2-7-9 胃窦炎性纤维性息肉(ESD)

合适的术式。一些文献报道了胃 IFP 内镜下治疗后复发的案例,可能与切除不完全有关,我们的经验是:内镜下直接圈套切除时更易发生病灶残留、复发等,采用 ESD 进行治疗切除较为彻底,不易复发。切除病灶也未见有异型增生或癌变的病灶。

═══════ 参考文献 ═══════

[1] MATSUSHITA M,UCHIDA K,NISHIO A,et al. Endoscopic and EUS features of gastric inflammatory fibroid polyps[J]. Gastrointest Endosc,2009,69(1):188.

[2] LIU T C,LIN M T,MONTGOMERY E A,et al. Inflammatory fibroid polyps of the gastrointestinal tract:spectrum of clinical, morphologic, and immunohistochemistry features[J]. Am J Surg Pathol, 2013, 37(4):586-592.

[3] ENESTVEDT B K,CHANDRASEKHARA V,GINSBERG G G. Endoscopic ultrasonographic assessment of gastric polyps and endoscopic mucosal resection[J]. Curr Gastroenterol Rep,2012,14(6):497-503.

[4] ROSSI P, MONTUORI M, BALASSONE V, et al. Inflammatory fibroid polyp. A case report and review of the literature[J]. Ann Ital Chir, 2012, 83(4):347-351.

[5] WYSOCKI A P, TAYLOR G, WINDSOR J A. Inflammatory fibroid polyps of the duodenum: a review of the literature[J]. Dig Surg, 2007, 24(3):162.

[6] FUKE H, HASHIMOTO A, SHIMIZU A, et al. Computed tomographic image of an inflammatory fibroid polyp of the stomach[J]. Clin Imaging, 2003, 27(6):400-402.

[7] SHIM E J, AHN S E, LEE D H, et al. Dynamic enhanced computed tomography imaging findings of an inflammatory fibroid polyp with massive fibrosis in the stomach[J]. World J Gastroenterol, 2017, 23(11):2090-2094.

[8] HAN G J, JIN H K, LEE S S, et al. Inflammatory fibroid polyps of the gastrointestinal tract: a 14-year CT study at a single institution[J]. Abdom Imaging, 2015, 40(7):2159-2166.

[9] 许良璧,项一宁.胃肠道炎性纤维性息肉的内镜诊断与治疗[J].世界华人消化杂志,2014,22(35):5550-5555.

第八节　胃　囊　肿

一、概述

胃囊肿(gastric cyst)是指胃壁内的囊性病变,是一类较为少见的胃黏膜下非肿瘤性病变。许多起源和病理结构不尽相同的病变都可以表现为胃壁内的囊性改变,因此"胃囊肿"这一概念实际上包含了一组胃黏膜下病变,其中较为常见的是胃单纯囊肿和胃重复囊肿,另有一些罕见的胃壁内囊肿如胃皮样囊肿、胃支气管源性囊肿、胃布氏腺囊肿、胃 Menetrier 病囊肿、棘球虫性胃囊肿、创伤性胃囊肿等。其他一些病变如胃壁内的淋巴管瘤、血管瘤、异位胰腺假性囊肿、静脉曲张、深在性囊性胃炎等也可表现为囊性改变,需要与胃囊肿相鉴别,本文主要介绍胃单纯囊肿和胃重复囊肿。

胃单纯囊肿的形成机制目前尚不明确,一些单纯囊肿可以是先天性的,也可见于胃部炎症、溃疡、胃癌或胃部手术后患者,有观点认为这些囊肿可能是炎症的消退过程所致的潴留性囊肿。胃单纯囊肿可见于胃内各个部位,多数胃单纯囊肿位于黏膜内,是黏膜腺凹上皮增生、腺凹延长形成的小囊泡,其内层为胃底腺、幽门腺或化生的肠上皮,通常肉眼不可见,仅在组织学检查时才能发现,无特殊临床意义。少数大囊肿内囊腺明显扩张,分离黏膜肌并侵犯至黏膜下,囊内为潴留的液体,多呈清亮或淡黄色。由于病灶较大,表面通常光滑无殊,结构正常,容易误诊为黏膜下肿瘤。

胃重复囊肿则是胃重复畸形所致的胃壁内囊性病变。胃重复畸形是先天性消化道重复畸形的一种少见类型,占全部消化道重复畸形的 2%~9%,也称为副胃或肠源性囊肿。其形成机制尚不清楚,该病被认为起源于发育过程中原始肠管的背侧,因此大多数病灶位于胃大弯侧,仅少数位于小弯侧。病灶通常表现为邻近于胃而存在的、与胃肠道不通的非沟通性囊肿样结构,多数位于胃大弯侧,与胃共壁并共享血供系统,具有连接于胃固有肌层的平滑肌层,其腔内常覆有胃黏膜上皮,也可衬以肠或胰腺、呼吸道的上皮细胞,内部充满乳白色液体。

胃囊肿的发病率目前尚无明确的流行病学资料,有文献报道胃囊肿占胃黏膜下病变的9%左右。另有文献认为,胃重复囊肿占胃良性隆起性病变的 3.2%。Eusterman 等在 4 000

例胃切除标本中共发现了 5 例（1.25‰）胃囊肿。在 Hizawa 等的一项包括了 14 例胃囊肿的研究中，8 例（57.1%）为单纯囊肿，4 例（28.6%）为胃囊性畸形，2 例（14.3%）为胃重复囊肿。Palmer 等回顾了之前报道的 91 例胃囊肿，其中 48 例（52%）为重复囊肿。浙江大学医学院附属第一医院 2008 年 1 月至 2017 年 12 月共 10 年间内镜超声检查术拟诊的胃囊肿共152 例，占同期浙江大学医学院附属第一医院 EUS 下检查的胃黏膜下隆起（5 698 例）的2.67%，其中男性 86 例（56.6%），女性 66 例（43.4%）。如前所述，病灶小的胃单纯囊肿通常肉眼不明显，仅在组织学检查时才能发现，一般无特殊临床意义。较大的胃单纯囊肿大多是在胃镜检查偶然发现的，相关的临床症状取决于病灶的大小、部位、与周围组织的关系。通常不伴有炎症、溃疡、肿瘤、残胃炎等其他内镜下异常的病例无相关的症状。体格检查无相关的阳性体征，少数患者随着囊肿增大，可出现占位症状，甚至发生病灶糜烂、破溃、穿孔、继发感染等，可表现为早饱、腹胀、消化道出血、梗阻、感染征象等，但均极为少见，血清学检查亦无特异性变化和异常。我们的临床资料也未显示有相关症状和体征者。据文献报道，伴发于炎症、溃疡、肿瘤、残胃炎等病变的胃囊肿病例通常以原发病的临床表现为主。胃重复囊肿可见于任何年龄，但以婴儿、儿童期多见，成人胃重复囊肿较为少见，70% 以上病变发现于 12 岁以下人群中，女性明显多于男性。出生时胃重复囊肿较小，随潴留的分泌物增多而增大，可达 3~6cm。大多数患者 1 岁内发病，也有成年后始出现症状者，但大部分成人胃重复囊肿是无症状的。其临床表现与胃重复囊肿的发生部位、大小、内层黏膜性质及有无溃疡、穿孔、继发感染等并发症有关。常见的症状和体征包括腹痛、腹胀、恶心、呕吐、体重减轻、出血、压迫、梗阻症状等。较大的胃重复囊肿可在上腹部触诊发现包块。本病缺乏特异性的实验室检查。尽管其恶变率很低，但还是可以见到恶变的个案报道。我们的临床实践表明，胃囊肿的初步诊断主要依靠 EUS 检查，确诊则依靠组织病理学检查，穿刺抽取囊液分析可能有助于诊断。胃单纯囊肿由于 EUS 表现典型，易于作出术前诊断，但需要与淋巴管瘤等鉴别。胃重复囊肿由于影像学表现存在多样性，病变本身又极为少见，极易术前误诊为其他胃黏膜下肿物如胃间质瘤，确诊需要依靠术后病理诊断，本中心统计分析没有发现胃重复囊肿的病例。胃单纯囊肿绝大多数情况下是无相关症状的，且进展缓慢，过程良性，临床病理意义不大。无相关药物治疗的文献报道，因此随访观察是本病的主要处理选择。少数病灶较大，有压迫症状者可选择内镜下穿刺抽液治疗，无效或疑有恶变者可考虑内镜下切除治疗或外科手术治疗。胃重复囊肿尚无标准治疗方法，症状性或复杂性病例应手术治疗，而对于无症状患者尚未达成共识，外科手术切除是主要治疗选择。单纯胃囊肿通常进展缓慢，几无恶变，预后良好。

二、EUS 表现

胃单纯囊肿好发部位不定，以胃窦部相对多见。内镜下通常表现为半球状、丘状隆起，表面光整，色泽如常，通常无明显充血、水肿，无糜烂和溃疡。单发为主，触之柔软，软垫征阳性，部分可有透明感（图 2-8-1）。在排除血管或曲张静脉之后，若将其钳破或进行 FNA 抽液，可见清亮或淡黄色液体。其超声影像特点是起源于胃壁黏膜下层的圆形或椭圆形无回声结构，边界清晰，伴有后方回声增强（图 2-8-2），偶尔囊腔内可有漂浮物或呈分隔状；炎性囊肿会有高回声的外壁，CDFI 显示内部无血流信号（图 2-8-3）。与曲张静脉或静脉瘤的区别是本病多为单个囊性暗区，囊壁边界清楚、光整，无血管的舒缩状表现，表面也无静脉瘤的紫蓝色。通常不突破黏膜下层，肌层和浆膜层完整。周围胃壁层次结构正常。也无相关肿大的淋巴结。胃单纯性囊肿如 EUS 影像典型通常诊断不困难,但当 EUS 影像不典型时可造成误诊,必要时可应用 CE-EUS、EUS-EG 和 EUS-FNA 来帮助诊断和鉴别诊断(图 2-8-4,图 2-8-5)。胃重复囊肿内镜下表现为黏膜下隆起,胃大弯侧远端多见。因重复胃的内压不同,内镜下用钳子触诊时表现也不同。典型的 EUS 图像为局限在第 4 层的各种内部形状的肿瘤性病变,通常以无回声均质病变为主;其外壁可表现为 3 层或 5 层的管壁样结构;后方可见回声增强。因其内容物可以是厚的凝胶状物质,因而也可表现为低回声而不是无回声的征象,可能被误认为是间质瘤等其他黏膜下肿物。CDFI 显示内部无血流信号。一些研究报道了 EUS-FNA/FNB 用于术前诊断胃重复囊肿的案例。

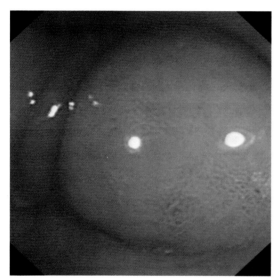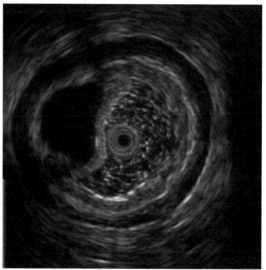

图 2-8-1 胃角囊肿

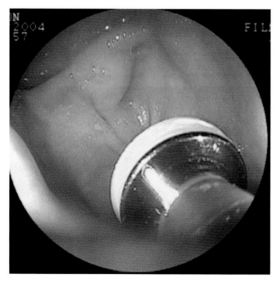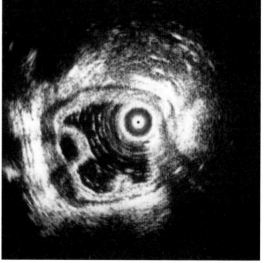

图 2-8-2 胃窦囊肿(增强效应)

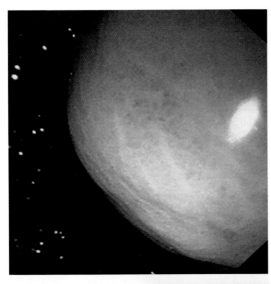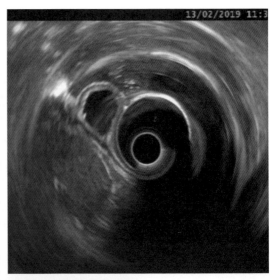

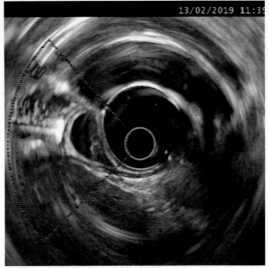

图 2-8-3 胃底囊肿(无血流)

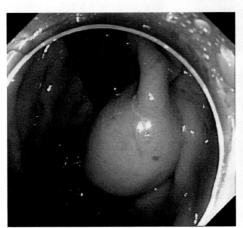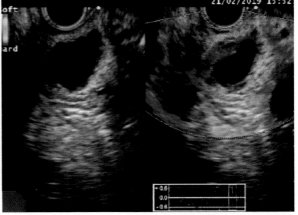

图 2-8-4 胃底囊肿(EUS-EG)

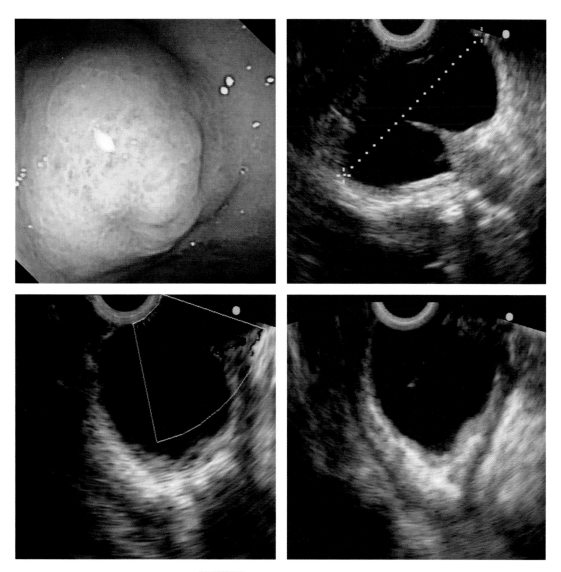

图 2-8-5 胃窦囊肿(EUS-FNA)

三、影像学比较

胃囊肿病灶通常由普通胃镜检查时发现病灶,但在普通内镜仅表现为黏膜下隆起,难以确定病变性质。腹部 CT 对于较大的胃单纯囊肿意义较大,表现为胃壁囊性均匀低密度占位,通常可以作出初步诊断(图 2-8-6)。但是,对于 1cm 以下的病灶则常显示不清或漏诊,对病灶的大小、数目、层次起源、内部回声结构等所提供的信息也远不如 EUS 精确。与腹部 CT 相比,MRI 对于诊断胃单纯囊肿更有优势,因为囊肿的含水量高,在 T_1WI 上表现为低信号,在 T_2WI 上则表现为明显高信号,较易辨认。与腹部 CT 一样,MRI 对于较小的病灶常显示不清或漏诊,且对病灶层次起源等信息的显示不如 EUS。经腹超声有时也用于诊断胃单纯囊肿,但受限于气体干扰及回声衰减,其分辨率显著低于 EUS。成人胃重复囊肿由于通常体积较大,CT、MRI 和经腹超声通常也有较高的检出率,表现为胃壁大弯侧囊管状占位,但由于胃与腹部脏器如胰腺、肾上腺等解剖关系密切,常用的超声、CT 及 MRI 往往只能发现腹部囊性肿块,难以分辨病变的来源,常常误诊为胰腺囊肿、肾上腺囊肿等,而 EUS 则能清楚地显示病灶的大小、层次起源、囊壁及内部回声结构等,且可以进行 EUS-FNA 检查,优势明显。但对于部分病灶巨大,累及邻近器官或有淋巴结肿大等,还是需要联合 CT/MRI 检查来整体了解病灶及病变范围。

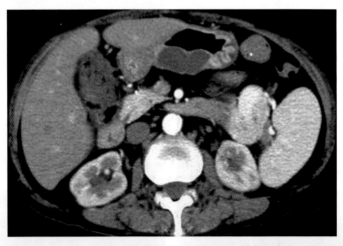

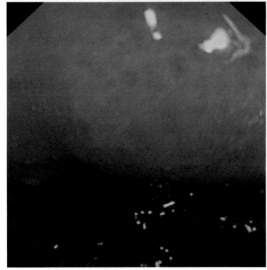
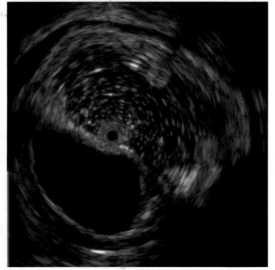

图 2-8-6 胃体囊肿(CT/EUS)

四、治疗和随访

胃单纯囊肿多数情况下是无症状的,且进展缓慢,过程良性,临床意义不大,因此随访观察是本病的主要处理选项。如病灶较大(>2.5cm)或引起明显临床症状,在排除血管瘤、曲张静脉等之后,可选择内镜下治疗,常用的术式有内镜下套扎术、EMR、ESD、开窗去顶术、EUS 引导下穿刺引流等(图 2-8-7,图 2-8-8),可根据病变具体情形选用。一些文献报道了内镜超声检查术下囊肿无水酒精注射消融术等少见术式。胃重复囊肿尚无标准治疗方法,症状性或复杂性病例应手术治疗;而对于无症状患者尚未达成共识。一些学者认为这些患者只需要随访,而另一些观点则主张在诊断后即进行治疗,无论有无临床症状,因为存在恶性

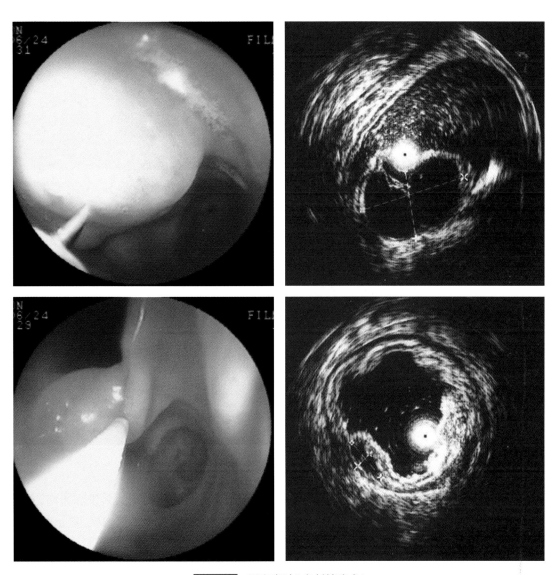

图 2-8-7　胃窦囊肿（穿刺抽液术）

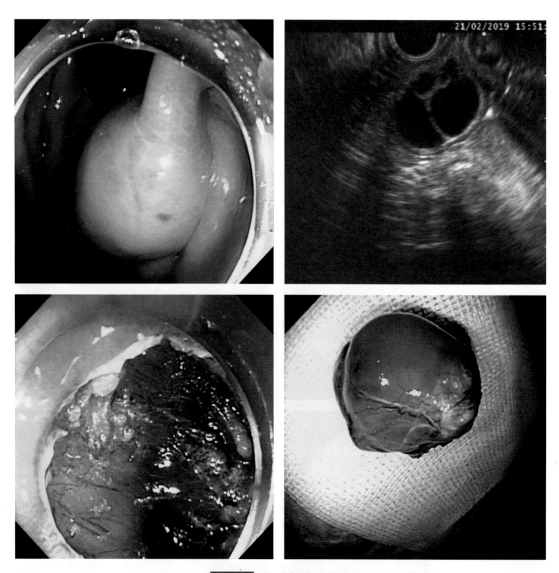

图 2-8-8　胃底囊肿（ESD）

肿瘤或并发症的风险。总之，有关胃囊肿的处理目前国内外尚缺乏明确的共识和指南，有待临床上进一步的研究与探索。我们的临床实践表明，大部分胃囊肿不需要内镜或外科治疗，少数病灶可根据病灶的部位、大小和层次起源等信息，结合患者的具体情况选择内镜微创治疗，都能获得安全、简便和有效的结果。对于那些不需要处理的患者，用 EUS 定期检查病灶变化也具有较好的临床价值。

══════ 参考文献 ══════

［1］ HAWES R H. Endosonography［M］. 4th ed. Philadelphia，PA：Elsevier，2018.

［2］ HLOUSCHEK V，DOMAGK D，NAEHRIG J，et al. Gastric duplication cyst：a rare endosonographic finding in an adult［J］. Scand J Gastroenterol，2005，40（9）：1129-1131.

［3］ BRADBEER J W. A Solitary Simple Cyst of the Stomach［J］. Proc R Soc Med，1961，54（2）：158.

［4］ CABALLERO DIAZ Y，CENTENO HARO M，TUREGANO GARCIA A，et al. Adult gastric duplication：an unknown condition within the spectrum of gastric submucosal lesions[J]. Rev Esp Enferm Dig,2017,109(8):589-592.

[5] LEE J,PARK C M,KIM K A,et al. Cystic lesions of the gastrointestinal tract:multimodality imaging with pathologic correlations[J]. Korean J Radiol,2010,11(4):457-468.

[6] HIZAWA K,MATSUMOTO T,KOUZUKI T,et al. Cystic submucosal tumors in the gastrointestinal tract:endosonographic findings and endoscopic removal[J]. Endoscopy,2000,32(9):712-714.

[7] PONDER T B,COLLINS B T. Fine needle aspiration biopsy of gastric duplication cysts with endoscopic ultrasound guidance[J]. Acta Cytol,2003,47(4):571-574.

[8] DOEPKER M P,AHMAD S A. Gastric duplication cyst:a rare entity[J]. J Surg Case Rep,2016,2016(5):1-3.

第九节 胃脂肪瘤

一、概述

胃脂肪瘤是一种由纤维囊包裹分化成熟的脂肪组织形成的胃部较少见的良性肿瘤,其发病年龄多在中老年,女性较多见。在胃部良性肿瘤中的比例约为3%,而在消化道脂肪瘤中的比例约为5%。浙江大学医学院附属第一医院近10年期间经EUS初步拟诊为胃脂肪瘤的病例有311例,占同期浙江大学医学院附属第一医院经EUS诊断为胃黏膜下隆起病变总数的5.5%。总结浙江大学医学院附属第一医院10年间经病理确诊的胃脂肪瘤共计43例,其发病年龄范围为25~80岁,中位年龄为56岁,其中女性患者27例,为男性患者的1.7倍,佐证了相关文献的描述。关于胃脂肪瘤的发病机制目前尚不明确,有认为与胚胎移位、易感体质、脂肪代谢紊乱、慢性炎症刺激、后天获得性缺陷等相关。胃脂肪瘤的临床表现与肿瘤部位、大小、表面有无溃疡和出血等有关,通常瘤体<2cm时,患者常无临床症状;>3cm时,则出现症状概率上升;当巨大病灶位于贲门附近者,可出现吞咽困难;位于幽门区者,可并发幽门梗阻症状;如肿瘤表面有溃疡,可出现胃部不适、疼痛、消化道出血等类似胃溃疡或慢性胃炎的症状。我们的临床实践发现,绝大多数胃脂肪瘤病例因非特异性的消化道症状或体检行胃镜检查时意外发现病灶,无相关症状,也无相关体格检查的异常,实验室检查在炎症、肿瘤和免疫等方面通常无阳性表现。胃脂肪瘤一般为单发,好发于胃窦部,其次是胃体及贲门。通常经内镜检查发现病灶后,EUS检查可对可疑的胃脂肪瘤病灶进行进一步确认,并判断其起源、大小、范围等。确诊依赖于病理学检查的证实,显微镜下可见肿瘤由分化成熟的脂肪细胞组成,排列紧密,纤维性小梁将其分隔成大小不等的小叶,少数则无小叶形成倾向;瘤细胞通常呈圆形,胞质淡染,核位于周边部,肿瘤组织内可出现不等量的纤维组织、富于血管或伴黏液变性,分别称为纤维脂肪瘤、血管脂肪瘤和黏液脂肪瘤。该病系一类良性肿瘤,生长缓慢,几乎没有恶变的报道,因此一般诊断基本明确后,处理多以随访观察为主,但近年有个别文献报道了胃脂肪瘤表面黏膜癌变的病例。该病目前无有效的药物治疗,对病灶较大或症状明显的患者,可考虑行内镜下切除或手术切除,成功率均较高,术后预后良好,无复发。

二、EUS 表现

胃脂肪瘤在内镜下表现为表面光滑,质地柔软,略呈奶黄色的黏膜下隆起灶,好发于胃窦部。通常表面黏膜结构正常,无充血、水肿,无糜烂和溃疡,一般呈浅隆起或半隆起(图2-9-1)。

病灶较大时,用微探头压之可显示"枕头征"阳性(图 2-9-2)。多以单发病灶为主,少数病例可多发病灶(图 2-9-3),极少数病例病灶表面可出现糜烂或溃疡(图 2-9-4)。超声下胃脂肪瘤的典型表现为起源于黏膜下层、边界清晰、内部呈均匀高回声或高强回声,病灶通常呈圆形或椭圆形,病灶较大时深部外侧可伴超声衰减(图 2-9-5),也有个别脂肪瘤病例 EUS 下表现为中回声,可能与内部纤维分隔较少有关。病灶边界规则、整齐,黏膜层完整、均匀是其重要特征之一,周围胃壁层次结构正常,胃周无相关肿大淋巴结。我们的临床经验发现,胃脂肪瘤大多数病灶<2cm,EUS 对其诊断和鉴别诊断价值很高,绝大多数病灶根据其典型、颇具特征的 EUS 影像表现均能作出正确的诊断。如需与其他黏膜下病变相鉴别,可选择应用 CE-EUS、EUS-EG 等帮助鉴别,在 CE-EUS 下该病表现为均匀的低增强或无增强,EUS-EG 检查与胃间质瘤和胃异位胰腺等有明显差别。必要时,可考虑应用 EUS-FNA 或深挖活检来进行组织学检查。

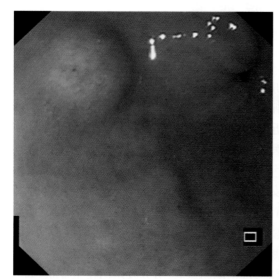
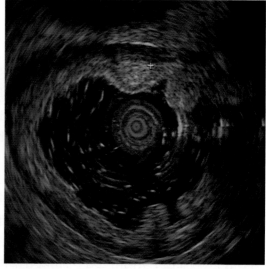

图 2-9-1 胃窦脂肪瘤

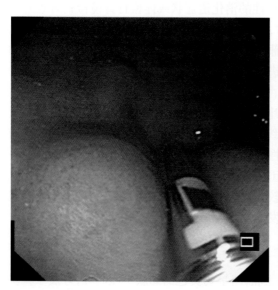
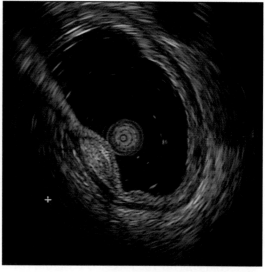

图 2-9-2 胃窦脂肪瘤(枕头征)

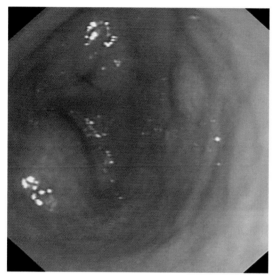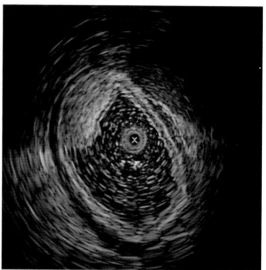

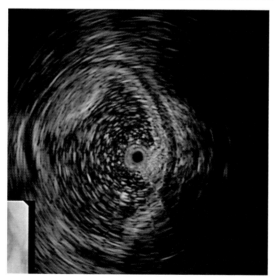

图 2-9-3　胃窦脂肪瘤（多发）

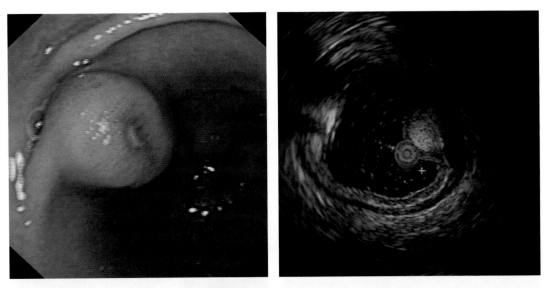

图 2-9-4　胃窦脂肪瘤(溃疡)

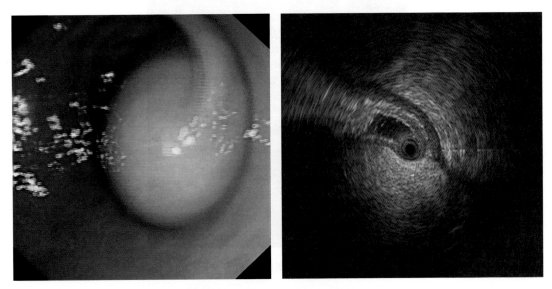

图 2-9-5　胃窦脂肪瘤(有超声衰减)

三、影像学比较

临床用于胃部隆起病灶诊断的影像学方法包括胃肠造影、CT、MRI 等，对于胃部病灶，由于胃肠造影仅能定位诊断且阳性率较低，无法进行定性判断，现已经逐渐被消化内镜所替代，但消化内镜对黏膜下病变的定位和定性极为有限。在 CT 下胃脂肪瘤表现为圆形或类圆形肿块，其边缘光滑，CT 值介于 $-50 \sim 120HU$，提示脂肪密度而有诊断特异性（图 2-9-6），部分可见肿块内纤维条状分割，CT 增强无强化。在 MRI 下胃脂肪瘤则显示为典型脂肪特点，T_1 高信号，T_2 抑脂信号减低；病灶可见低信号纤维包膜，边缘光滑。MRI 对于胃脂肪瘤的诊断相对 CT 具有更高的敏感性且不存在放射性危害，但考虑其设备、费用、时间等原因，其性价比较低，一般不建议作为首选使用。尽管 CT 和 MRI 对能够显示的胃脂肪瘤都有较高的准确性，但较小的病灶无法显示，我们的临床经验发现 1cm 左右或以下病灶，CT/MRI 检查通常不能显示，容易漏诊，不能显示病灶的层次起源，无法提供病灶表面黏膜结构的详细信息，也不能进行活检等；而 EUS 检查在病灶的发现，判断病灶的大小、层次起源、组织结构、表面黏膜结构等方面明显优于 CT/MRI。当然，若病灶巨大、怀疑有恶性病变可能时，CT/MRI 检查有助于了解病灶全貌、与周围器官的关系和浸润情况（图 2-9-7）。

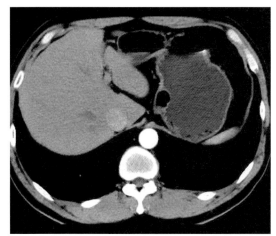
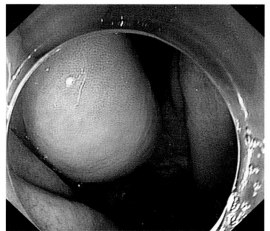
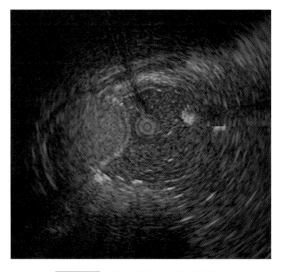

图 2-9-6　胃底脂肪瘤（CT/EUS）

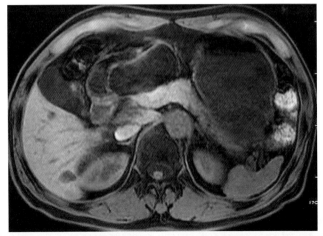

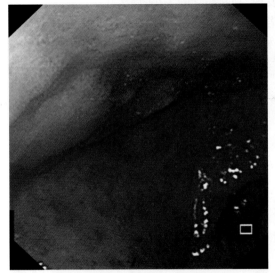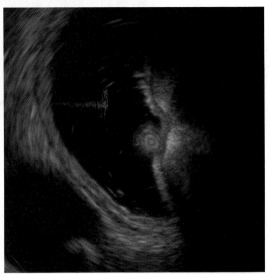

图 2-9-7　胃体脂肪瘤（MRI/EUS）

四、治疗和随访

　　EUS 的检查诊断结果对于胃脂肪瘤的主要意义在于明确内镜下可疑隆起病灶的性质，以期建立合理的治疗方案。此外，对于较大或症状明显、考虑手术的病灶，EUS 可以为术者提供起源、大小、周边情况等必要的信息。手术方式应根据患者具体病情而定，内镜下处理的主要手段包括 ESD、EMR、套扎术、挖除术等（图 2-9-8）。目前内镜下治疗的主流术式为 ESD，目前尚无治疗失败或出现严重并发症的案例报道；结合 ESD 损伤小、切除率高、整块切除提供完整病理等优点，推荐技术成熟的医院对需要治疗的胃脂肪瘤采取 ESD 治疗。一个值得探讨的问题在于治疗对象的选择，浙江大学医学院附属第一医院普通内镜或内镜超声检查术的随访结果表明，胃脂肪瘤呈惰性生长，既没有发现癌变相关案例，也没有发现体积明显增大的案例，因此对于部分缺乏特异性相关症状的胃脂肪瘤可能没有必要进行手术治疗。综合目前文献报道，对于病灶超过 2cm 或表面形成溃疡引起消化道出血者应倾向于即时处理,余者建议随访观察。我们的临床经验发现,大多数胃脂肪瘤病灶不大,且起源于黏膜下层,内镜具有治疗安全、微创、经济和高效等优点,建议首选内镜治疗,并尽量避免外科手术治疗。通常内镜治疗后无复发,对于病灶<1cm者可考虑用胃镜或EUS进行随访观察(图2-9-9)。

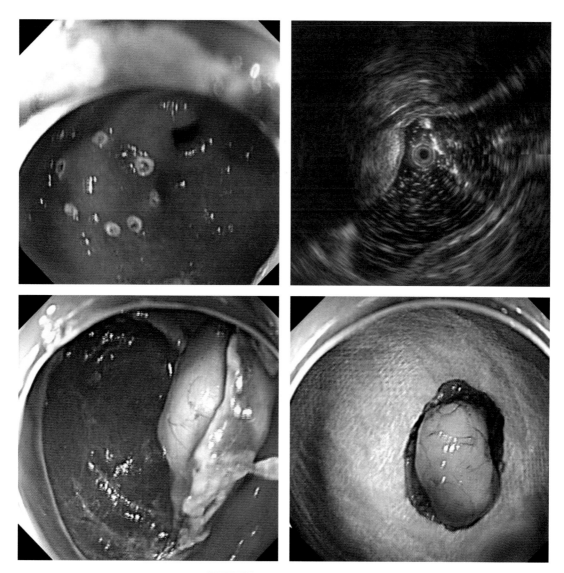

图2-9-8　胃窦脂肪瘤(ESD)

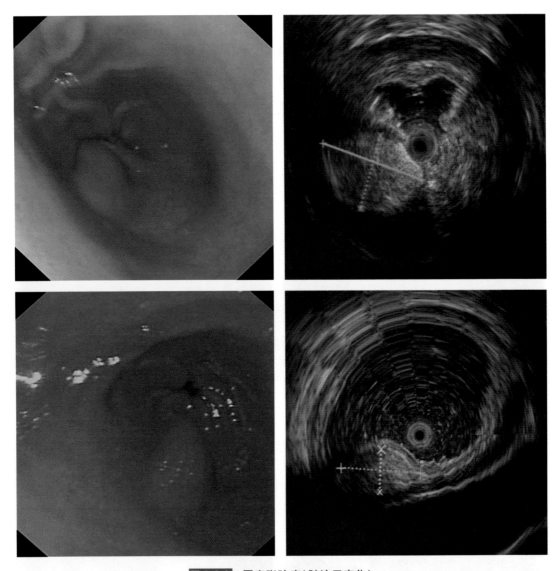

图 2-9-9 胃窦脂肪瘤(随访无变化)

参考文献

[1] JEONG I H,MAENG Y H. Gastric lipomatosis[J]. J Gastric Cancer,2010,10(4):254-258.

[2] CAPPELL M S,STEVENS C E,AMIN M. Systematic review of giant gastric lipomas reported since 1980 and report of two new cases in a review of 117110 esophagogastroduodenoscopies[J]. World J Gastroenterol,2017,23(30):5619-5633.

[3] 许国强. 超声内镜在消化系疾病诊治中的应用[J]. 现代实用医学,2008,20(5):329-331.

[4] 白艳,郑晓永,郭长青. 胃脂肪瘤的超声内镜诊断及治疗[J]. 郑州大学学报,2012,47(1):110-113.

[5] KUMAR P,GRAY C. Gastric lipoma:a rare cause of gastrointestinal bleeding[J]. ANZ J Surg,2017,87(9):741-742.

[6] SATO A,IRISAWA A,SHIBUKAWA G,et al. Early Gastric Cancer Associated with a Gastric Lipoma[J]. ACG Case Rep J,2017,4(1):e78.

[7] RAMDASS M J,MATHUR S,SEETAHAL-MARAJ P,et al. Gastric lipoma presenting with massive upper gas-
trointestinal bleeding[J]. Case Rep Emerg Med,2013,2013:506101.

[8] 吴光耀,田志雄,鄢龙,等.胃脂肪瘤影像学特征分析[J].实用放射学杂志,2008,24(1):55-57.

[9] 李世正,张俊华,李锦成,等.胃脂肪瘤的诊断与治疗66例[J].世界华人消化杂志,2009,17(35):
3649-3652.

第十节　深在性囊性胃炎

一、概述

深在性囊性胃炎(gastritis cystica profunda,GCP)是指胃黏膜内的腺体向黏膜肌层以下生长并扩张成囊的一种病变。其发病机制目前尚不完全清楚,可能与胃黏膜慢性炎症、黏膜缺血、外科手术、胃壁异物(缝线)等有关。早期报道的GCP常发生于有过胃手术史的患者,因手术或缝线的作用,胃黏膜的完整性受到影响,腺体移行进入黏膜下层并扩张成囊状所致。随着内镜和EUS的普及,GCP的检出率增高,更多GCP病例在既往无胃部手术者中发现。有关GCP的恶性潜能尚存争议,但有文献报道GCP的表面黏膜上皮常有不同程度的异型增生甚至癌变,也有文献报道GCP常与胃癌同时出现,有关GCP是胃癌的伴随表现,还是GCP促使其胃表面黏膜上皮癌变尚未明了。此外,动物实验表明,钾离子通道蛋白家族成员2蛋白(KCNE2)功能的缺失与GCP及胃部肿瘤的发生也有密切关系;据报道,GCP还可能与人类疱疹病毒4型(Epstein-Barr virus 4,EBV4)感染有关。一直以来,世界范围内GCP的发病率极低,多为个案报道,关于GCP国内外的流行病学目前尚无较为完善的统计数据,国内报道的病例数亦非常有限。浙江大学医学院附属第一医院消化内镜中心近10年来经EUS拟诊的深在性囊性胃炎共计49例,占同期EUS诊断胃黏膜下隆起总数的0.86%,而10年间浙江大学医学院附属第一医院病理确诊的GCP仅有7例,十分少见。深在性囊性胃炎的临床症状可表现为非特异性的腹痛、腹胀、食欲下降、恶心/呕吐、黑便等,部分无症状而仅在胃镜检查时偶然发现。体格检查一般无相关阳性体征。血清生化、肿瘤标记物和免疫等方面的指标也多无明显异常。根据文献报道和我们的临床经验,GCP可发生在胃的任何部位,多为局部或广泛的不规则隆起或胃壁增厚,组织学典型表现为不同程度扩张的胃底腺、幽门腺或化生性腺体向黏膜深层及黏膜下浸润,腺体间质结缔组织增生,病变周围基质水肿,伴大量炎性细胞浸润,腺体组织形态多无异常。单纯依靠症状通常无法将GCP与其他胃部疾病鉴别,普通胃镜检查对GCP的诊断价值有限,常规活检常无法取得有病理诊断价值的组织标本,EUS可以提供较为特征性的诊断影像,临床上通常是普通胃镜发现病灶,然后通过EUS检查来作出初步的诊断,还可进行靶向定位深部活检,必要时也可EUS-FNA获取组织学标本,该病的确诊需要通过组织病理学检查。总体来说,GCP是一种良性病变,但由于它与胃癌的关系密切,治疗主要通过内镜或外科手术的方法切除病灶,临床实际工作中可根据患者的个体情况,结合病灶大小、位置、深度和是否伴发肿瘤等,选择内镜治疗、外科手术治疗或随访观察。我们的临床实践发现,GCP经内镜或外科手术切除治疗后无复发,部分患者在随访观察期间也没有发现癌变和快速增大等变化,预后良好。

二、EUS表现

内镜下GCP表现多样,主要表现为局部或广泛的不规则黏膜下隆起(图2-10-1),表面可光整或充血水肿、粗糙不平,隆起病灶大都形状大小不一,中心可有凹陷,部分表现为息肉样隆起(图2-10-2),部分病灶表面可出现溃疡和糜烂(图2-10-3)。通常病变质地中硬,胃蠕动尚可,部分病灶可表现为黏膜皱襞的增厚、增粗。超声扫查可见病灶主要位于黏膜层和黏膜下层,少数病例可以累及固有肌层,病灶呈低回声增厚改变或团块状低回声,内部回声不均匀,界限欠清,内部可见多个大小不一的无回声囊性暗区,囊性病灶后方可见增强效应(图2-10-4),EUS血流探查囊腔内无血流显示;一般不突破黏膜下层,肌层和浆膜层完整,周围多数未见肿大淋巴结。CE-EUS检查显示囊性暗区无增强外,病灶实质部分血供丰富,呈持续高增强。诊断困难时,还可进行定位深部活检,必要时也可EUS-FNA获取组织条标本行组织病理学检查,也可通过EUS探查后靶向EMR进行大块活检,有助于鉴别GCP与恶性肿瘤。

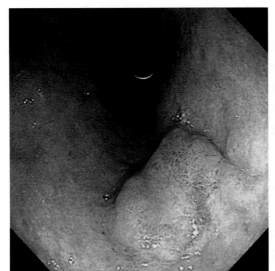
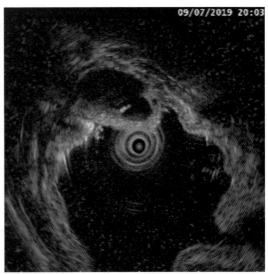

图 2-10-1 胃体深在性囊性胃炎

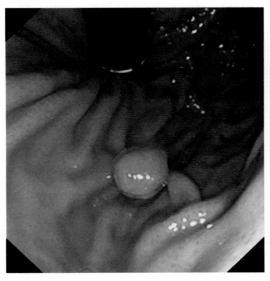
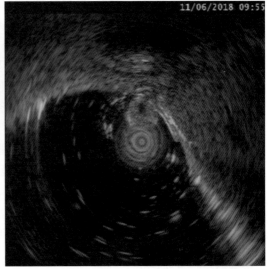

图 2-10-2 胃底深在性囊性胃炎(息肉样)

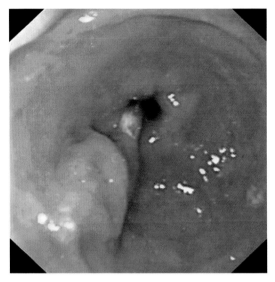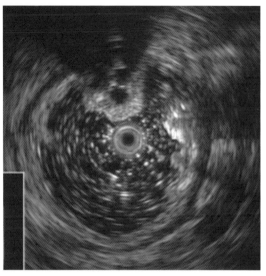

图 2-10-3 胃体深在性囊性胃炎(表面伴溃疡)

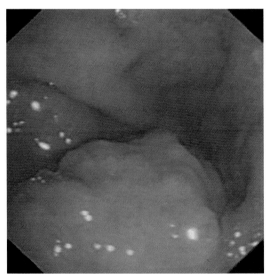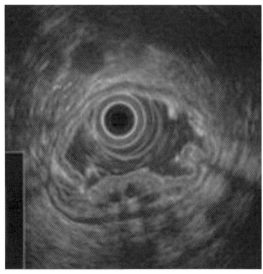

图 2-10-4 胃体深在性囊性胃炎(典型表现)

三、影像学比较

常规胃镜检查时因该病部分会出现糜烂、溃疡、肿大和增厚等表现，容易误诊为胃溃疡、胃淋巴瘤和皮革胃等，因为无法显示胃壁的层次结构，通常无法诊断该病。CT 检查可发现不同程度的胃壁增厚，或提示囊性密度灶，增强后常见病灶不均匀强化，表层强化最为明显（图 2-10-5）。CT 虽然可以显示出病灶的位置和囊性改变，且对于周围淋巴结和胃外组织显示较全面、清晰，但显示病灶确切起源、大小、边界、内部结构等方面的作用不如 EUS，特别是当囊性病灶较小时难以显示，也难以显示胃壁局部的病灶和表面结构变化等，不能引导活检，可作为一种重要的辅助影像学手段，特别是病灶巨大、需要了解病灶的周围器官浸润情况时发挥重要作用。MRI 检查的功能、作用和缺陷与 CT 基本相仿，但具有无辐射的优点。因该病总体发病率较低，目前尚缺乏有关 CT 和 MRI 诊断 GCP 的共识意见和标准。

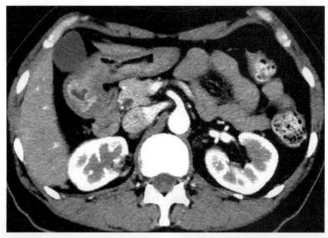

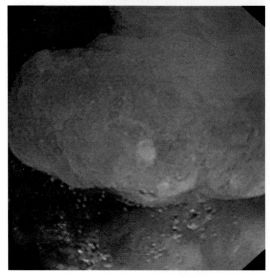
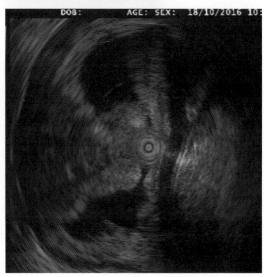

图 2-10-5 胃体深在性囊性胃炎（CT/EUS）

四、治疗和随访

有关该病的治疗和处理目前国内外尚无一致的共识意见,根据文献报道和我们的临床实践表明,对于诊断明确的 GCP,需要根据病变大小、范围、深度,病因和患者的个体情况制订科学、合理的治疗方案,包括药物治疗、内镜下治疗、外科手术和随访观察。最重要和关键的是正确的诊断,而 EUS 及其相关技术对 GCP 的正确诊断发挥着非常重要的作用。我们体会,对于单发、病变范围较小且不合并其他恶性病变的 GCP,内镜下切除是首选的治疗方案,由于病灶多位于黏膜下层以上层次,EMR 或 ESD 常常是内镜下切除的选用方式(图 2-10-6,图 2-10-7)。相对于外科手术,内镜下治疗具有创伤小、费用低等优点,但内镜下治疗的范围和深度限制了其应用范围,对于无法经内镜切除或怀疑伴发恶性病变的病灶,应采取外科手术治疗。部分多灶的患者,病灶不大,没有恶变的征象,特别是高龄或多器官病变者,可考虑选择对症或抗溃疡治疗。我们体会,药物治疗对于控制症状、愈合糜烂和溃疡以及减轻肿胀

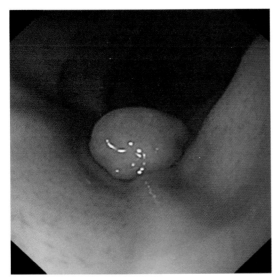
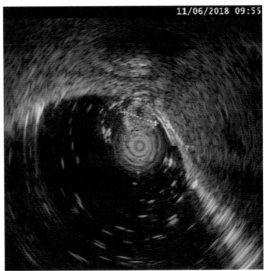
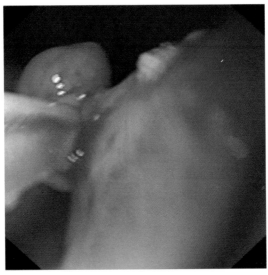

图 2-10-6 胃体深在性囊性胃炎(圈套切除术)

具有治疗作用,但不能根除病灶。鉴于 GCP 与胃癌的关系,对于检出 GCP 的患者需警惕其是否同时存在胃癌或者继发癌变。浙江大学医学院附属第一医院有 2 例 GCP 病例术后病理组织学检查发现病灶表面同时存在灶状上皮轻-中度异型增生,其中 1 例胃镜随访过程中发现局部黏膜重度异型增生、癌变。因此,对 GCP 患者定期复查和加强随访是有必要的(图 2-10-8),关于随访的方式与频率目前尚不统一,我们认为普通胃镜与 EUS 是随访的有效措施。

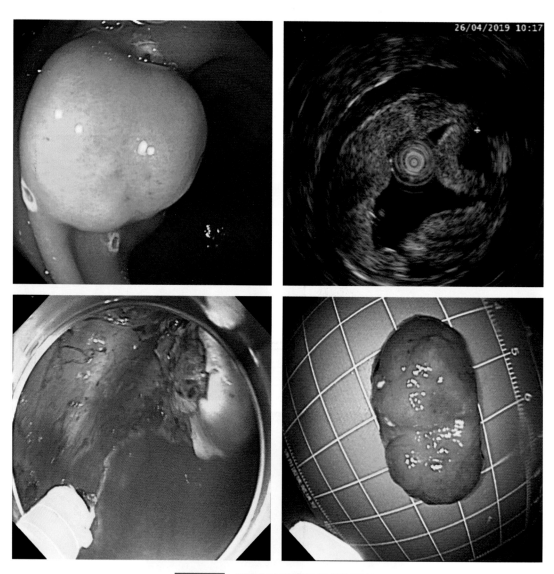

图 2-10-7 胃窦深在性囊性胃炎(ESD)

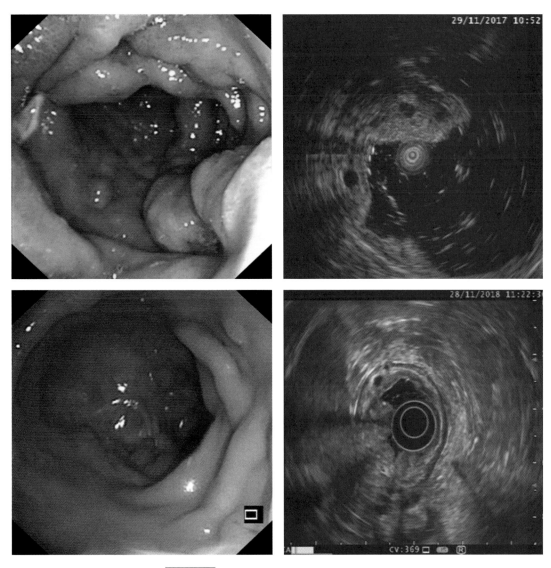

图 2-10-8　胃窦深在性囊性胃炎（治疗随访）

━━━━━━━━━━━━━━ 参考文献 ━━━━━━━━━━━━━━

［1］ ROEPKE T K,PURTELL K,KING E C,et al. Targeted deletion of Kcne2 causes gastritis cystica profunda and gastric neoplasia［J］. PLoS One,2010,5(7):e11451.

［2］ CHOI M G,JEONG J Y,KIM K M,et al. Clinical significance of gastritis cystica profunda and its association with Epstein-Barr virus in gastric cancer［J］. Cancer,2012,118(21):5227-5233.

［3］ 何志刚,单国栋,陈红潭,等. 深在性囊性胃炎6例诊治分析［J］. 中国内镜杂志,2016,22(3):105-107.

［4］ PARK C H,PARK J M,JUNG C K,et al. Early gastric cancer associated with gastritis cystica polyposa in the unoperated stomach treated by endoscopic submucosal dissection［J］. Gastrointest Endosc,2009,69(6):e47-e50.

［5］ XU G,PENG C,LI X,et al. Endoscopic resection of gastritis cystica profunda:Preliminary experience with 34 patients from a single center in China［J］. Gastrointest Endosc,2015,81(6):1493-1498.

第十一节　胃外压隆起

一、概述

随着胃镜检查的普及,胃黏膜下隆起的发现日益增多,但是其中不乏并非胃壁本身来源的外压隆起。据文献报道,这些胃周围毗邻器官及其良、恶性病变压迫胃壁所致的外压隆起占所有胃黏膜下隆起的 5%~40%。浙江大学医学院附属第一医院 2008—2017 年共 10 年间 EUS 下共初步诊断了 746 例胃外压隆起,占同期浙江大学医学院附属第一医院 EUS 下检查的胃黏膜下隆起(5 698 例)的 13.1%,平均年龄为(51.8±12.7)岁,男女比例为 0.74:1。胃外压隆起在普通内镜下也表现为胃壁的隆起性病变,表面光滑、色泽如常,因而与真性胃黏膜下病变常难以鉴别,甚至可因盲目活检、穿刺或切除而造成严重后果。EUS 对于外压所造成的假性胃黏膜下病变识别非常容易,是区别腔内外病变的有效方法。胃外压隆起既可以是其周围邻近器官的正常解剖结构贴压所致的生理性改变,也可以是胃周围脏器结构病变所致的病理性压迫。通常这些外压隆起的位置、形状大小和明显度会随患者体位、注气体量的改变和观察时机而有所不同,甚至可能在再次内镜检查时隆起消失,研究表明有 10%~26%的胃镜下隆起病灶进行 EUS 检查时隆起已经不复存在。造成胃外压隆起的生理性结构主要包括肝脏、脾脏、血管(如脾动脉)、胰腺、胆囊、肠管(横结肠多见)、椎骨、肾脏、腹部肌肉等,多见于消瘦者;而病理性结构主要有胰腺假性囊肿、胰腺囊性肿瘤、肝囊肿、肝血管瘤、血管异常(包括动脉瘤)、腹膜后肿瘤、淋巴瘤或其他原因造成的淋巴结肿大、结肠肿瘤等。国内外多项研究表明,胃外压隆起中,生理性结构压迫占绝大多数(65%~89%),良性病变压迫占 8%~25%,而以恶性病变为病因者仅占极少数。当外压隆起为生理性改变时,患者通常缺乏相应的消化道症状和实验室检查的改变;而外压为病变组织时如肿大胆囊、胰腺假性囊肿等,患者可出现相应的临床症状和血清学指标的改变。临床表现轻重不一,与外压灶的大小、位置、性质、压迫程度等相关,恶性压迫可有发热、消瘦、畏食、吞咽困难、恶心/呕吐、腹胀、腹痛、腹部包块、消化道出血等表现。实验室检查可见肿瘤标志物、LDH 等升高。胃外压隆起临床上一般都是胃镜检查发现,然后再经 EUS 检查来进行诊断。引起胃外压隆起的病变原因在腔外,无法进行常规活组织检查,要明确外压隆起的病因及其性质,通常需要结合其他辅助检查如体表 B 超、CT/MRI 等,必要时通过 EUS-FNA 穿刺取材行病理学检查确诊。胃外压隆起的治疗主要是根据外压隆起的性质和病因作相应处理,对正常组织、器官外压无需处理和治疗;对于病理性的胃外压隆起的治疗方法主要包括药物、内镜下治疗和手术治疗,如果外压隆起经药物治疗、内镜下引流等治疗后无效,多数需要外科手术治疗。外压隆起病变的预后取决于外压隆起病变的性质、病因、病变程度和累及范围等因素。

二、EUS 表现

胃外压隆起在内镜下表现为胃腔内局部隆起,表面光整,色泽如常(少数浸润侵犯或严重压迫者可有局部胃壁表面糜烂,甚至溃疡形成),黏膜皱襞存在,通常无桥状皱襞。由于造成压迫的脏器与胃壁关系一般并不固定,因此随体位变动、检查送气及时间不同,隆起形态也常发生变化,通常充气时隆起明显,吸气后不明显或消失,胃壁蠕动时隆起病灶也会出现大小和位置等方面的变化,注水后外压隆起病灶部分也会变小、变浅,病灶的质地可根据不同的外压病变而不同。用 EUS 观察胃壁外压部位时,宜选用相对低频的超声探头扫描观察壁外结构与胃壁的整体关系,如要仔细观察浆膜层是否完整或有中断,可提高超声探头频率。临床上可根据常规胃镜检查时的病灶大小、部位等信息,提示选择微探头探查还是标准内镜超声检查术来进行检查,必要时可两者联合应用,取长补短。

胃外压隆起的 EUS 声像图特征为:胃壁局部呈弧形隆起,胃壁层次结构完整、厚薄正常,无异常回声,外压组织或病灶与胃壁浆膜贴压形成弧形压迹。根据以上这些特点,在 EUS 下鉴别胃壁内病灶造成隆起与外压隆起并不困难。但有时炎性或癌性的外压组织可以浸润胃壁,与胃壁浆膜层甚至肌层相融合,导致 EUS 下胃壁层次结构欠清,需要与壁内病变鉴别。有时向腔外生长的胃壁肿物如间质瘤、神经鞘瘤等也可能被误诊为壁外压迫。EUS 检查首先要明确是否为外压隆起,其次是确定外压隆起的性质、大小等。要明确胃外压隆起的性质和病因,首先要熟悉胃不同部位邻近的组织、器官分布,同时也要掌握各种不同组织、器官的超声影像学特征,包括正常时的声像图特征和发生病变的声像图变化。

文献报道的胃各部位最常见的外压隆起来源如下:贲门部外压隆起多为肝脏和肝门部结构,胃底部隆起常为脾脏、胰腺尾部或左侧肾脏来源,胃体后壁及大弯侧主要是胰腺体部或横结肠病变所致,胃体前壁和小弯侧则为肝脏,胃窦部最常见的外压隆起是胆囊压迫,胃窦小弯侧及前壁常为肝胆来源;胃窦后壁隆起多为胰腺来源。浙江大学医学院附属第一医院 EUS 诊断的胃外压隆起数据分析显示,贲门部外压以血管(主动脉)外压最为常见(50%);胃底部以脾脏(31%)、脾动静脉(26%)、肝脏(17.5%)、肝内占位(12%,肝囊肿为主,少数肝血管瘤等)多见;胃体后壁及大弯侧主要是脾动静脉(33.3%)、胰腺来源(24%)、脾脏来源(14%)、肝脏来源(11%)、左肾来源(3%);胃体前壁和小弯侧外压半数是肝脏或肝囊肿;胃窦部外压约 50% 为胆囊,15% 为胰腺来源,12.5% 为肠管。常见胃外压隆起的声像图特点如下:脾脏外压常见于胃底,表现为完整的胃壁结构之外回声细腻、均匀的脾脏实质回声,如果能够显示全貌,可见特征性的弯月形脾脏形态及脾门处的血管结构;副脾外压显示为类圆形、有包膜的低回声结节,实质回声等同于脾脏实质回声(图 2-11-1);脾动脉有时也会压迫胃体部胃壁形成黏膜下隆起的外观,表现为隆起处胃壁外有管状无回声与之相贴压(图 2-11-2);肝脏左叶所造成的外压隆起多位于胃体、底的前壁,肝实质一般回声均匀、内部可见门脉分支穿行;肝局限性病变所致的胃体、底外压可见壁外的肝实质内部占位性病灶,囊肿表现为囊性无回声暗区、后伴声影(图 2-11-3);血管瘤表现为内部筛孔状的中高回声区;肝癌表现为实质性低回声团块(图 2-11-4);而胰腺外压隆起多位于胃体、底的后壁,表现为胃壁外均匀、中等实质回声,内部可见胰管回声;胰腺假性囊肿外压是临床上较为常见的胃外压隆起(图 2-11-5),以胃体、底后壁较为常见,通常囊腔内可见中低回声的沉积物,若穿刺引流可见黄色、棕色或脓性液体,胰腺组织可见炎性回声,局部贴压的胃壁也可见增厚和红肿(图 2-11-6)。临床急慢性胰腺炎病史对胰腺假性囊肿的诊断具有重要的参考意义。胃周围肿大淋巴结外压为圆形、椭圆形低回声区,有完整包膜,内部回声均匀(图 2-11-7);胃周癌肿组织压迫和浸润多为不规则、低回声实性肿块,可致局部胃壁结构破坏;根据不同器官组织和不同肿瘤可表现为不同的声像学特征,常见的有胰腺癌、腹腔滑膜肿瘤、错构瘤、脂肪肉瘤和神经外胚层肿瘤等造成的胃外压(图 2-11-8);胆囊外压在内镜超声检查术下的特征性表现为胃壁外侧椭圆形囊性结构,边界清楚,可追溯其与胆管相连,腔内有时可见结石、胆泥和息肉等(图 2-11-9);肠段外压隆起则可见层次分明的肠壁结构及肠腔内含气的混杂回声,动态观察可见收缩和蠕动。根据这些特点,通常可以对胃外压隆起的来源和性质作出诊断,在临床实践中,部分病例需要同时参考病史、血清学检查和其他影像学的检查。EUS-EG 及 CE-EUS 等检查技术对提高胃外压隆起的性质诊断和鉴别诊断水平会有所帮助,但这方面的研究较少。对于诊断难以明确,特别是怀疑肿瘤性外压时,可选择 EUS-FNA 检查(图 2-11-10)。

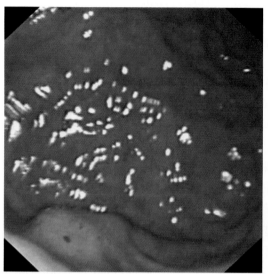
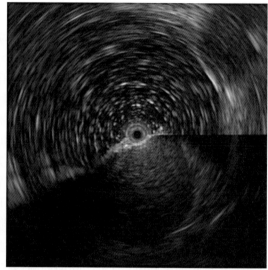

图 2-11-1 胃底外压隆起(脾脏)

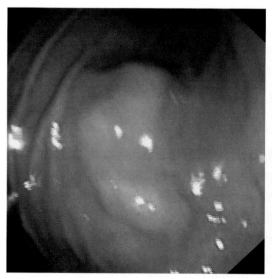
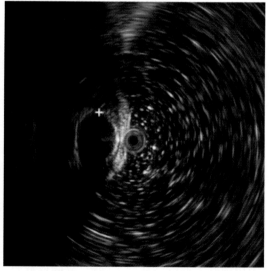

图 2-11-2 胃体外压隆起(血管)

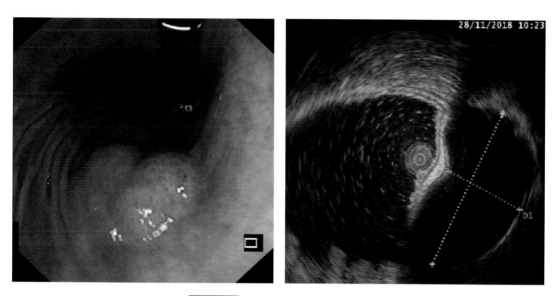

图 2-11-3　胃体外压隆起(肝囊肿)

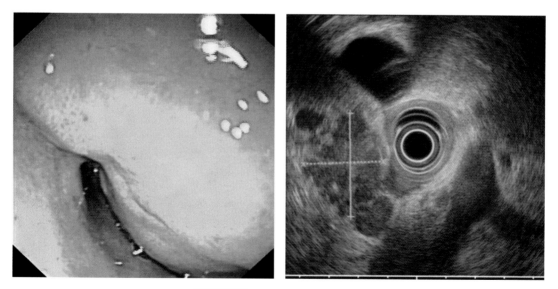

图 2-11-4　胃体外压隆起(肝癌)

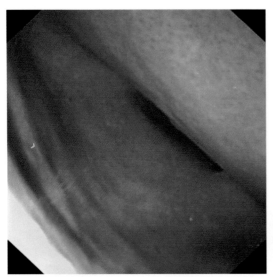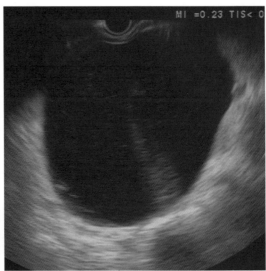

图 2-11-5 胃窦外压隆起（胰腺假性囊肿）

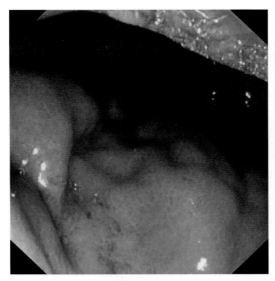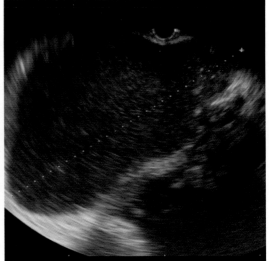

图 2-11-6 胃体外压隆起（胰腺假性囊肿外压，胃壁见增厚、肿胀改变）

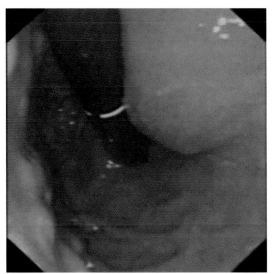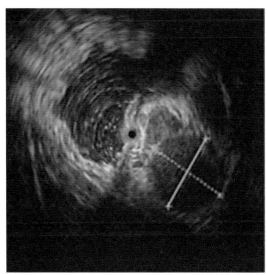

图 2-11-7　胃底外压隆起（淋巴结）

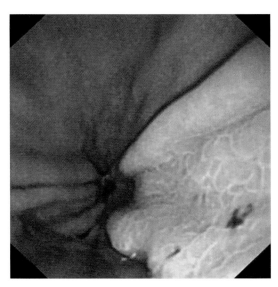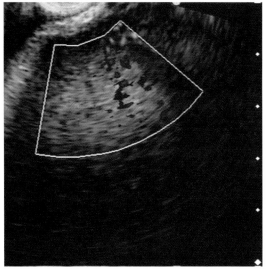

图 2-11-8　胃体外压隆起（腹腔脂肪瘤）

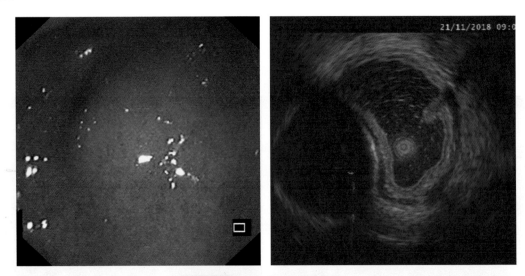

图 2-11-9　胃窦外压隆起(胆囊)

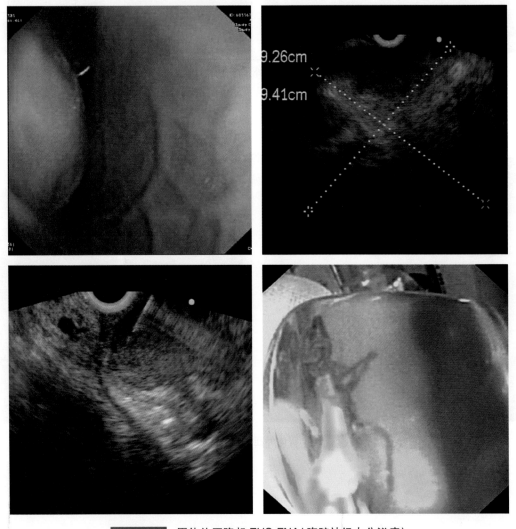

图 2-11-10　胃体外压隆起 EUS-FNA(腹腔神经内分泌癌)

三、影像学比较

胃外压隆起在常规胃镜下表现为胃腔内局部隆起,表面如常,呼吸时可见隆起物在胃壁外移动,有经验的内镜医师可根据这些特点直接判断胃外压隆起。但是这种判断的可靠性不高,与内镜医师的经验相关性大,而且无法确定造成外压的病因,故而存在相当的局限性。一项多中心研究显示,普通胃镜鉴别黏膜下病变和腔外压迫的敏感性和特异性分别为87%和29%,而EUS的判断准确性通常接近100%。当外压为正常组织时,B超、CT或MRI等检查通常没有阳性发现;而外压为胃外的病变组织时,这些影像学检查对于明确外压病变的性质是具有意义的。对于一些EUS无法判断的外压病变,结合相应部位B超、CT和MRI等影像学检查的阳性发现和相邻脏器与胃之间的解剖关系,可以对外压组织的性质作出正确的判断。CT对于胃外压隆起有较大的价值,要求检查前胃充盈良好,表现为胃壁结构完整,胃壁外肿块或器官压迫胃壁形成隆起,而且可以显示外压灶的全貌,有助于判断外压灶性质和起源(图2-11-11)。但CT不易发现较小的外压灶,对胃内隆起的表面观不如胃镜直观,对胃壁层次结构的显示和与外压组织的关系判断不如EUS,有时难以鉴别向腔外生长的胃壁病

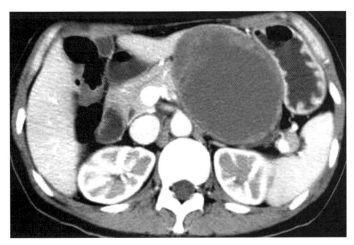

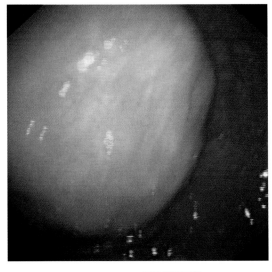
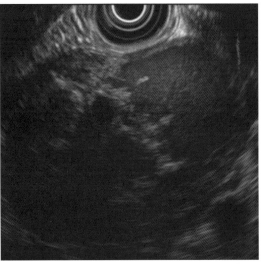

图 2-11-11　胃体外压隆起(胰腺间质瘤,CT/EUS)

变与外压病变。一项研究显示,CT 和 EUS 鉴别胃外压隆起和胃黏膜下病变的准确性分别为 16%~28%和 100%。体表 B 超用于鉴别胃外压隆起和胃黏膜下病变的效能较之 CT 还要更低,仅有一些辅助参考价值。关于 MRI 的研究较为少见,但大致的功能和作用应与 CT 相仿。X 线消化道造影的意义较小,仅能给出一些提示性线索。对于胃镜下发现的隆起病灶,EUS 是首选检查。经 EUS 判断为生理性外压者,通常无需进一步检查;而对于 EUS 判断的非生理性外压或判断困难者,建议采取包括 CT、MRI、腹部超声等在内的进一步综合检查,联合应用。

四、治疗和随访

如前所述,生理性结构压迫造成的胃外压隆起占绝大多数,良性病变压迫导致的胃外压隆起占 8%~25%,而以恶性肿瘤为病因者不到 10%,故多数胃外压隆起仅需定期随访复查,对于明确的生理性压迫,随访复查也并不十分必要,对于避免和杜绝不必要、弊大于利的检

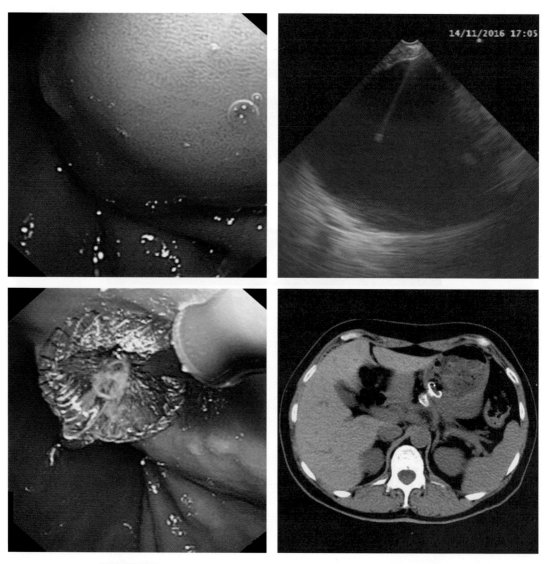

图 2-11-12　胃体外压隆起(胰腺假性囊肿,EUS 引导下支架引流术)

查和治疗具有非常重要的意义和价值。所以,EUS 的正确选择和应用,对于该类疾病的诊断和鉴别诊断,具有不可替代的作用和价值。对于各种良、恶性病变导致的压迫,应尽可能通过包括 EUS-FNA 及腹部超声、CT、MRI 乃至 PET/CT 等在内的各种检查明确病因,并根据病变的性质、大小及是否造成严重的临床症状等具体情况,选择相应的内外科治疗方案。内镜下治疗胃外压隆起目前疗效较为肯定的是 EUS 引导下的囊肿引流术,主要适应证是急慢性重症胰腺炎后所引起的,具有临床压迫症状,经内科保守治疗无效的胰腺假性囊肿或包裹坏死病灶,其临床疗效明显优于外科手术,同时具有微创、经济等特点(图 2-11-12)。部分病例也可通过 EUS 检查来进行随访和评估。胃外压隆起的预后与引起外压隆起的不同病因、病变性质和病变程度等有关,当然也与及时发现、诊断、正确的治疗和处理有关。

===== 参考文献 =====

[1] MOTOO Y,OKAI T,OHTA H,et al. Endoscopic ultrasonography in the diagnosis of extraluminal compressions mimicking gastric submucosal tumors[J]. Endoscopy,1994,26(2):239-242.

[2] CHEN T K,WU C H,LEE C L,et al. Endoscopic ultrasonography to study the causes of extragastric compression mimicking gastric submucosal tumor[J]. J Formos Med Assoc,2001,100(11):758-761.

[3] OZTAS E,OGUZ D,KURT M,et al. Endosonographic evaluation of patients with suspected extraluminal compression or subepithelial lesions during upper gastrointestinal endoscopy[J]. Eur J Gastroenterol Hepatol,2011,23(7):586-592.

[4] OKTEN R S,KACAR S,KUCUKAY F,et al. Gastric subepithelial masses:evaluation of multidetector CT (multiplanar reconstruction and virtual gastroscopy) versus endoscopic ultrasonography[J]. Abdom Imaging,2012,37(4):519-530.

[5] ROSCH T,KAPFER B,WILL U,et al. Accuracy of endoscopic ultrasonography in upper gastrointestinal submucosal lesions:a prospective multicenter study[J]. Scand J Gastroenterol,2002,37(7):856-862.

[6] ZHANG Q L,NIAN W D. Endoscopic ultrasonography diagnosis in submucosal tumor of stomach[J]. Endoscopy,1998,30(Suppl 1):A69-A71.

[7] POLKOWSKI M,BUTRUK E. Submucosal lesions[J]. Gastrointest Endosc Clin N Am,2005,15(1):33-54.

[8] 金震东,李兆申. 消化超声内镜学[M]. 3 版. 北京:科学出版社,2017.

[9] 孙思予. 电子内镜超声诊断及介入技术[M]. 4 版. 北京:人民卫生出版社,2018.

第十二节　胃黏膜下病变的鉴别

一、概述

临床上通常将起源于胃黏膜上皮层以下的病变称为胃黏膜下病变,较常见的有胃间质瘤、胃异位胰腺、胃平滑肌瘤、胃神经内分泌肿瘤、胃脂肪瘤等。胃黏膜下病变包括胃黏膜下肿瘤和非肿瘤性病变两大类,发病原因和机制因不同的病变各不相同。患者一般无明显不适,缺乏与病灶相关的临床症状,大多数病变在检查上消化道其他疾病或体检时意外发现。但也有部分病例因病灶较大、伴发溃疡、部位靠近幽门等,可引起出血、梗阻等症状。大部分病变体格检查无明显阳性体征,部分肿瘤性病灶,特别是已出现相关症状的患者也可出现相应的体征。血清学检查除部分神经内分泌肿瘤外,大部分胃黏膜下病变并无肿瘤、免疫和炎症等方面的指标异常。胃孤立性曲张静脉视门静脉高压和肝功能减退情况,可有相应的临床症状、体征和血清学异常。胃黏膜下病变在普通内镜下表象相似，通常表现为胃黏膜下隆起，表面光整，色泽如常，相互之间很难鉴别，容易误诊。近年来随着 EUS 检查的普及，人们对胃黏膜下病变的理解不断深入，根据 EUS 显示病灶的层次起源、生长方向、病灶边界、内部回声特点等不同表现，明显提高胃黏膜下病变彼此之间的诊断和鉴别诊断的水平。除了胃间质瘤、胃神经内分泌肿瘤等少数具有恶性潜能或低度恶性的病变，胃黏膜下病变大多为良性病变，治疗处理上可分别采取内镜下治疗、外科手术治疗或随访观察等。根据 EUS 等检查提供的病变性质、大小、部位和层次起源等不同，治疗方案的选择有所不同，特别是良、恶性病变的正确诊断和鉴别诊断非常重要。另外，对于胃孤立性曲张静脉等病变，不宜也不应采用内镜下切除治疗，术前需要通过 EUS 检查进行相对准确的初步诊断，从而指导制订科学、合理的治疗和处理方案，避免误诊误治，减少过度治疗。大多数胃黏膜下病变治疗效果确切，治疗后无复发，预后良好。少数恶性或潜在恶性的病变通过及时的诊断、鉴别诊断和治疗，也有较好的疗效和预后，关键是正确的诊断。

二、EUS 表现

EUS 除了对胃黏膜下病变通过常规内镜观察表面结构外，还可以通过超声扫描明确病变的大小、数目、层次起源、内部回声结构，以及与胃壁内、外组织与器官的关系，为胃黏膜下病变的诊断和鉴别诊断提供了极其重要和丰富的信息。我们的临床经验表明，部分胃黏膜下病变在 EUS 下极具特征性，EUS 对其诊断有很高的准确性，如胃脂肪瘤、胃囊肿、胃孤立性曲张静脉、胃窦部异位胰腺等，这些胃黏膜下病变如果 EUS 影像表现典型、病灶特征显现，通过检查都能对它们作出基本正确的诊断。导致误诊的主要原因是部分胃黏膜下病变在 EUS 下表现不典型或在 EUS 下影像很相似，如胃平滑肌瘤与胃间质瘤、胃神经鞘瘤相混淆；胃神经内分泌肿瘤与胃炎性纤维性息肉及不典型影像表现的胃异位胰腺间误诊等。

胃平滑肌瘤、胃间质瘤和胃神经鞘瘤在 EUS 下均表现为低回声病灶，回声均匀，边界清楚，起源于固有肌层，容易相互混淆（图 2-12-1，图 2-12-2）。但是，它们之间的鉴别很重要，因为平滑肌瘤和神经鞘瘤是良性的病变，而间质瘤是恶性或潜在恶性的病变。通常平滑肌瘤与间质瘤在 EUS 图像上非常相似，单纯从回声高低看，肉眼几乎无法区别，但是平滑肌瘤可以呈条状、多分叶形状甚至不规则形状，除了变性、钙化导致的回声变化外，几乎不会出现像间质瘤那样的液化坏死区（图 2-12-3）。平滑肌瘤的回声会比间质瘤略低，病灶较大时内部回声不均匀和边界不光整会比间质瘤少些。平滑肌瘤多位于胃底和贲门部。彩色多普勒血流图、CE-EUS 在中高危胃间质瘤中能够显示粗大的供血动脉，不均匀的高增强等，还能清晰显示高危胃间质瘤坏死区的微气泡充盈缺损区；而平滑肌瘤则表现为均匀的点状低增强和等增强（图 2-12-4）。EUS-EG 检查对两者的鉴别诊断价值不大。随访观察对两者的鉴别有一定价值，通常间质瘤生长相对快，病灶较大时容易出现表面溃疡并伴发出血等，若同时有肝脏等处的转移灶，则要考虑间质瘤。

胃神经鞘瘤与胃间质瘤在 EUS 图像上也非常相似，但是总体上神经鞘瘤的回声稍低于间质瘤，回声强度接近于平滑肌瘤，回声更细密且均匀，少有钙化和液化坏死等征象。该病发病明显低于间质瘤，好发于胃体部，很容易误诊为间质瘤（图 2-12-5），通常病灶生长缓慢，呈黏膜下浅隆起或半隆起，多无黏膜表面的糜烂和溃疡等改变。CE-EUS 检测表现为均匀的低增强或等增强。由于瘤体位于固有肌层，深部活检获得病理确诊的可能性很小，术前确诊有赖于 EUS-FNA 或切开活检。

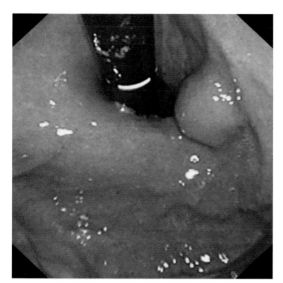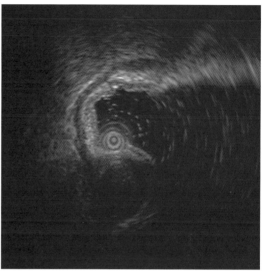

图 2-12-1 胃底间质瘤误诊为平滑肌瘤

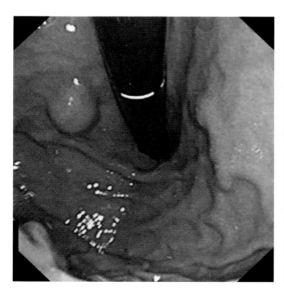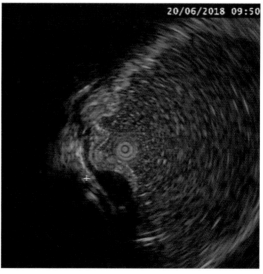

图 2-12-2 胃底平滑肌瘤误诊为间质瘤

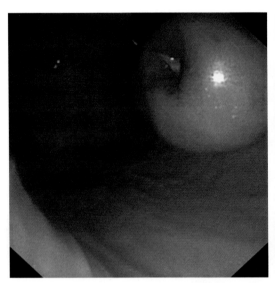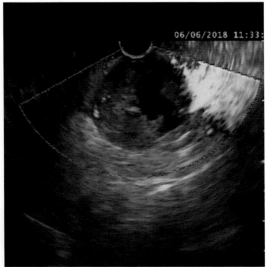

图 2-12-3 胃体间质瘤伴溃疡和液化

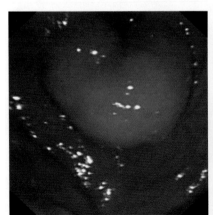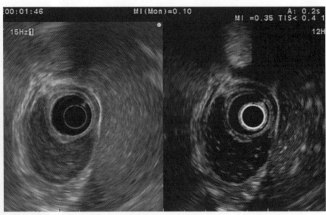

图 2-12-4 贲门平滑肌瘤(CE-EUS)

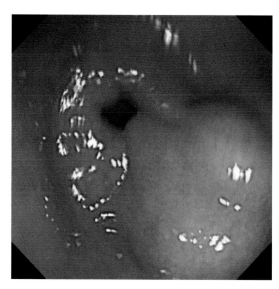
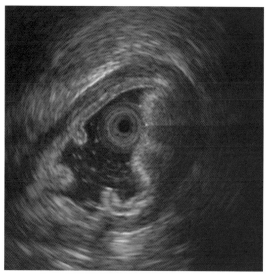

图 2-12-5 胃窦神经鞘瘤误诊为间质瘤

　　胃窦部炎性纤维性息肉在临床上常常被误诊为异位胰腺,两者回声强度相近,但是前者病灶仅位于黏膜层和黏膜下层,并不累及局部固有肌层;后者病灶内部回声不如前者均匀、可见管腔样无回声结构,病灶界限不清、多数累及固有肌层,使局部固有肌层增厚且见不均匀高回声斑,表面黏膜结构正常伴脐凹或开口状,CE-EUS 和 EUS-EG 对诊断和鉴别诊断具有一定的帮助,通常异位胰腺表现为不均匀的中高增强,EUS-EG 提示中硬肿物,呈蓝绿改变,临床上两者常因表现不典型而造成误诊。

　　胃窦胃体部的炎性纤维性息肉也易误诊为胃间质瘤(图 2-12-6),通常胃间质瘤多起源于固有肌层,回声均匀且低于炎性纤维性息肉,边界也比较清楚。

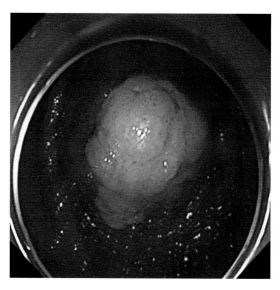
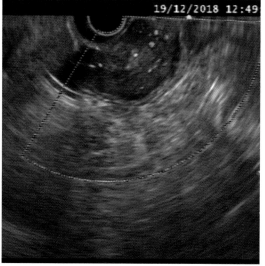

图 2-12-6 胃窦炎性纤维瘤误诊为间质瘤

胃神经内分泌肿瘤也容易被误诊(图2-12-7),病灶位于黏膜深层,可累及黏膜下层,与异位胰腺的鉴别之处是神经内分泌肿瘤一般不累及固有肌层,内部回声均匀,无管腔样无回声结构,活检比较容易检到肿瘤组织而获得病理学结果。胃神经内分泌肿瘤是具有恶性倾向的肿瘤,因此,对该病的诊断鉴别也非常重要,通常该病在病灶不大时就会出现黏膜表面充血、毛细血管显露和糜烂等,内部虽呈低回声改变,但其回声略高于平滑肌瘤、间质瘤和神经鞘瘤等,呈毛玻璃状,有边界但欠清晰。CE-EUS检查可表现为特征性的高增强,也有助于诊断和鉴别诊断。

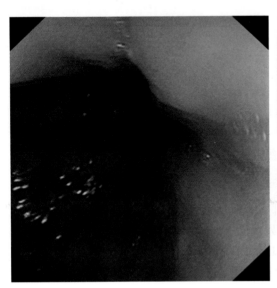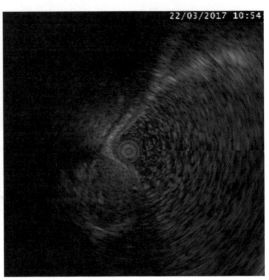

图 2-12-7　胃体神经内分泌治疗误诊为异位胰腺

胃炎性纤维性息肉与胃神经内分泌肿瘤两者在EUS下鉴别也较困难,总体上前者相对瘤体较大,后者表面充血、糜烂表现相对多见;后者病灶较大时可累及肌层,也可出现周围肿大淋巴结,CE-EUS检查时表现为特征性的高增强,必要时也可选择应用深挖活检来明确诊断。

异位胰腺好发于胃窦,但少数病例可发生在胃体甚至胃底,且这些部位异位胰腺的EUS表现很不典型,很容易误诊为间质瘤和神经内分泌肿瘤,它们之间的彼此鉴别也非常重要,因为异位胰腺是良性病变,通常不需要治疗和处理,而后两者需要积极治疗。所谓表现不典型是指,这些部位的异位胰腺多表现为低回声灶,内部回声均匀,且边界清楚,无高强回声斑,无导管样结构,无肌层增厚伴回声不均匀,表面无脐凹或开口样改变(图2-12-8)。该病很容易被误诊为间质瘤、神经内分泌肿瘤和炎性纤维性息肉,通常间质瘤和神经内分泌肿瘤生长速度会比较快,病灶较大时会出现表面黏膜充血、糜烂和溃疡;内部回声不均匀,会出现液化坏死灶,回声也相对偏低,部分病例出现转移和淋巴结肿大,CE-EUS和EUS-EG检查对彼此间的鉴别诊断也有一定价值,必要时可选择应用EUS-FNA来明确诊断。

此外,深在性囊性胃炎因其发病率较低,当其超声影像学的表现不典型时常常容易造成误诊误治,因其在内镜下可表现为黏膜充血、水肿和糜烂等,超声影像表现为黏膜层增厚、回声不均,很容易误诊为胃癌(图2-12-9)。而当其超声影像表现黏膜下的低回声团块、边界清楚同时伴有无回声灶时,又易被误诊为胃内最常见的间质瘤(图2-12-10)。

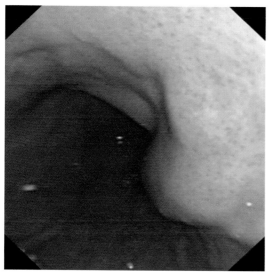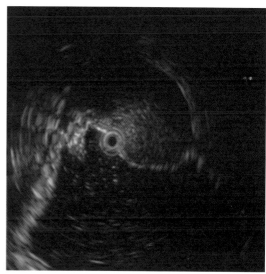

图 2-12-8 胃体异位胰腺误诊为间质瘤

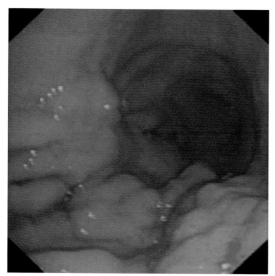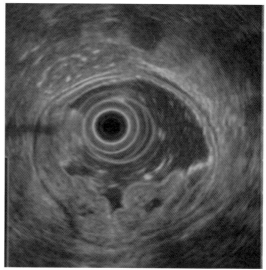

图 2-12-9 胃体深在性囊性胃炎误诊为胃癌

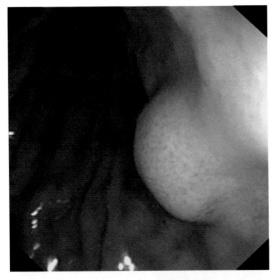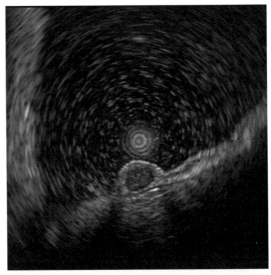

图 2-12-10 胃体深在性囊性胃炎误诊为间质瘤

三、影像学比较

上消化道 X 线钡餐造影对胃黏膜下病变来说,仅能发现较大的胃腔内占位,表现为充盈缺损,对于病变之间的鉴别诊断基本无价值。CT、MRI 等尤其是增强扫描检查能提供病变的大小、边界、病灶内部的信息及血供情况,对于病变之间的鉴别诊断有一定价值。部分病变在 CT、MRI 下有较为鲜明的特点,如较大的胃孤立性曲张静脉、胃囊肿和胃脂肪瘤等。胃间质瘤、异位胰腺、神经内分泌肿瘤在 CT 下都表现为结节状或团块影,增强扫描可见不同程度的强化,以神经内分泌肿瘤强化最为明显和具特征;在 MRI 下除异位胰腺在 T_1 相呈高信号相对于其他病变有鉴别意义外,其余病变在 MRI 中表现也都类似,故容易发生误诊。此外,CT 和 MRI 检查对于<1cm 的胃黏膜下病变敏感性较低,这些胃黏膜下病变在 CT、MRI 检查时一般都难以发现,或仅能提示胃壁增厚。因此,CT 和 MRI 在显示胃黏膜下病变的病灶起源层次、边界、内部构造等方面敏感性和特异性不如 EUS,临床诊断和鉴别诊断价值较低;但对于病灶较大者,判断与其周围脏器关系方面仍有较好的价值,尤其在恶性浸润病灶或需要明确有无腹腔内他处转移灶时,有着不可或缺的价值。因此,在临床实际工作中尽管 EUS 的诊断和鉴别诊断作用明显优于 CT 和 MRI,当 EUS 影像不典型、诊断和鉴别诊断发生困难时,需要联合 CT 和 MRI 检查来互补和印证。

四、治疗和随访

不同的胃黏膜下病变,预后差别较大,通常需要采取不同的治疗及处理措施。我们的临床资料表明,胃黏膜下病变大多数是良性的,病灶多数不大,无需进行治疗和干预,特别是胃异位胰腺、胃囊肿、胃平滑肌瘤和胃脂肪瘤等良性病灶,经 EUS 初步诊断后可考虑定期复查随访,部分病灶经复查评估后可停止随访复查。对于胃间质瘤,>2cm 以上或者虽未超过2cm 但经 EUS 检查存在高危因素者,建议进行手术切除,反之可考虑定期的 EUS 随访。对于胃神经内分泌肿瘤则应根据其临床分型以及病灶大小作相应处理。胃孤立性曲张静脉如存在较高的出血风险应予尽早治疗,近年来临床研究发现,EUS 下弹簧圈植入联合组织胶注射治疗效果显著。因此,应用 EUS 等方法进行正确的诊断和鉴别诊断非常重要和必要,关键是要及时发现,早期诊断,以及鉴别出间质瘤、神经内分泌肿瘤等恶性或潜在恶性的病灶并及时处理。各种黏膜下病变的具体治疗处理原则和方法见前面各论中的表述。总之,目前尚缺乏公认的胃黏膜下病变内镜下治疗、外科手术和随访观察的统一规范和共识意见,有待进一步研究和探索。我们的体会是,EUS 在该类疾病的诊断、鉴别、治疗、随访中发挥着极其重要和不可替代的作用。

===== 参考文献 =====

［1］　NISHIDA T,BLAY J Y,HIROTA S,et al. The standard diagnosis,treatment,and follow-up of gastrointestinal stromal tumors based on guidelines［J］. Gastric Cancer,2016,19(1):3-14.

［2］　ECKARDT A J,JENSSEN C. Current endoscopic ultrasound-guided approach to incidental subepithelial lesions:optimal or optional?［J］. Ann Gastroenterol,2015,28(2):160-172.

［3］　SUNKARA T,THEN E O,REDDY M,et al. Gastric schwannoma-a rare benign mimic of gastrointestinal stromal tumor［J］. Oxf Med Case Reports,2018,2018(3):omy002.

［4］　SHAH A S,RATHI P M,SOMANI V S,et al. Gastric Schwannoma:A Benign Tumor Often Misdiagnosed as Gastrointestinal Stromal Tumor［J］. Clin Pract,2015,5(3):775.

［5］　MATSUSHITA M,HAJIRO K,OKAZAKI K,et al. Gastric aberrant pancreas:EUS analysis in comparison with the histology［J］. Gastrointest Endosc,1999,49(1):493-497.

［6］　LIN M,YIWEI F U,HONG Y U,et al. Gastric heterotopic pancreas masquerading as a stromal tumor:A case report［J］. Oncol Lett,2015,10(4):2355.

［7］　胡凤玲,许国强. 胃肠道间质瘤的影像学表现及临床价值［J］. 国际消化病杂志,2008,28(5):388-390.

第三章

十二指肠黏膜下病变

第一节　十二指肠囊肿

一、概述

十二指肠囊肿是一种黏膜下病变,表现为十二指肠壁内的囊性改变,其确切发病机制尚不清楚。过去认为该病是一种罕见病,教科书上也很少提及,近年来随着内镜超声检查技术的不断提高及普及,显著提高了该病的发现率和诊断率。由于既往对该病的认识较少,迄今为止尚无全面、系统的流行病学资料报道该病的发病和诊治情况。浙江大学医学院附属第一医院消化内镜中心近 10 年来经 EUS 初步诊断为十二指肠囊肿的病例共计 634 例,占同期所有十二指肠黏膜下病变(1 682 例)的 37.69%,是该部位最常见的黏膜下病变。我们的临床研究发现,十二指肠囊肿的发病年龄为 13~84 岁,平均为 44~65 岁,男性略多于女性。大多数患者是在检查上消化道其他疾病或体检时偶然发现病灶的。相关的临床症状取决于病灶的大小、部位、与周围组织的关系,绝大多数病例无相关症状,但少数患者随着囊肿增大,可表现为早饱、腹胀、消化道出血、梗阻等;若病灶较大堵塞十二指肠乳头出口时,可引起胰腺炎、黄疸等症状。体格检查多无相关的阳性体征。血清学检查亦无特异性变化和异常。十二指肠囊肿可发生在十二指肠的任何部位,以球部、降部多见,多数为单发病灶,病灶形态以类圆形多见,也有呈长条状者。我们的临床研究病例中发现,绝大多数病灶直径<1cm,经统计分析病灶平均为(0.69±0.28)cm。该病的初步诊断主要依靠 EUS 检查,确诊则依靠组织病理学检查。显微镜下见柱状黏液腺体呈乳头状增生,腺管扩张成囊状伴黏液分泌、潴留。该病目前尚无有效的药物治疗手段,如果病情需要,可考虑内镜下治疗或外科手术治疗。但实际临床工作中,我们的经验和体会是,该病通常病灶较小,无相关的临床症状和表现,对患者的局部和整体无明显影响,病情发展缓慢,过程良性,与肝、肾小囊肿的临床过程非常相似,临床意义不大。因此,我们大多选择随访观察,不进行任何治疗处理,尤其是在十二指肠这一特殊的部位。国内外也无有关囊肿病灶癌变的报道,预后良好。

二、EUS 表现

十二指肠肠腔小、肠壁较薄,对于起源于肠壁的病灶,我们通常采用 12~20MHz 微探头结合双腔内镜的方法进行检查,既方便显示病灶,又能避免标准内镜超声检查术对肠壁病灶的压迫或显示不清等不足。十二指肠囊肿在 EUS 下主要表现为十二指肠黏膜下隆起,表面光滑、有透明感(图 3-1-1),上皮黏膜结构正常,少数病灶表面可有充血、水肿甚至糜烂(图 3-1-2)。病灶多为类圆形,也可呈长条状,以球部和球降交界处好发,病灶质地柔软,触压可变形(图 3-1-3),多为单发,也可多发。病灶内部呈无回声改变,部分内可见分隔,后方有增强效应,也无血流征象。病灶边界清楚,多起源于黏膜下层(图 3-1-4),肌层和浆膜层完整,周围肠壁层次结构正常,通常不伴有肿大淋巴结。CE-EUS 检查病灶内部无增强和血管影。如果用 EUS-FNA,可抽出透明或浅黄色液体(图 3-1-5)。由于十二指肠囊肿在 EUS 下的影像极具诊断和鉴别诊断特征,根据其超声影像学表现都能作出正确的诊断,故一般不进行 CE-EUS 或 EUS-FNA 等检查。除非有囊实相间的病灶或需要排除恶性病变者,我们的临床实践表明,对部分影像不典型的病灶,可应用 CE-EUS 和 EUS-EG 来帮助鉴别是实性还是囊性,以及血流情况和血管分布等(图 3-1-6)。从经济的角度考虑,也可采用深活检来帮助判断是否有囊液流出及其色泽,既有诊断价值,又能发挥治疗作用(图 3-1-7),当然活检前需除外血管和血管瘤。

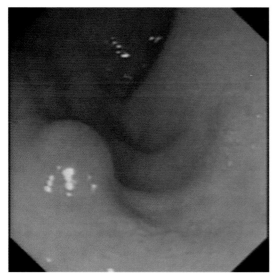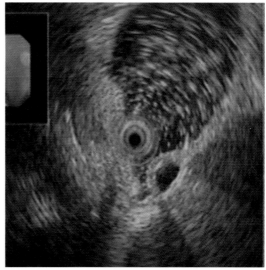

图 3-1-1 十二指肠球部囊肿

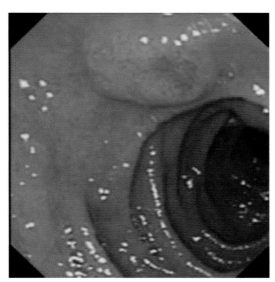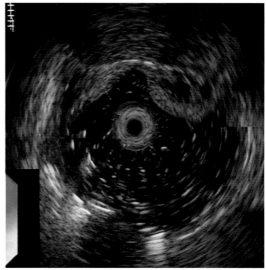

图 3-1-2 十二指肠降部囊肿(表面黏膜糜烂)

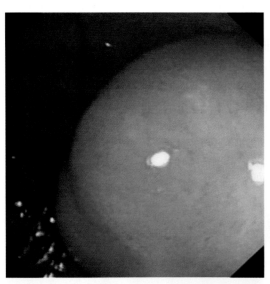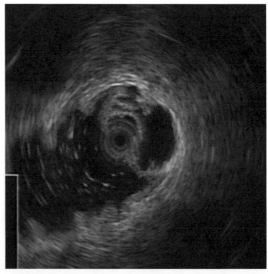

图 3-1-3 十二指肠降部囊肿(压之变形)

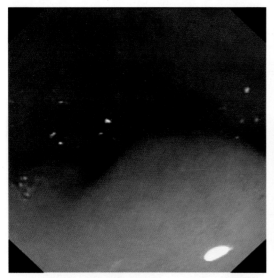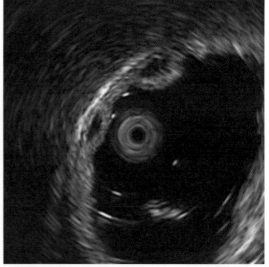

图 3-1-4 十二指肠多发囊肿

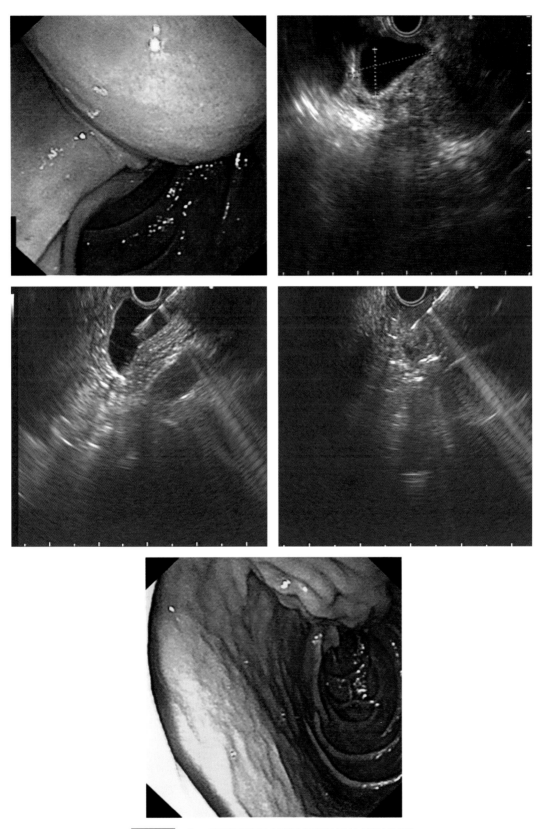

图 3-1-5 十二指肠降部巨大囊肿(EUS-FNA 穿刺前后)

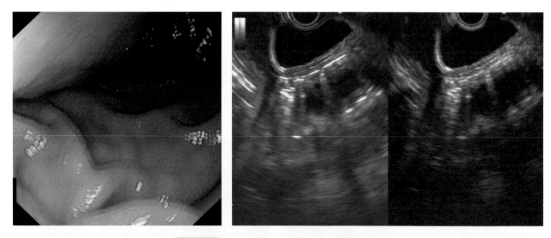

图 3-1-6　十二指肠降部囊肿(CE-EUS)

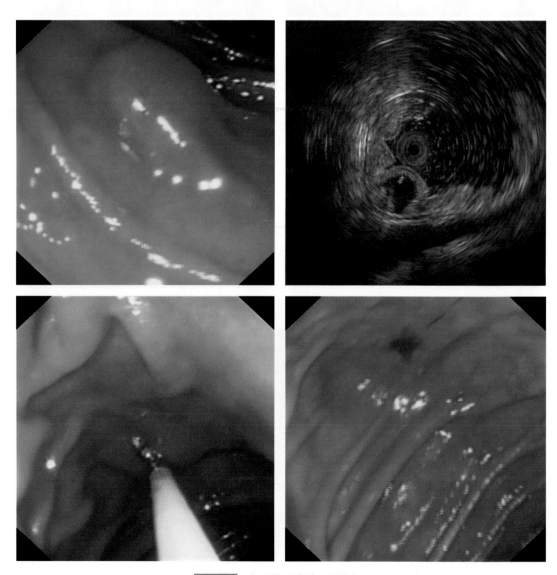

图 3-1-7　十二指肠囊肿(活检术)

三、影像学比较

临床上用于诊断十二指肠黏膜下隆起的其他影像学方法包括胃肠造影、腹部 CT、MRI 和普通胃镜。传统的胃肠道造影检查只能发现较大病灶,主要表现为局部黏膜隆起或腔内不同程度的充盈缺损、肠腔受压变形,而不能显示病灶的起源、内部结构和腔外改变,故临床上无法对病灶进行定性诊断,因此临床上胃肠造影基本不用。与胃肠造影相比,腹部 CT 可提供更多有关大小、边界、病灶内部的信息及血供情况(图 3-1-8),但是难以显示直径<1cm 的病变,对病灶的大小、数目、层次起源、内部回声结构及与周围肠壁、肠外组织与器官的关系等所提供的信息也远不如 EUS 精确。我们的临床研究发现,十二指肠囊肿大多<1cm,腹部 CT 检查常常显示不清或漏诊,诊断价值非常有限。MRI 的诊断价值与 CT 检查相似,优点是无辐射副作用,但部分体内有金属植入物的患者检查受限制。普通胃镜检查能够发现病灶,拟诊为黏膜下病变,但不能提供病灶确切大小、层次起源、内部回声和边界等信息。因此,与胃肠造影、腹部 CT、MRI 和普通胃镜等其他影像学检查相比,EUS 可提供更多的有关

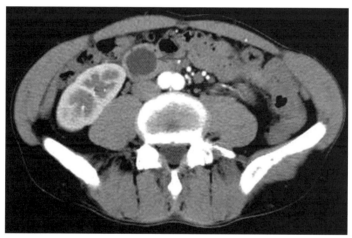

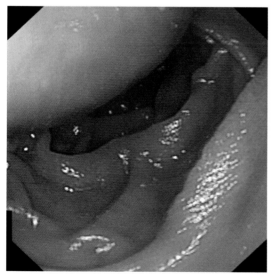
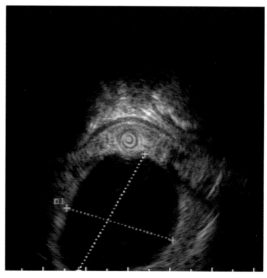

图 3-1-8 十二指肠降部囊肿(CT/EUS)

病灶的诊断信息来帮助诊断和鉴别诊断,并且对大部分病灶具有确诊的价值,明显优于其他各类检查。但对于部分十二指肠囊肿患者,因病灶巨大,EUS 影像不典型,诊断有困难或周围组织有浸润等,联合胃肠道造影、CT、MRI 等检查可以用来帮助明确病灶的整体情况、肠腔的狭窄状况,以及与周围组织、器官的关系。

四、治疗和随访

由于十二指肠壁薄、血供丰富,治疗时出血、穿孔等并发症的发生率较高;且十二指肠降部周围结构重要而复杂,穿孔后手术治疗困难,并发症多,手术风险明显高于其他部位穿孔,故对十二指肠黏膜下病变的治疗需要非常谨慎。根据文献报道和我们的临床实践发现,大多数十二指肠囊肿大小在 1cm 以下,属于一种良性的囊性病变,发展非常缓慢,一般不会恶变,临床上通常选择定期随访观察。近年来,随诊消化内镜技术的不断发展,国内外文献报道了采用内镜治疗该病的多种方法,包括内镜下开窗去顶术、ESD、内镜超声检查术下囊肿无水酒精注射术、支架植入引流囊液术等。以上各种内镜下治疗技术的研究探索由于样本例数较少,治疗方法的安全性和可行性尚未被认可,主要适用于病变性质不明、心理负担过重和有病灶压迫所致的梗阻狭窄等症状的患者,当然,必要时也可考虑外科手术治疗。在我们内镜中心,经 EUS 诊断的 634 例患者中,共 22 名患者接受治疗,其中 3 例行穿刺抽液术(图 3-1-9),15 例行开窗去顶术(图 3-1-10),4 例行囊肿套扎术(图 3-1-11)。部分治疗后可见清亮囊液,囊肿明显缩小甚至消失,除 1 例行囊肿套扎术的患者因复发在 8 个月后再次行囊肿套扎术外,其余部分接受普通内镜或内镜超声检查术随访的患者,均未见复发。接受治疗的患者中,12 例送检病理,11 例提示黏膜慢性炎,另有 1 例提示脉管瘤。未接受治疗的患者中,71 例接受普通内镜随诊,病灶在随访中未见明显增大。另有 34 例患者接受 EUS 随访,随访时间 6~64 个月,平均为 26 个月,病灶平均增大 0.02cm。除了初期我们对部分病例进行了内镜下穿刺抽液检查和治疗外,大多数均未行内镜下治疗或外科治疗,只进行定期内镜随诊(图 3-1-12)。另外,也有位于胃和结肠壁内囊肿因穿刺抽液治疗后仍反复发作而行外科手术切除治疗的病例,从术后组织标本的病理结果表明,均无细胞异型和癌变的迹象,部分病例报告为淋巴管瘤。从我们的研究结果充分说明了该类病变的良性特性。目前国内外对十二指肠囊肿的治疗具体适应证和随访方案尚无明确的指南或共识,这些问题还有待今后进一步研究。根据我们的经验,认为对病灶>2cm 以上、有相关症状和并发症者可考虑内镜下治疗,在治疗方法的选择上应以简单和侵入性最小为佳,因为治疗不当带来的不良后果可能会远大于疾病本身给患者带来的影响。对病灶小者,随访观察是最佳选择,可以普通胃镜或 EUS 进行随访复查,1~2 年复查 1 次,通过几年随访无变化者可考虑延长或停止随访,尽量避免过度的检查和治疗。

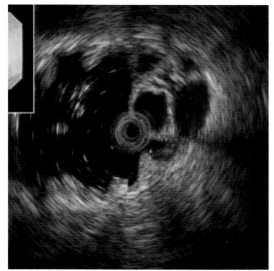
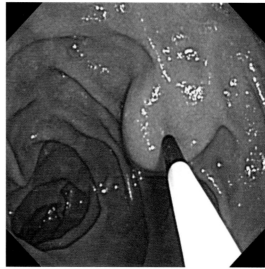
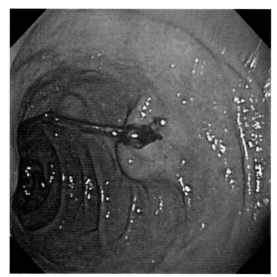

图 3-1-9 十二指肠降部囊肿(穿刺抽液术)

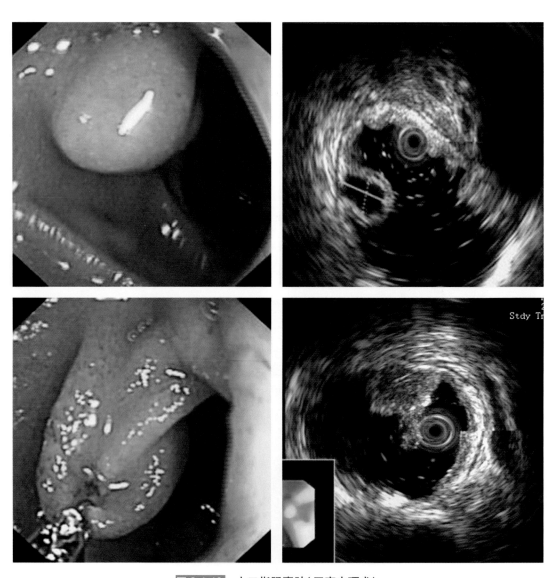

图 3-1-10 十二指肠囊肿(开窗去顶术)

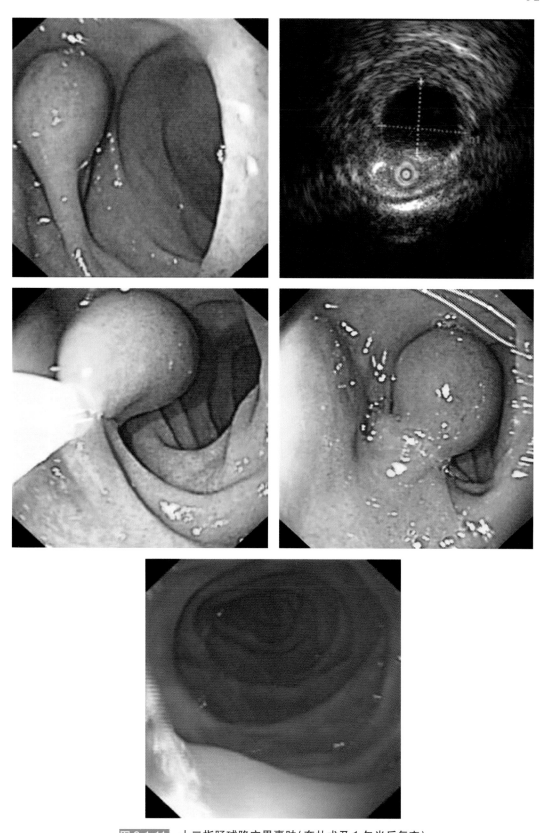

图 3-1-11　十二指肠球降交界囊肿（套扎术及 1 年半后复查）

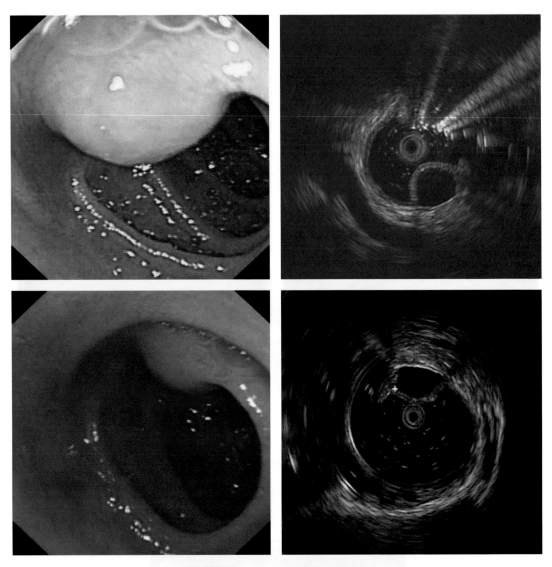

图 3-1-12　十二指肠囊肿随访（2 年）

参考文献

[1] XU G Q, WU Y Q, WANG L J, et al. Values of endoscopic ultrasonography for diagnosis and treatment of duodenal protruding lesions[J]. J Zhejiang Univ Sci B, 2008, 9(4):329-334.

[2] TEKIN F, OZUTEMIZ O, ERSOZ G, et al. A new endoscopic treatment method for a symptomatic duodenal duplication cyst[J]. Endoscopy, 2009, 41(Suppl 2):E32-E33.

[3] ANTAKI F, TRINGALI A, DEPREZ P, et al. A case series of symptomatic intraluminal duodenal duplication cysts:presentation, endoscopic therapy, and long-term outcome (with video)[J]. Gastrointest Endosc, 2008, 67(1):163-168.

[4] LOPEZ-FERNANDEZ S, HERNANDEZ-MARTIN S, RAMIREZ M, et al. Pyloroduodenal duplication cysts: treatment of 11 cases[J]. Eur J Pediatr Surg, 2013, 23(4):312-316.

[5] HIZAWA K,IWAI K,ESAKI M,et al. Endosonographic features of Brunner's gland hamartomas which were subsequently resected endoscopically[J]. Endoscopy,2002,34(12):956-958.

[6] 许国强.超声内镜在消化系疾病诊治中的应用[J].现代实用医学,2008,20(5):329-331.

[7] 张锦华,庄剑波,缪连生,等.十二指肠囊肿的内镜诊断及治疗[J].世界华人消化杂志,2008,16(34):3925-3927.

[8] 崔俊,刘运祥,吴承荣,等.小探头超声内镜对十二指肠降部隆起性病变的诊治价值[J].中国内镜杂志,2010,16(10):1063-1065,1068.

[9] 文卓夫,陈小良,田虹,等.十二指肠黏膜下囊肿的内镜诊断及切除[J].中国内镜杂志,2005,11(9):925-926,929.

[10] 秦文政,周平红,李全林,等.内镜黏膜下剥离术治疗消化道囊肿的应用评价[J].中华胃肠外科杂志,2014,17(1):71-73.

[11] 张卫国,王惠芳,童强,等.微探头超声内镜及射频诊断和治疗十二指肠囊肿的价值[J].胃肠病学和肝病学杂志,2008,17(11):919-920.

第二节　十二指肠异位胰腺

一、概述

异位胰腺是一种先天性异常,是正常胰腺解剖部位以外的孤立胰腺组织,与正常胰腺组织之间无任何解剖及血管关系,大多数异位胰腺组织是在检查其他器官时偶然发现,十二指肠是其好发部位之一。我们的临床研究发现,近10年来在浙江大学医学院附属第一医院通过EUS检查初步诊断为十二指肠异位胰腺的病变145例,占EUS检查诊断为十二指肠黏膜下病变的8.5%。其发病年龄在16~80岁,平均为40~60岁,男性稍多于女性。异位胰腺发生机制尚未完全明确,主要有迷路学说、胚胎返祖学说、细胞种植学说、萎缩不全学说、胚胎转化学说等。十二指肠异位胰腺大多是在因上消化道的其他疾病行胃镜检查时意外发现,患者通常缺乏与病灶相关的临床症状,但也有部分病例可出现腹痛、恶心、呕吐甚至体重下降等症状,病变部位也可能出现溃疡、出血、梗阻以及胰腺炎、胰腺囊肿等并发症。体格检查通常无特异性体征。血清学检查一般也无肿瘤、免疫等方面的特异性指标异常,如极少数异位胰腺发生了胰腺炎,则可有血、尿淀粉酶升高;如有肿瘤指标的异常升高,要警惕是否有异位胰腺组织癌变的可能。从我们的临床研究发现,十二指肠异位胰腺可以发生在十二指肠的任何部位,但以十二指肠球部较为常见,绝大部分为单发病灶。随着EUS的日渐普及,十二指肠异位胰腺的发现率及诊断率已有一个显著提高,不过在通过EUS进行初步诊断之后,进一步的确诊仍需组织病理学检查。1973年Gaspar Fuentes等将异位胰腺分成四型:Ⅰ型表现为由胰腺腺泡、导管和胰岛组成的类似于正常胰腺的组织,Ⅱ型表现为仅由胰腺导管组成的组织,Ⅲ型表现为仅由胰腺腺泡组成的组织,Ⅳ型表现为仅由胰腺胰岛组成的组织。该病目前尚无有效的药物治疗手段,一般可采取内镜下切除或者外科手术治疗,临床工作中可根据患者的症状,结合病灶的大小、位置、层次起源等,采取内镜下治疗、外科手术治疗或随访观察。十二指肠异位胰腺通常为良性病变,极少数可发生恶性变而导致腺癌。我们的临床经验是,十二指肠壁较薄,周围器官重要而复杂,出现并发症后处理困难,后果严重。因该病为先天畸形,病灶大小多无变化,且多数累及肌层,病灶不大,绝大多数无相关的症状,故通常选择观察随访,不做任何治疗处理。

二、EUS 表现

十二指肠肠腔较小,若病灶<2cm,宜选择双腔胃镜和 12~20MHz 的微探头进行 EUS 检查。十二指肠异位胰腺在内镜下一般表现为圆形或椭圆形黏膜下隆起病变,多数表面光整,色泽如常。少数病例有表面糜烂,顶端可有脐样凹陷,可能与异位胰腺导管开口有关。一般质地中硬,多为单发(图 3-2-1)。超声下表现为肠壁内中低回声灶,与胰腺组织回声相似,内部回声不均匀,可有高回声斑,部分可见管状结构,少数病灶可仅表现为胰腺导管样结构(图 3-2-2)。病灶边界欠清,多起源于黏膜下层和肌层,极少数源于黏膜层,局部层次结构欠清(图 3-2-3)。周边肠壁层次结构正常,肠周无相关肿大淋巴结。根据这些影像学特点可初步诊断为十二指肠异位胰腺。我们的临床研究发现,大部分十二指肠异位胰腺位于球部,病灶大多数为 0.7~1.7cm,也有少数大至近 4cm。若病灶较大、EUS 影像不典型、需要排除炎性或恶性病变可能的患者,则可选择应用 CE-EUS 和 EUS-EG 等技术来帮助判断病灶的血供、血管分布和软硬度等(图 3-2-4),必要时可进行 EUS-FNA 检查或深挖活检来明确诊断(图 3-2-5,图 3-2-6),但需注意 EUS-FNA 发生出血、感染等并发症的可能。通常情况下,由于十二指肠异位胰腺恶变可能性极低,因此对于诊断较为肯定或不考虑恶性病变可能时,通常不考虑 EUS-FNA 检查或深挖活检等。

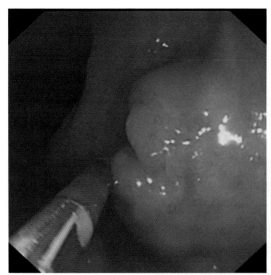
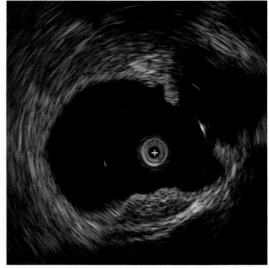

图 3-2-1 十二指肠降部异位胰腺

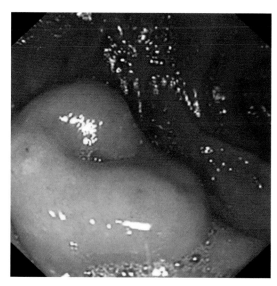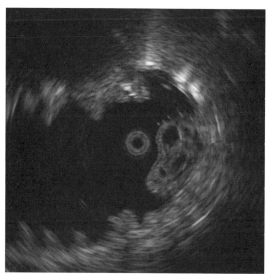

图 3-2-2 十二指肠降部异位胰腺(仅胰腺导管)

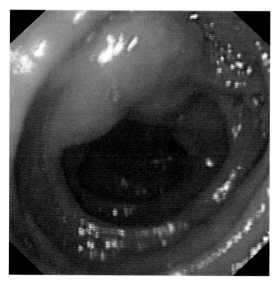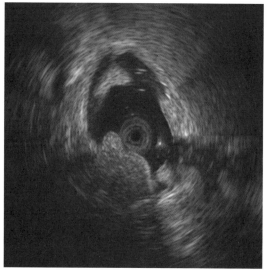

图 3-2-3 十二指肠降部异位胰腺(层次欠清)

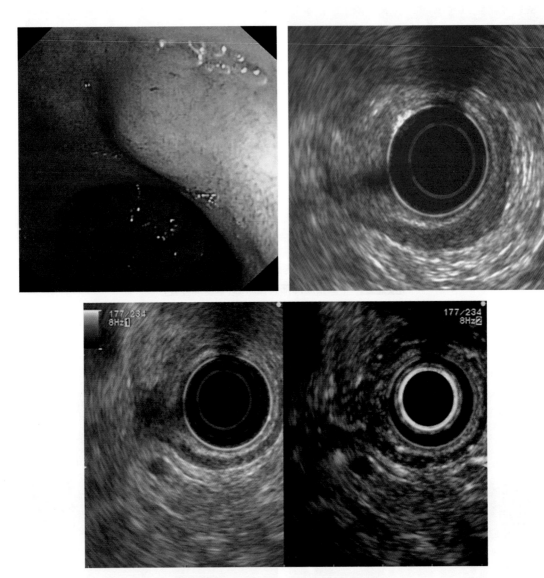

图 3-2-4 十二指肠球部异位胰腺(CE-EUS)

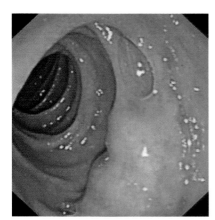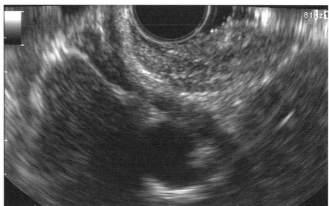

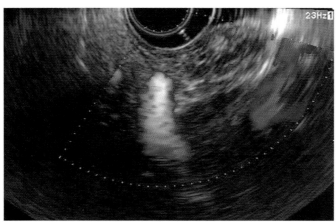

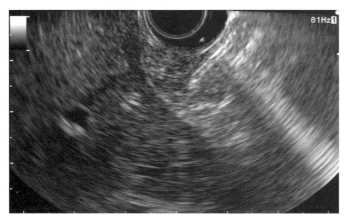

图 3-2-5 十二指肠异位胰腺（EUS-FNA）

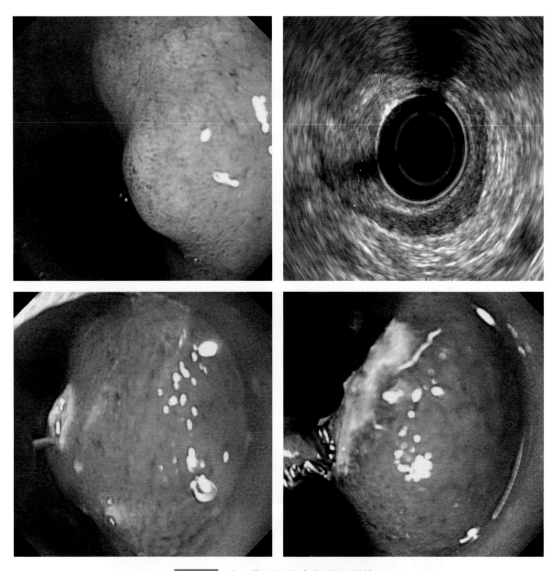

图 3-2-6 十二指肠异位胰腺(切开活检)

三、影像学比较

临床上大部分十二指肠异位胰腺是在常规胃镜检查发现十二指肠黏膜下隆起病变后,进一步行 EUS 检查从而得到一个初步的影像学诊断,但也有少数是在 GI 造影、腹部 CT 或者 MRI 检查的过程中意外发现十二指肠黏膜隆起,而后进一步行 EUS 检查后诊断的。吞钡检查因无法显示病灶的起源、层次、内部组成等信息,也无法鉴别外压隆起,因此在临床上已基本不用于临床诊断,除非要了解肠腔的狭窄变形情况。十二指肠异位胰腺在 CT 平扫下表现为十二指肠肠壁局部增厚,可见结节状的软组织密度肿物,边缘光整,与周围组织分界多较清,密度较均匀,增强 CT 下可有较明显强化(图 3-2-7)。在 MRI 下十二指肠异位胰腺的征象与原位胰腺相似,其在 T_1 像的高信号可以将它与其他黏膜下病变区分开来,如间质瘤等。增强 MRI 下其表现通常也与原位胰腺相近,在动脉相晚期有一个显著的强化。相对 GI

造影检查来说,CT 和 MRI 在病灶的大小、边界、内部构造及血供等方面可以提供更加详细的信息,在辅助诊断方面有一定的价值,但是其在显示黏膜表面的情况及起源层次等方面有其局限性;特别是病灶<1cm 时难以发现病灶,造成漏诊或仅能提示局部肠壁增厚,而临床上最常见的是 1cm 左右的病灶。与 CT 和 MRI 相比,EUS 观察到的病变清晰度更好,能得到更多的信息,还可进行活检,并且其对十二指肠黏膜下病变初步诊断较高的准确率也早已得到了验证,因此,临床诊断价值明显优于 CT 和 MRI。但是,对于部分极为少见、考虑为十二指肠异位胰腺恶变的病例,还是有必要借助于 CT 和 MRI 进一步的佐证,或当病灶较大而需要了解病灶整体和与周围器官关系时应同时应用,取长补短。

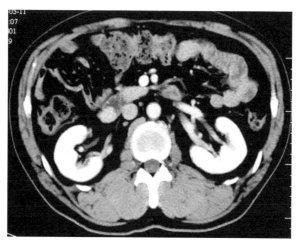

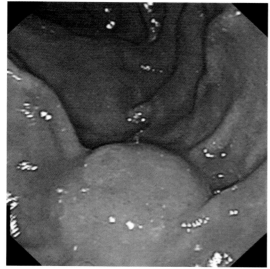 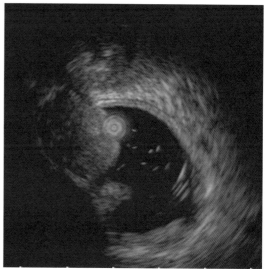

图 3-2-7　十二指肠异位胰腺(CT/EUS)

四、治疗和随访

EUS 的检查结果对于十二指肠异位胰腺的患者制订进一步的治疗方案有重要的指导意义,根据病灶的大小、数量、起源层次、与周边肠壁的关系等,可采取内镜下治疗(套扎术、圈套电凝切除术、EMR、ESD 等,图 3-2-8)、外科手术治疗(开腹手术、腹腔镜手术、双镜联合等)

或观察随访。但因十二指肠部位特殊,异位胰腺又系一种良性先天畸形,绝大多数病灶都较小,无相关的症状和体征,因此,目前国内外都缺乏专门治疗方面的报道。在我们的研究数据中,EUS 初步诊断为十二指肠异位胰腺的有 145 例,行内镜下十二指肠黏膜病变活检 11例,活检均阴性,病理提示黏膜慢性炎,说明常规活检不能获得正确的信息,因为十二指肠异位胰腺多位于黏膜下层及以下,普通活检达不到深度。5 例行十二指肠黏膜下隆起深挖活检术或大块切除活检术以明确诊断。在未接受治疗的患者中,有 15 例行普通胃镜或增强CT 随访,病灶无明显增大或恶变征象。另有 18 例通过 EUS 进行随访,平均随访时间为 30个月,病灶平均减少 0.08cm,考虑与异位胰腺退化或测量误差相关(图 3-2-9)。鉴于十二指肠异位胰腺患者大多无明显症状,而且发生恶变的概率低,未接受治疗的患者在随访过程中病灶大小也未见明显改变。因此,对于无症状的小病灶患者,通过 EUS 进行长期随访或许是更加有利无害的选择。不过,目前对于十二指肠异位胰腺治疗的适应证、治疗方法的选择以及随访的具体方案尚缺乏一个明确的共识,这些都仍待进一步的研究与探讨。

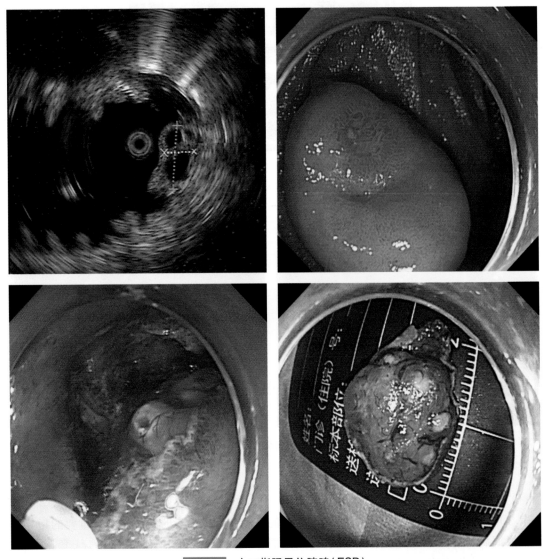

图 3-2-8　十二指肠异位胰腺(ESD)

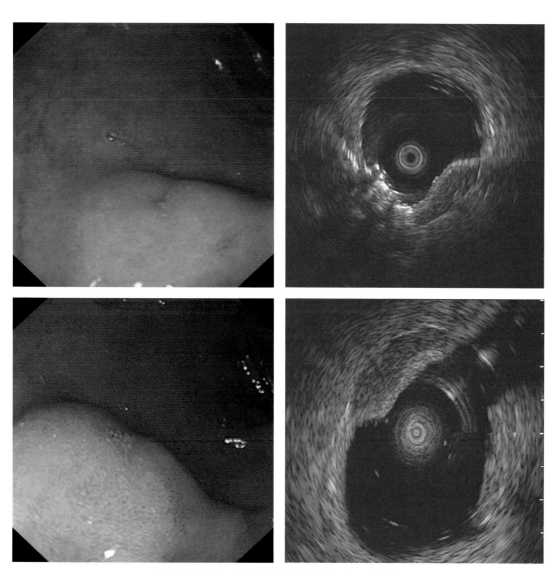

图 3-2-9 十二指肠异位胰腺随访(5 年无变化)

参考文献

[1] KUNG J W,BROWN A,KRUSKAL J B,et al. Heterotopic pancreas:typical and atypical imaging findings[J]. Clin Radiol,2010,65(5):403-407.

[2] HEBROK M,KIM S K,JACQUES B S,et al. Regulation of Pancreas Development by Hedgehog Signaling[J]. Development,2000,127(22):4905-4907.

[3] WEI R,WANG Q B,CHEN Q H,et al. Upper gastrointestinal tract heterotopic pancreas:findings from CT and endoscopic imaging with histopathologic correlation[J]. Clin Imaging,2011,35(5):353-359.

[4] REZVANI M,MENIAS C,SANDRASEGARAN K,et al. Heterotopic Pancreas:Histopathologic Features,Imaging Findings,and Complications[J]. Radiographics,2017,37(2):484-499.

[5] TRIFAN A,TÂRCOVEANU E,DANCIU M,et al. Gastric heterotopic pancreas:an unusual case and review of the literature[J]. J Gastrointestin Liver Dis,2012,21(2):209-212.

[6] FUKINO N, OIDA T, MIMATSU K, et al. Adenocarcinoma arising from heterotopic pancreas at the third portion of the duodenum[J]. World J Gastroenterol, 2015, 21(13): 4082-4088.

[7] PARK S H, HAN J K, CHOI B I, et al. Heterotopic pancreas of the stomach: CT findings correlated with pathologic findings in six patients[J]. Abdom Imaging, 2000, 25(2): 119-123.

[8] KIM J Y, LEE J M, KIM K W, et al. Ectopic pancreas: CT findings with emphasis on differentiation from small gastrointestinal stromal tumor and leiomyoma[J]. Radiology, 2009, 252(1): 92-100.

[9] KIM D W, KIM J H, PARK S H, et al. Heterotopic pancreas of the jejunum: associations between CT and pathology features[J]. Abdom Imaging, 2015, 40(1): 38-45.

[10] OKUHATA Y, MAEBAYASHI T, FURUHASHI S, et al. Characteristics of ectopic pancreas in dynamic gadolinium-enhanced MRI[J]. Abdom Imaging, 2010, 35(1): 85-87.

[11] XU G Q, WU Y Q, WANG L J, et al. Values of endoscopic ultrasonography for diagnosis and treatment of duodenal protruding lesions[J]. J Zhejiang Univ Sci B, 2008, 9(4): 329-334.

[12] XU G Q, LI Y W, HAN Y M, et al. Miniature ultrasonic probes for diagnosis and treatment of digestive tract diseases[J]. World J Gastroenterol, 2004, 10(13): 1948-1953.

第三节 十二指肠副乳头

一、概述

十二指肠副乳头通常认为是由于发育过程中的变异引起的,副胰管的末端是其重要组成部分,而副胰管则是胚胎时期背胰的主要排泄通道,在生长、发育过程中通常会出现不同程度的退化。大多数是在做胃镜病例检查时意外发现,随着 EUS 检查技术临床应用的日渐普及,该病的发现率和诊断率有了显著的提高。浙江大学医学院附属第一医院近10 年来的数据显示,通过 EUS 检查初步诊断为十二指肠副乳头的患者共 122 例,人群年龄分布在 21~78 岁,平均为 40~65 岁,男性多于女性。患者通常缺乏与病灶相关的临床症状,少数病例可因为隆起部位的黏膜出现糜烂、溃疡等引起腹胀、腹痛等非特异性症状,当副乳头有狭窄或梗阻、胰液排出不畅时也会出现上腹部疼痛,表现为向背部放射和进食油腻食物后加重等不适或反复发作急、慢性胰腺炎。体格检查通常无相关的阳性体征,血清学检查也无肿瘤、炎症和免疫等方面指标的明显异常,若有血清淀粉酶、脂肪酶的升高,可能并发胰腺炎。若有肿瘤标志物等血清指标的升高,要警惕伴发其他恶性肿瘤或误诊的可能性。从我们的临床研究发现,十二指肠副乳头通常位于十二指肠降部、球降交界处及十二指肠乳头的上方,为单发病灶。该病通常在胃镜检查上消化道其他病变时意外发现并疑诊为黏膜下病变,再通过 EUS 检查来作出初步的诊断。组织病理学表现有其特点,显微镜下十二指肠副乳头主要由副胰管终末端组成,表现为排列成乳头状的单层柱状上皮和杯状细胞,周围环绕着平滑肌层,大部分同时伴有胰腺组织的存在,胰腺组织呈孤立存在或与正常胰腺相延续,其中胰岛表现为圆形或椭圆形,伴有少量胰多肽(pancreatic polypeptide, PP)细胞,具有内分泌功能,腺泡细胞则表现出抗淀粉酶的免疫活性,提示了其外分泌功能;另外,管壁上的内分泌细胞微巢也是一种具有特征性的表现。十二指肠副乳头被认为是一种发育过程中的变异,病灶不大,随访中多无变化,且十二指肠壁较薄,周围器官重要而复杂,出现并发症后处理困难、后果严重,故通常选择观察随访。对于部分主胰管狭窄变形或解剖变异插管困难者,十二指肠副乳头可作为一个重要的通道用于胰管插管,插管成功后可以进行胰管切开及胰管支架植入术等。十二指肠副乳头伴发肿瘤的情况极少,多见于病例报道,如神经内分泌肿瘤、神经内分泌肿瘤、腺癌等,不过在临床工作中还是应当对这种情况有所警惕。因系先天的异常,多无临床相关症状,无需治疗和处理;关键是正确诊断,避免误诊误治。

二、EUS 表现

在内镜检查时部分开口明显、表象结构典型的十二指肠副乳头,在普通胃镜或十二指肠镜下即可作出诊断。然而,有些十二指肠副乳头在普通内镜下仅表现为十二指肠黏膜下隆起,黏膜表面呈现光滑、整齐的表现,少数可出现充血、糜烂,偶可见黏膜表面小溃疡的存在,虽有部分表面可见凹陷或乳头样开口,但诊断存在一定困难,需进一步行 EUS 检查,从而得到一个相对准确的初步诊断(图 3-3-1,图 3-3-2)。我们的临床研究发现,十二指肠副乳头通常位于十二指肠降部、球降交界处及十二指肠乳头的上方,为单发病灶,大小多为 0.6~1.0cm,质地较硬,表面可见凹陷或乳头样开口,EUS 下多表现为单发的低回声或中低回声影,中央部回声均匀,黏膜下层及以下表现为括约肌样改变(图 3-3-3),病灶边界清楚,副乳头的低回声多呈扇形似声影状,中央常可见特征性的裂隙样管腔结构(图 3-3-4),周边肠壁层次结构正常,肠周无相关肿大淋巴结。根据上述内镜下表现可初步诊断为十二指肠副乳头,通常根据其部位及典型的 EUS 表现,结合十二指肠镜的表象,一般都能作出正确的诊断。另外,对于 EUS 初步诊断为十二指肠副乳头的病例,一般不进行活检,除非局部表面有病变。因为活检有可能导致急性胰腺炎、出血等并发症的发生,其诊断和鉴别诊断价值也有限。由于十二指肠副乳头恶变可能性极低,因此,对于诊断较为肯定者通常不考虑 EUS-FNA 检查。

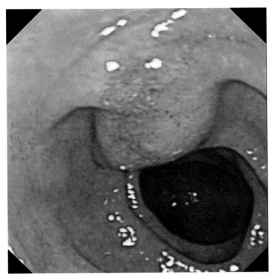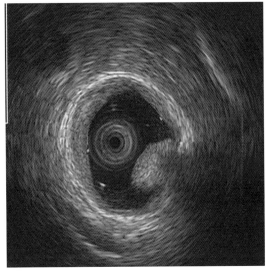

图 3-3-1　十二指肠降部副乳头(表面充血伴糜烂)

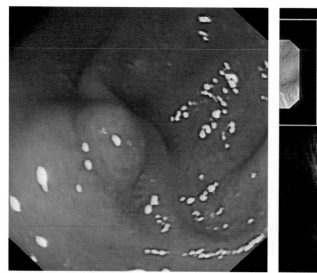
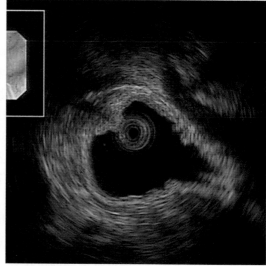

图 3-3-2 十二指肠副乳头

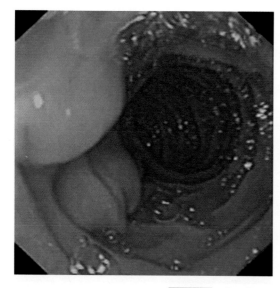
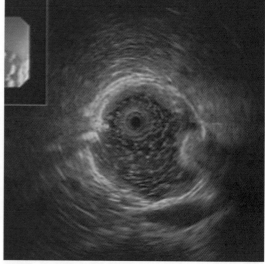

图 3-3-3 十二指肠降部副乳头(主乳头旁)

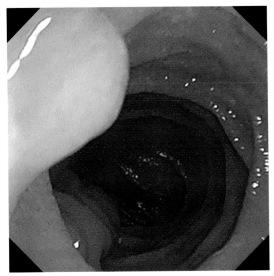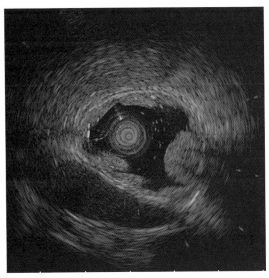

图 3-3-4 十二指肠降部副乳头

三、影像学比较

十二指肠副乳头大多是在常规胃镜或十二指肠镜检查时发现黏膜下隆起病变,经内镜和进一步 EUS 检查从而得以初步诊断的,但也有少部分是腹部 CT 或者 MRI 检查时意外发现十二指肠病灶,而后进一步行 EUS 检查后诊断的。腹部 CT 和 MRI 检查比吞钡造影能够提供更多的有关病灶大小、边界、内部结构和血供情况等信息,但对于 1cm 以下的病灶通常难以显示清楚,部分仅可提示十二指肠肠壁增厚,而我们的临床研究发现十二指肠副乳头大小多为 0.6~1.0cm,因此,其在腹部 CT 和 MRI 检查中通常难以被发现,或仅能显示局部肠壁增厚等。不过 ERCP 在其诊断中有较大的价值,在注入造影剂后,如在 X 线下观察到造影剂从副乳头处排出,便可以证明副胰管以及副乳头的存在。另外,通过在对比剂中掺入少量的靛胭脂染料,便可以通过内镜直视下观察染色的对比剂从副乳头处排出,从而更加方便、快捷地确定副胰管以及副乳头的存在。但 ERCP 存在一定引发急性胰腺炎的风险,因此选择此项检查进行诊断需要慎重。特别是 MRCP 作为无创性的检查方式,具有较高的敏感性、特异性及准确性,在诊断方面已有取代 ERCP 的趋势,因此若仅为诊断所需,或许 MRCP 更合适。但如果副乳头很小,副胰管退化明显,ERCP 或 MRCP 的检查效能还有待商榷,因此鉴于入选检查的人群不同,不同的研究所报道的 ERCP 或 MRCP 对副胰管以及副乳头的检出率也有较大的差异。对<1cm 的病灶,EUS 在其边界、内部构造、起源层次及血供等方面仍能作出较为准确的判断,有较高的检出率,并且不受副胰管退化与否的影响。对于少数伴发肿瘤的病例,EUS 下还可进行必要的活检。因此,对十二指肠副乳头的检查,EUS 有更高的诊断价值。若病灶较大、怀疑有其他病变可能者,CT/MRI 检查有助于诊断和鉴别诊断,并了解与周围器官的关系。

四、治疗和随访

通过 EUS 检查后诊断为十二指肠副乳头的无症状患者,通常不需要任何治疗,只需要定期观察随访即可。若将其误诊为息肉或十二指肠异位胰腺或其他良性病变,进行内镜下治疗,可能会引发出血、穿孔等常见并发症甚至急性重症胰腺炎,因此,正确的诊断极为关键,而根据 EUS 下该病变的典型表现大多能作出正确的诊断。在我们的临床资料中,有 21 例患者在 EUS 检查后通过普通胃镜和 EUS 进行随访复查,平均随访时间为 27 个月,随访过程中未见病灶明显增大或恶变迹象(图 3-3-5)。对于极少数可能发现十二指肠副乳头并发肿瘤的患者,通常采取外科手术切除,如十二指肠乳头局部切除术、胰十二指肠切除术等。但对于浸润程度低、无转移、相对良性的十二指肠副乳头肿瘤,也可采用内镜下乳头切除术进行治疗。另外,十二指肠副乳头还可以作为一些侵入性检查及操作的通道。在胰腺分裂、主胰管中断、无法深插,或胰腺解剖结构正常,但是由于慢性胰腺炎等多种原因导致主胰管狭窄变形、插管困难的患者中,十二指肠副乳头可以发挥巨大的作用,相关治疗应用在国内外的文献中已有较多的报道。副胰管远端的囊性扩张可以引起反复发作的急性胰腺炎,研究表明,通过十二指肠副乳头切开术可以有效降低急性胰腺炎的发生。另外,对于胰腺分裂

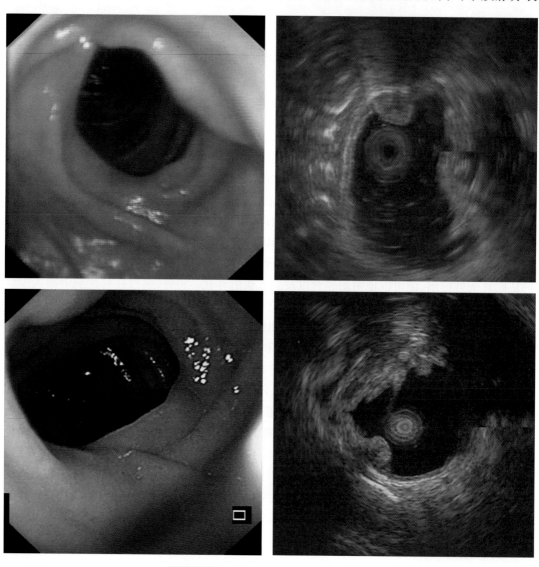

图 3-3-5 十二指肠副乳头随访(10 年)

的有症状患者以及因慢性胰腺炎等情况导致主胰管狭窄的患者,可以通过副乳头进行ERCP 插管,在进行球囊扩张后,于副胰管放置支架,从而降低主胰管的压力,有效缓解患者疼痛,减少胰腺炎的发生。对于胰腺结石的患者,通常存在主胰管插管困难的情况,此时通过副乳头切开后进行插管取石,也可以取得满意的效果,若结石过大不易取出,可在取石前进行体外超声碎石,再将小块的结石在内镜下取出。总的来说,根据目前的研究结果,通过十二指肠副乳头进行侵入性操作,疗效明显,并且其诱发胰腺损伤导致胰腺炎、胰腺出血等并发症也发生较少,因此副乳头插管技术具有重要的临床意义,在某些特殊病例中值得推广应用。鉴于十二指肠副乳头患者大多无明显症状,而且发生恶变的概率低,在随访过程中病灶大小也未见明显改变。因此,对于无症状的患者,通过 EUS 进行适时的随访是最合适的选择。

===== 参考文献 =====

[1] KAMISAWA T,YUYANG T,EGAWA N,et al. A new embryologic hypothesis of annular pancreas[J]. Hepatogastroenterology,2001,48(37):277-278.

[2] RUSTAGI T,GOLIOTO M. Diagnosis and therapy of pancreas divisum by ERCP:a single center experience[J]. J Dig Dis,2013,14(2):93-99.

[3] SUDA K. Histopathology of the minor duodenal papilla[J]. Dig Surg,2010,27(2):137-139.

[4] VIRGILIO E,LA GUMINA G,TOZZI F,et al. Neuroendocrine Tumor of the Minor Duodenal Papilla:An Unusual Cause of Pancreaticoduodenectomy[J]. Am Surg,2016,82(11):1145-1148.

[5] AKTAS B,COBAN S,SIMSEK Z,et al. Carcinoid tumor of the minor duodenal papilla:a rare entity in elderly individuals[J]. J Am Geriatr Soc,2014,62(10):2006-2008.

[6] SHIA J,AGARAM N P,OLGAC S,et al. Adenocarcinoma of the minor duodenal papilla and its precursor lesions:a clinical and pathologic study[J]. Am J Surg Pathol,2014,38(4):526-533.

[7] JEONG W J. Acute pancreatitis after endoscopic biopsy of the minor duodenal papilla in an individual with pancreas divisum[J]. Endoscopy,2016,48(Suppl):E238-E239.

[8] 任俊七,纪盛章,王浩,等.十二指肠乳头的 CT 检查[J].实用放射学杂志,2013,29(1):116-118,132.

[9] KAMISAWA T,TABATA I,TAJIMA T,et al. Patency of the human accessory pancreatic duct as determined by dye-injection endoscopic retrograde pancreatography[J]. Digestion,1997,58(1):78-82.

[10] 祝志太,吴细明,刘国良,等.误凝十二指肠副乳头致急性重症胰腺炎一例[J].中华消化内镜杂志,2009,26(9):500.

[11] VIRGILIO E,LA GUMINA G,TOZZI F,et al. Neuroendocrine Tumor of the Minor Duodenal Papilla:An Unusual Cause of Pancreaticoduodenectomy[J]. Am Surg,2016,82(11):1145-1148.

[12] JARA LETELIER D I,BONOTTO M L,ARDENGH J C. Somatostatinoma of the minor duodenal papilla associated with pancreas divisum treated by endoscopic papillectomy[J]. Endoscopy,2016,48(Suppl 1):E135-E137.

[13] CRINO S F,BERNARDONI L,BELLOCCHI M C C,et al. Efficacy of Endoscopic Minor Papilla Sphincterotomy for Symptomatic Santorinicele[J]. Clin Gastroenterol Hepatol,2017,15(2):303-306.

[14] BROWN N G,HOWELL D A,BRAUER B C,et al. Minor papilla endotherapy in patients with ventral duct obstruction:identification and management[J]. Gastrointest Endosc,2017,85(2):365-370.

[15] YAMAMOTO N,ISAYAMA H,SASAHIRA N,et al. Endoscopic minor papilla balloon dilation for the treatment of symptomatic pancreas divisum[J]. Pancreas,2014,43(6):927-930.

第四节 十二指肠 Brunner 腺瘤

一、概述

十二指肠 Brunner 腺瘤是一种少见的十二指肠良性肿瘤,国外曾报道在 215 000 例尸检中,十二指肠 Brunner 腺瘤的发现率为 0.013%,发病率很低。但随着 EUS 临床应用的日渐普及,该病的发现率和诊断率有了显著提高。我们的临床研究发现,近 10 年浙江大学医学院附属第一医院 EUS 初步诊断为十二指肠 Brunner 腺瘤的患者共有 447 例,占同期全部十二指肠黏膜下病变的 28.1%,发病年龄平均为 53 岁;在性别方面,男性多于女性。Brunner 腺起于幽门,主要分布于十二指肠球部,至降部和水平部逐渐消失,分泌碱性黏液和碳酸根离子,可中和胃酸内的氢离子,保护十二指肠黏膜免受胰液和胃液消化侵蚀。因此,Brunner 腺瘤发病原因可能与胃酸过多、迷走神经受刺激、胃肠激素水平异常有关。近来也有研究表明,幽门螺杆菌感染与十二指肠球部 Brunner 腺瘤的发生有一定的相关性,但具体的机制尚不清楚。大多数病例在行胃镜检查时意外发现病灶,患者通常缺乏与病灶相关的临床症状,少数病例可因为病灶体积较大引起梗阻或因伴发溃疡引起上消化道出血,从而出现腹痛、腹胀、恶心、呕吐和黑便等症状。体格检查往往无相关的阳性体征,但出现并发症时可出现相应的体征。血清学检查也无肿瘤、炎症和免疫学等方面的明显异常。病灶大多位于十二指肠球部,其次为降部。通常在常规胃镜检查时发现病灶,再经 EUS 检查作出初步的诊断,因系黏膜下病灶,故大部分病例需经切除后组织病理学检查确诊。十二指肠 Brunner 腺瘤多因腺体增生形成,组织病理学上表现为腺体由纤维平滑肌分隔和大小不等的小叶构成,部分可见腺泡、腺管或潘氏细胞,可见囊性扩张的导管及灶性淋巴细胞浸润。本病除偶见少数细胞不典型增生外,极少恶变。该病目前尚缺乏有效的药物治疗手段,只有通过内镜或外科手术进行治疗,临床实际工作中可根据患者的个体情况,结合病灶大小、位置和层次起源等,选择临床观察、内镜下治疗、外科手术治疗等,通常治疗效果好,预后佳。

二、EUS 表现

十二指肠 Brunner 腺瘤在 EUS 下大多位于十二指肠球部,其次为降部,多为单发病灶。黏膜表面常光整,结构色泽如常,偶可见少许充血、糜烂,质地中等。病灶多为类圆形,也可呈不规则形,少数较大病灶可呈长条状,表面有高低不平感(图 3-4-1)。多数病灶向腔内生长,部分较大病灶可形成长蒂状结构。超声下多数病灶大小为 0.5~1.5cm,起源于黏膜下层,少数也可起源于黏膜层,通常内部回声均匀,呈中高回声或中回声改变(图 3-4-2,图 3-4-3),部分内部回声不均,可见管腔样结构或伴有囊实性回声(图 3-4-4)。病灶边界通常清楚,一般病灶不突破黏膜下层,肌层和浆膜层完整,周围肠壁层次结构正常,壁周无相关肿大淋巴结。根据这些 EUS 的影像学特征,可初步诊断为十二指肠 Brunner 腺瘤。若病灶较小,EUS 影像较明确,通常不考虑 EUS-FNA;若病灶较大并与恶性病变难以鉴别时,可选择 CE-EUS 和 EUS-EG 来帮助鉴别(图 3-4-5),必要时可进一步行 EUS-FNA 检查或 EUS 引导下的深挖活检(图 3-4-6)。

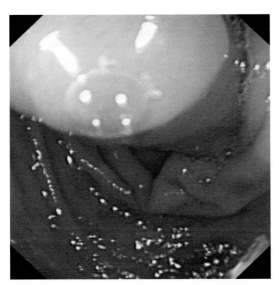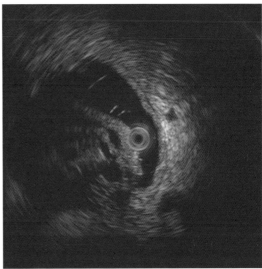

图 3-4-1 十二指肠降部 Brunner 腺瘤 (长条状)

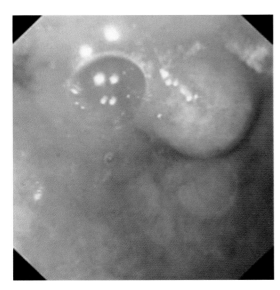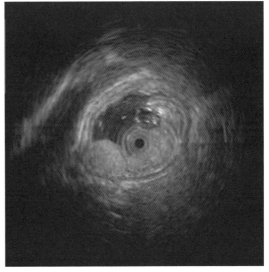

图 3-4-2 十二指肠球部 Brunner 腺瘤 (高回声)

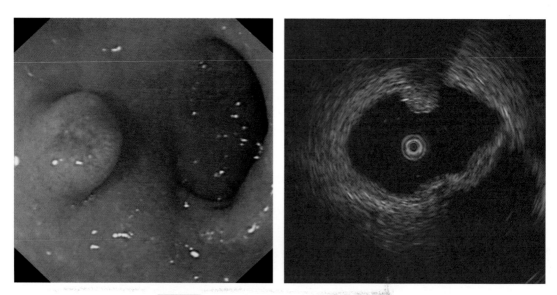

图 3-4-3 十二指肠降部 Brunner 腺瘤(中回声)

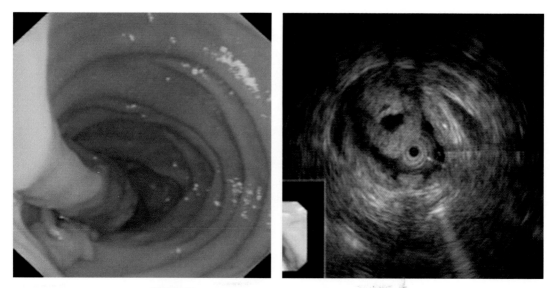

图 3-4-4 十二指肠降部 Brunner 腺瘤(囊管结构)

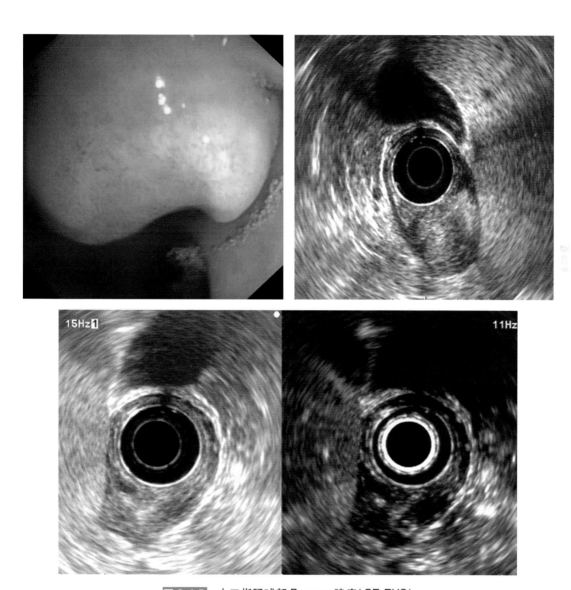

图 3-4-5 十二指肠球部 Brunner 腺瘤(CE-EUS)

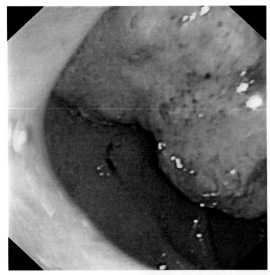
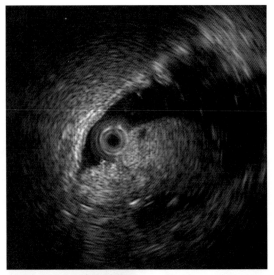

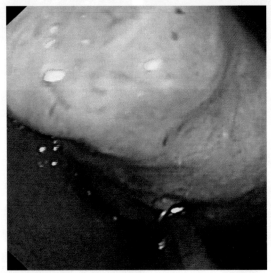

图 3-4-6　十二指肠巨大 Brunner 腺瘤（深挖活检）

三、影像学比较

临床上绝大多数十二指肠 Brunner 腺瘤患者是通过常规胃镜检查发现黏膜下隆起病变后，再经 EUS 检查来作出初步的影像学诊断的，也有少数是经胃肠道造影或腹部 CT 和 MRI 检查发现后，再行 EUS 检查的。通常胃肠道造影检查只能发现较大的病灶，表现为十二指肠腔内有蒂或无蒂的充盈缺损，轮廓光滑，边缘锐利，但无法显示病灶的起源、内部组成和表面结构等，也无法鉴别外压隆起，因此临床上基本已无应用。腹部 CT 和 MRI 检查比胃肠道造影能够提供更多的有关病灶大小、边界、内部结构和血供情况等信息，对病灶较大的十二指肠 Brunner 腺瘤的诊断具有一定的临床意义，在影像上可表现为一结节状或团块影，增强后可见不同程度的强化，但较均匀（图 3-4-7）。但是我们的临床实践表明，大部分十二指肠 Brunner 腺瘤患者病灶较小，而 CT 和 MRI 检查难以显示 1cm 以下的病灶，有时只能提示局部十二指肠壁增厚,在显示病灶确切大小、边界、内部结构等方面清晰度远不如 EUS,并且无法显示病灶的层次起源和表面黏膜结构,也无法进行组织活检。因此,相较于 CT、MRI 等影像学检查,EUS 检查能够获得更清晰的病灶影像和更多的诊断信息来帮助诊断十二指肠 Brunner 腺瘤,其临床诊断价值明显优于 CT 和 MRI 等。但部分经 EUS 初步诊断为十二指肠 Brunner 腺瘤的患者,若病灶较大、内部回声不均匀或有其他特殊病史等情况,我们还是需要用 CT 和 MRI 来明确大病灶与周围组织结构的关系和淋巴结等情况。

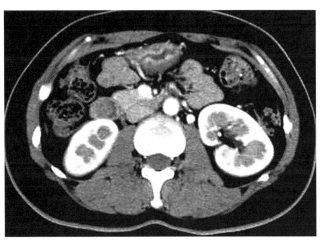

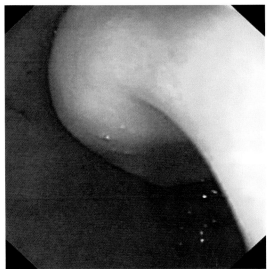 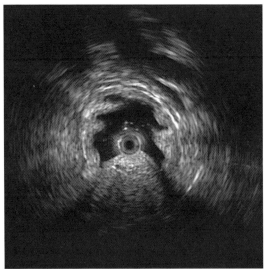

图 3-4-7　十二指肠球部 Brunner 腺瘤(CT/EUS)

四、治疗和随访

十二指肠 Brunner 腺瘤大多是良性病变,缺乏有效的药物治疗手段,目前主要采取内镜下治疗、外科手术治疗或观察随访等处理。对于存在明显临床症状,瘤体较大,瘤体表面存在糜烂、溃疡等情况的十二指肠 Brunner 腺瘤,或怀疑有一定恶变的可能者,应建议患者进行内镜下治疗或手术治疗。其中,内镜下治疗主要有尼龙绳套扎术、ESD、EMR 等方法,因内镜下治疗创伤小、恢复快、技术成熟,治疗效果也已得到肯定。故进行病灶大小、部位、层次起源和与周围器官的关系等因素的临床评估后,可首选内镜治疗十二指肠 Brunner 腺瘤。对于部分瘤体较大的患者和无蒂者进行内镜治疗易出现出血、穿孔等,可采用外科手术进行治疗,包括开腹治疗和腹腔镜治疗两种方式,并且其治疗效果与内镜治疗相当。在我们的临床研究中,EUS 初步诊断为十二指肠 Brunner 腺瘤的患者中,共 92 例接受内镜下治疗,89 例内镜下治疗成功,分别采用 EMR、ESD 和尼龙绳套扎术等方法(图 3-4-8~图 3-4-10),少数病灶较大且较长的患者可采用分次切除或联合两种方法同时应用。术前 EUS 诊断与病理结果的吻合率为 65.5%。3 例患者内镜下治疗失败,其中 2 例放弃治疗,1 例转外科手术治疗成功。另有 5 例患者在 EUS 初步诊断后直接接受了外科手术治疗,所有接受了外科治疗的 6 名患者中,4 例术后病理证实为十二指肠 Brunner 腺瘤。术后除 2 例出现复发再次接受内镜下治疗外,其余患者成功接受内镜下治疗后在随访中均未复发。在我们的临床研究中,有 27 例患者因病灶小、无症状,故选择了 EUS 随访复查,随访时间 1~77 个月,平均为 24 个月,平均大小增加近 0.01cm,几无明显改变(图 3-4-11)。另有 48 例选择普通胃镜随访,病灶亦无明

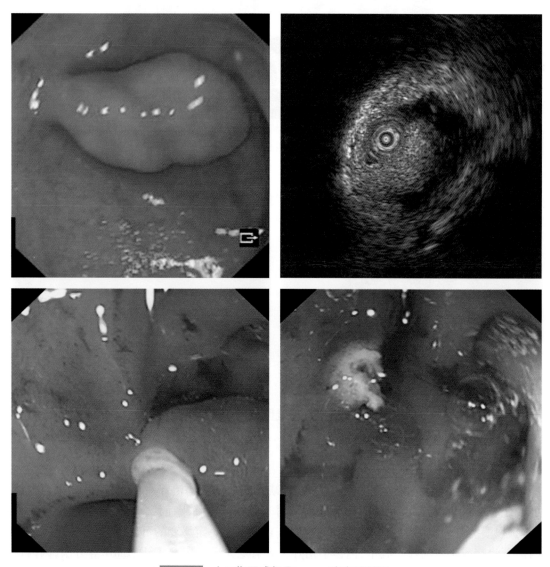

图 3-4-8 十二指肠球部 Brunner 腺瘤(EMR)

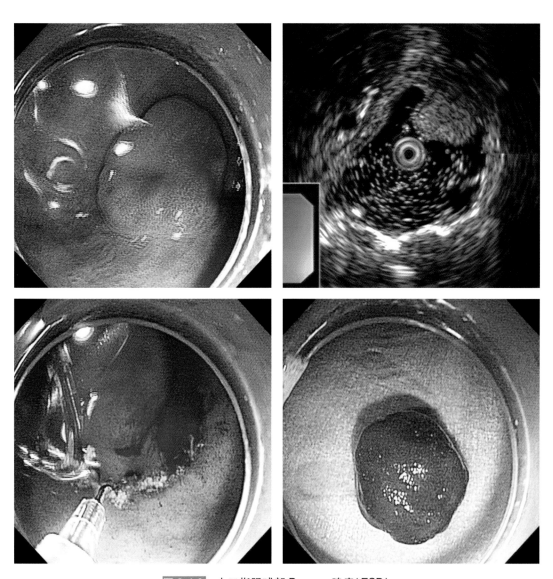

图 3-4-9 十二指肠球部 Brunner 腺瘤(ESD)

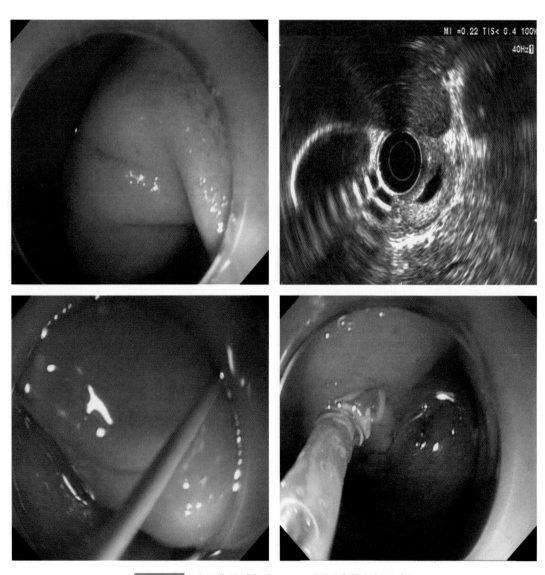

图 3-4-10 十二指肠球部 Brunner 腺瘤(套扎加切除术)

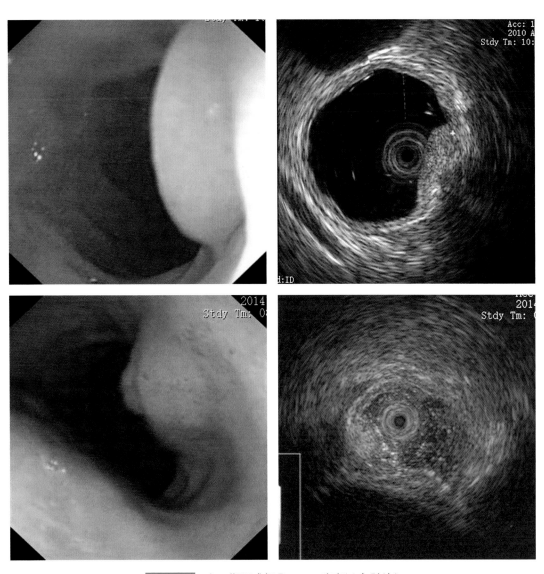

图 3-4-11　十二指肠球部 Brunner 腺瘤(4 年随访)

显增大或恶变征象。因此,对于大多病灶较小、无明显症状的患者,因该病极少恶变、生长缓慢,可采取定期随访的策略。由于十二指肠 Brunner 腺瘤相对少见,文献中大多是散发的病例报道,对于随访时间间隔、内镜或外科手术治疗的适应证目前国内外尚无明确的共识,故关于其治疗、随访方法还需今后进一步深入研究与探索。

========= 参考文献 =========

[1] OSBORNE R,TOFFLER R,LOWMAN R M. Brunner's gland adenoma of the duodenum[J]. Am J Dig Dis, 1973,18(8):689-694.

[2] HOL J W,STUIFBERGEN W N,TEEPEN J L,et al. Giant Brunner's hamartomas of the duodenum and obstructive jaundice. An overview of the literature and suspicion of malignancy in a case[J]. Dig Surg,2007,24(6):452-455.

［3］ GAO Y P,ZHU J S,ZHENG W J. Brunner's gland adenoma of duodenum:a case report and literature review［J］. World J Gastroenterol,2004,10(17):2616-2617.

［4］ 许国强,章宏,厉有名,等. 15 例十二指肠 Brunner 腺瘤的诊治［J］.中华消化杂志,2006,28(8): 511-514.

［5］ 时强,钟芸诗,姚礼庆,等.十二指肠 Brunner 腺瘤的内镜治疗［J］.中华胃肠外科杂志,2012,15(1): 59-62.

［6］ PARK J H,PARK C H,PARK J H,et al. The safety and usefulness of endoscopic polypectomy for treatment of Brunner's gland adenomas［J］. Korean J Gastroenterol,2004,43(5):299-303.

［7］ BROWN I S,MILLER G C. Brunner's gland cyst:a clinicopathological study of 25 cases highlighting an underappreciated lesion［J］. Pathology,2017,49(5):476-478.

［8］ BALADAS H G,BORODY T J,SMITH G S,et al. Laparoscopic excision of a Brunner's gland hamartoma of the duodenum［J］. Surg Endosc,2002,16(11):1636.

第五节 十二指肠脂肪瘤

一、概述

胃肠道脂肪瘤是一种良性的黏膜下肿瘤,主要位于结肠及回肠,十二指肠脂肪瘤的发病率较低,相关文献多为个案报道。近年来,随着 EUS 的日渐普及,该病的发现率和诊断率有所提高。浙江大学医学院附属第一医院近 10 年来的临床研究数据中,通过 EUS 检查初步诊断为十二指肠脂肪瘤的病变共 75 例,占同期 EUS 检查诊断为十二指肠黏膜下病变总数的4.42%。其发病年龄在 22~81 岁,平均年龄在 60 岁左右,女性发病稍多于男性。其病因及发病机制目前尚未完全明确,可能与胎儿发育过程中脂肪沉积黏附于消化道、全身或肠源性脂肪代谢障碍、血脂异常等有关。十二指肠脂肪瘤绝大多数没有相关的症状,即便有临床表现,也缺乏特异性,临床上该病的症状与肿瘤大小、部位及生长方式相关。因瘤体一般较小,常在胃镜检查或手术时意外发现。当瘤体增大时,可出现上腹饱胀、腹痛等非特异性症状。瘤体增大至堵塞肠腔,则可引起幽门梗阻或肠梗阻症状。胃酸、胆汁、胰液的反复刺激及食物摩擦可引起病灶表面糜烂、溃疡和出血,从而导致腹痛、黑便等症状。据文献报道,少数较大脂肪瘤造成肠壁蠕动不对称时,可出现肠套叠。另有较少见的因瘤体靠近十二指肠乳头,从而导致梗阻性黄疸和急性胰腺炎。体格检查通常无相关的阳性体征。血清学检查通常也无肿瘤、炎症和免疫等指标的明显异常,若肿瘤标志物升高,要警惕伴发其他恶性肿瘤或误诊的可能性。十二指肠脂肪瘤可发生在十二指肠的任何部位,但以降部较为多见。发现病灶通常是通过胃镜检查,但该病初步诊断主要依靠 EUS 等检查,确诊则需要组织病理学检查,表现为纤维组织包缠的成熟脂肪细胞,光镜下见肿瘤由分化成熟的脂肪细胞构成,细胞质内充满脂滴。常规切片细胞互相挤压呈多角形空泡状,核被挤压于一边,卵圆形,浓染,肿瘤中常有很薄的结缔组织间隔,将瘤细胞分成小叶结构。由于内镜下活检取材大多较表浅,不能深达黏膜下层,因此常规活检病理对其诊断帮助并不大。此外,内镜检查受进镜深度的限制,对降部以下的病变常难以发现,会造成漏诊。该病的治疗目前尚缺乏有效的药物治疗手段,只有通过内镜或外科手术两种方法进行治疗,治疗效果通常较好,临床实际工作中可根据患者的个体情况,结合病灶大小、位置和临床症状等,选择内镜下治疗、外科手术治疗或随访观察。通常脂肪瘤生长缓慢,属于良性肿瘤,目前尚无恶变的报道,预后相对好;而十二指肠部位特殊,周边血管丰富,结构复杂,内镜下治疗或外科手术治疗的难度和风险都较大,应尽量避免过度治疗。我们的临床经验是,对于绝大部分无相关症状、体征的患者,只需接受观察随访。

二、EUS 表现

十二指肠脂肪瘤在 EUS 下的典型表现为半球形或椭圆形隆起性病变,瘤体表面色泽如常或呈淡黄色(图 3-5-1),表面黏膜结构正常光滑,活检钳触之质地柔软,加压能使之凹陷,离开后能复原,深挖活检后可能会有脂肪溢出,淡黄色系脂肪瘤体在黏膜表面的透光所见,有助于考虑本病的诊断。病灶多为单发病灶,偶为多发,边界清楚,以降部较为常见,大多数为 0.5~1.5cm。绝大多数起源于黏膜下层,极少数源于黏膜层,黏膜层多清晰可辨(图 3-5-2)。通常表现为肠壁内高强回声团块,内部回声均匀,病灶较大时后方可见回声衰减,其边界清楚,部分较大病灶可呈长条状,也可出现长蒂样结构(图 3-5-3),少数病灶可出现黏膜表面糜烂或浅溃疡形成(图 3-5-4)。周边肠壁层次结构正常,周围无相关肿大淋巴结。因脂肪瘤的 EUS 影像极具特征,一般根据 EUS 检查都能作出正确的诊断。若病灶影像不典型、EUS 难以判断时,可考虑 CE-EUS 和 EUS-EG 来帮助鉴别。必要时还可行 EUS-FNA 进一步明确诊断,但 FNA 是一项有创的侵入性技术,有发生并发症的可能,因此通常若是病灶较小、患者无明显临床症状时,应权衡利弊,再决定是否行 EUS-FNA 检查。

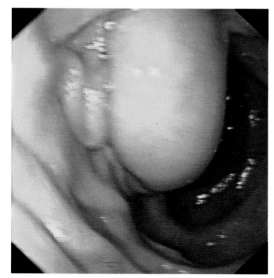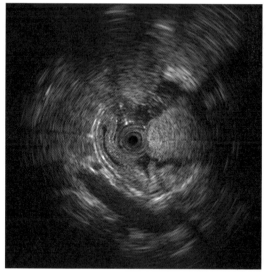

图 3-5-1　十二指肠降部脂肪瘤

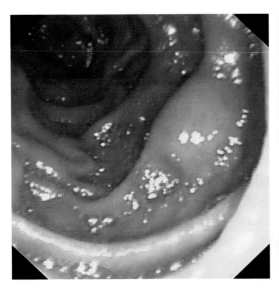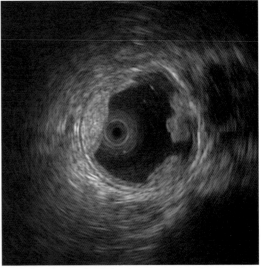

图 3-5-2 十二指肠降部脂肪瘤（黏膜下层）

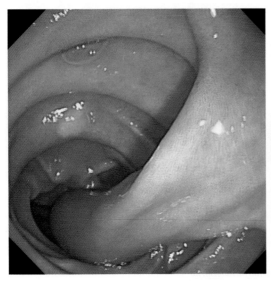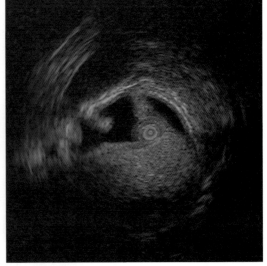

图 3-5-3 十二指肠脂肪瘤（长条样）

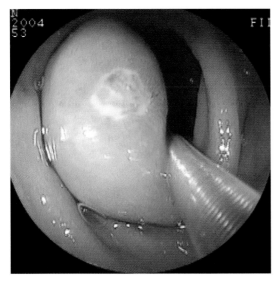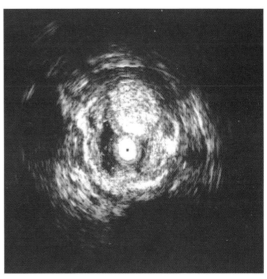

图 3-5-4　十二指肠脂肪瘤(表面糜烂)

三、影像学比较

上消化道 X 线钡餐造影能够发现十二指肠脂肪瘤较大的腔内型病灶,但吞钡检查阳性率低,无法显示病灶的起源、累及层次、内部组成等信息,也无法鉴别外压隆起,因此在临床上已基本不用。在 CT 平扫下则可表现为十二指肠腔内大小不等,类圆形或分叶状,边界清楚的低密度影,并可通过测定 CT 值来判断是否符合脂肪密度,其 CT 值多在 $-120 \sim -70HU$,增强扫描下无明显强化(图 3-5-5)。由于病灶密度较低,与气体密度相近,对较小的病灶若不仔细观察,易误认为十二指肠内积气而造成漏诊。利用窗技术适当增加窗宽和降低窗位,有利于区分气体与脂肪影。MRI 有较好的组织分辨率,抑脂序列技术的发展则进一步拓展了其应用。十二指肠脂肪瘤在 MRI 上的典型表现为,位于十二指肠的类圆形柔软肿块,在 T_1WI 中呈高信号,T_2WI 呈中等信号,T_1、T_2 抑脂像呈低信号,增强扫描同样无强化表现。相对钡餐造影来说,CT 和 MRI 在病灶的大小、边界、内部组织结构等方面可以提供更加精确的信息,在辅助诊断方面有一定的价值,不过对于较小的病灶,有时只能提示局部肠壁增厚,存在一定漏诊率,在显示病灶确切大小、边界、内部结构等方面清晰度远不如 EUS,而且无法显示病灶的层次起源和表面黏膜结构,也无法进行组织活检。因此,EUS 的临床诊断价值明显优于 CT 和 MRI。但若存在病灶位于十二指肠远端而胃镜难以到达、病灶较大、内部回声不均匀、有淋巴结肿大或合并其他特殊病史等情况,我们还是需要借助 CT 和 MRI 作为辅助检查来明确病灶的整体情况。

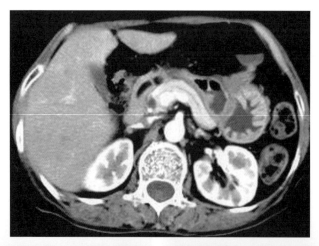

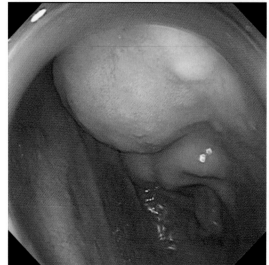
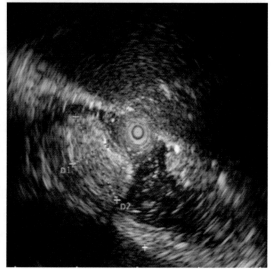

图 3-5-5 十二指肠脂肪瘤(CT/EUS)

四、治疗和随访

根据 EUS 检查所提供的病灶的部位、数量、大小、起源层次、与周围组织结构的关系和患者的个体情况,我们可以对十二指肠脂肪瘤选择不同的处理方法。十二指肠脂肪瘤大多为良性病变,目前未见有恶变报道。因此,对无症状的小脂肪瘤,多主张使用常规胃镜、EUS 等进行定期随访。对有症状或难以鉴别病灶良、恶性者,应考虑内镜下治疗或手术切除。如瘤体部位、大小、形态等适合者,可行内镜下切除治疗。内镜切除方法较多,包括套扎切除术、EMR 或 ESD 等。若内镜下切除有困难或有大出血、穿孔等风险,或术前诊断不明确,伴有严重的出血或梗阻等情况,外科手术治疗可作为首选的治疗方式,并可根据不同情况,采取经十二指肠切开行肿瘤局部切除术、局部肠段切除术、保留胰腺的十二指肠切除术等不同的术式。在我们的临床实践中,75 例 EUS 下诊断为十二指肠脂肪瘤的患者,病灶平均大小为1cm 左右,多位于降部;有 12 例进行了内镜下治疗,其中 10 例行十二指肠球部脂肪瘤套扎术(图 3-5-6),2 例行内镜切除术(图 3-5-7),术后病理证实为脂肪瘤,所有接受治疗的患者手术顺利,无明显并发症,治疗后行普通胃镜或 EUS 随访,创面愈合良好,均未见复发。所有 75 例患者中无 1 例接受外科手术治疗。未行内镜下治疗的 63 例患者,10 例接受普通胃镜随访,在随访期间病灶无明显增大,另有 4 例接受 EUS 随访(图 3-5-8),随访时间为 10~70 个月,平均为 26 个月,病灶平均增大 0.06cm,进一步证实十二指肠脂肪瘤的良性发展过程和 EUS 的观察随访价值。

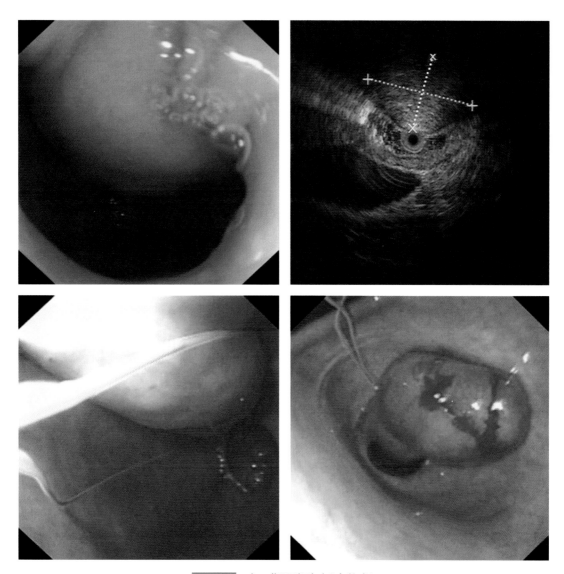

图 3-5-6 十二指肠脂肪瘤(套扎术)

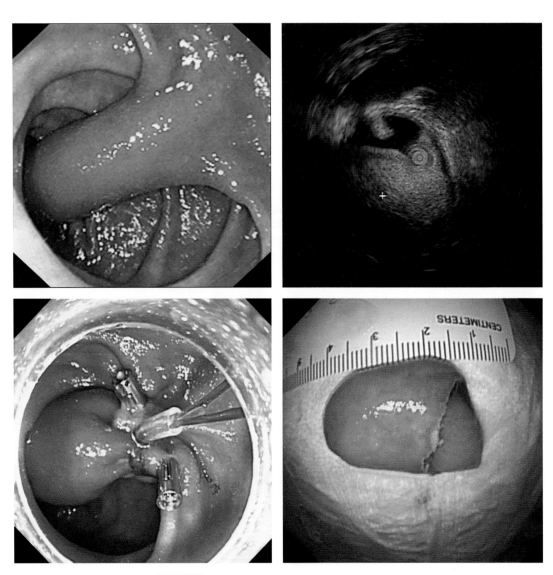

图 3-5-7 十二指肠脂肪瘤（套扎+部分切除术）

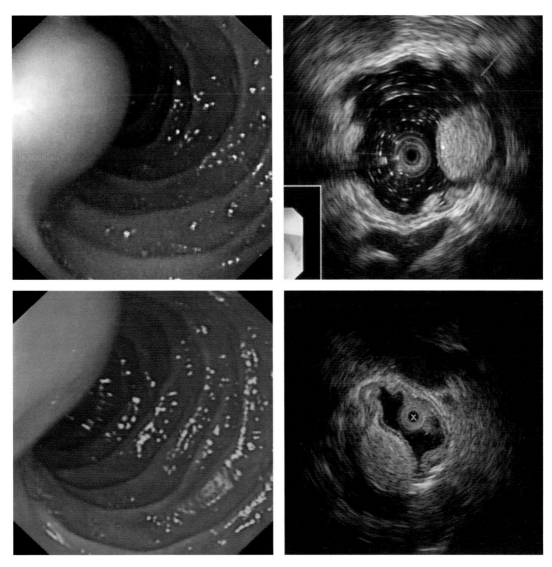

图 3-5-8 十二指肠脂肪瘤随访无明显变化（6 年）

===== 参考文献 =====

［1］ PEI M W,HU M R,CHEN W B,et al. Diagnosis and Treatment of Duodenal Lipoma：A Systematic Review and a Case Report［J］. J Clin Diagn Res,2017,11(7)：PE01-PE05.

［2］ WICHENDU P N,DODIYI-MANUEL A. Gastric outlet obstruction from duodenal lipoma in an adult［J］. Niger J Surg,2013,19(2)：79-81.

［3］ BLANCHET M C,ARNAL E,PAPAREL P,et al. Obstructive duodenal lipoma successfully treated by endoscopic polypectomy［J］. Gastrointest Endosc,2003,58(6)：938-939.

［4］ OUWERKERK H M,RABER M H,FRELING G,et al. Duodenal Lipoma as a Rare Cause of Upper Gastrointestinal Bleeding［J］. Gastroenterology Res,2010,3(6)：290-292.

［5］ JENNINGS B S,DOERR R J. Duodenal lipoma causing intussusception［J］. Surgery,1989,105(4)：560-563.

［6］ MCGRATH F P,MOOTE D J,LANGER J C,et al. Duodenojejunal intussusception secondary to a duodenal lipoma presenting in a young boy[J]. Pediatr Radiol,1991,21(8):590-591.

[7] WEINSTOCK L B,AXELBAUM J,NORMAN E. Duodenal lipomatosis[J]. Gastrointest Endosc,2013,77(6): 954.

[8] CHEN H T,XU G Q,WANG L J,et al. Sonographic features of duodenal lipomas in eight clinicopathologically diagnosed patients[J]. World J Gastroenterol,2011,17(23):2855-2859.

[9] XU G Q,WU Y Q,WANG L J,et al. Values of endoscopic ultrasonography for diagnosis and treatment of duodenal protruding lesions[J]. J Zhejiang Univ Sci B,2008,9(4):329-334.

[10] 陈洪潭,许国强,王丽君,等.十二指肠脂肪瘤的诊治[J].中华内科杂志,2010,49(2):125-128.

[11] KOVAC J D,DUNJIC M K,BJELOVIC M,et al. Magnetic resonance imaging features of multiple duodenal lipomas:a rare cause of intestinal obstruction[J]. Jpn J Radiol,2012,30(8):676-679.

[12] YAMAN I,DERICI H,PAKSOY S. Symptomatic duodenal lipoma with endoscopic snare polypectomy[J]. Ulus Cerrahi Derg,2014,30(2):103-105.

[13] ASLAN F,AKPINAR Z,CEKIC C,et al. En bloc resection of a 9 cm giant gastro-duodenal lipoma by endoscopic submucosal dissection[J]. Dig Liver Dis,2015,47(1):88-89.

[14] PARRA V,PRECIADO J,HUERTAS M,et al. Low-cost technique for resection of a large duodenal lipoma with the aid of a modified polypectomy snare[J]. Endoscopy,2018,50(1):E22.

[15] PEI M W,HU M R,CHEN W B,et al. Diagnosis and Treatment of Duodenal Lipoma:A Systematic Review and a Case Report[J]. J Clin Diagn Res,2017,11(7):PE01-PE05.

[16] ZIRPE D,WANI M,TIWARI P,et al. Duodenal Lipomatosis as a Curious Cause of Upper Gastrointestinal Bleed:A Report with Review of Literature[J]. J Clin Diagn Res,2016,10(5):PE01-PE04.

第六节　十二指肠间质瘤

一、概述

胃肠道间质瘤(gastrointestinal stromal tumors,GISTs)是消化道最常见的间叶源性肿瘤,可以发生在消化道的任何部位,以胃和小肠最为常见,十二指肠间质瘤相对少见,占所有间质瘤的4%~5%。近年来,随着EUS的普及应用,显著提高了其发现率和诊断率。我们的临床研究发现,近10年浙江大学医学院附属第一医院行EUS检查初步诊断为十二指肠间质瘤的患者共118例,占同期十二指肠黏膜下病变的6.95%,发病年龄为25~77岁,平均在40~60岁左右,男性稍多于女性。该病确切的病因及发病机制尚未明确,通常认为与肠道Cajal细胞及其前体细胞的基因突变相关,最常见的为*c-kit*或*PDGFRα*基因突变。通常十二指肠间质瘤缺乏特异性的临床表现,其症状很大程度上取决于肿瘤部位、大小、生长方式以及是否合并有糜烂和溃疡等。瘤体较小或肿瘤向肠腔外生长者,很少产生临床症状,常常在胃镜等影像学检查或腹腔手术时被意外发现。常见的非特异性症状包括上腹部不适、腹痛、腹胀和恶心等,病灶较大可引起上消化道梗阻、梗阻性黄疸和上消化道出血等。我们的临床研究发现,直径超过2cm的十二指肠间质瘤症状以消化道出血最为常见,主要与瘤体表面溃疡有关。体格检查常无明显阳性体征,并发上消化道出血者可出现贫血的相关体征。血清学指标通常也无肿瘤、炎症和免疫等方面的明显异常,出血患者可出现血红蛋白下降和大便潜血阳性等。十二指肠间质瘤可发生在十二指肠的任何部位,但以十二指肠球部及降部较为常见,绝大多数病灶为单发,病灶形态多为球形或类圆形,少见的可呈分叶状或哑铃形,病灶较大者表面常可见溃疡形成。我们的临床研究发现,病灶大小多为0.3~3.1cm,个别有大至12cm的。该病的初步诊断主要依靠 EUS、CT 等检查,确诊则需组织病理学和免疫组化检查,并可进一步行基因检测。十二指肠间质瘤可依据其细胞生长排列方式分为 3 种不同的细胞类型,即梭形细胞型、上皮样细胞型和混合细胞型;免疫组化染色大多可表现出 CD117 阳性,CD34 在 CD117 阴性及阳性病例中均可表达,在 CD117 阴性病例则可见 DOG-1 强阳性表达;在基因水平,*c-kit* 或 *PDGFRα* 基因突变最为常见,但也有少部分 *c-kit* 或 *PDGFRα* 基因突变都呈阴性,被认为是野生型间质瘤。根据肿瘤细胞的核分裂象与肿瘤大小、部位等参数,改良的 NIH 风险分层标准,可以将其恶性潜能分为极低危、低危、中危和高危 4 级,并据此对治疗和预后作出一定的判断。该病目前的治疗主要有药物、内镜、手术治疗等方法;也可结合靶向药物联合手术进行治疗,临床上可根据患者的个体情况,结合病灶大小、位置、层次起源、危险程度分级、转移与否等,选择药物治疗、内镜下治疗、外科手术治疗或随访观察。目前多数学者都认为十二指肠间质瘤是一种具有潜在恶性倾向的侵袭性肿瘤,其中高危的比例高于胃间质瘤。近年来美国和欧洲都制定了有关该病进行治疗的指南和共识意见,通常当瘤体>1.5cm 或 2cm 时应进行内镜或外科手术治疗。极低和低危病灶治疗后复发少,预后较好,病灶较大的中高危治疗效果相对差,但总体疗效明显优于癌肿。因为十二指肠部位特殊,治疗并发症多而复杂,对于瘤体<1cm 的病灶,可以不考虑摘除治疗,但需要进行严密的评估与随访。

二、EUS 表现

十二指肠间质瘤在 EUS 下多表现为十二指肠黏膜下隆起,球形或半球形,基底广阔,黏膜表面光滑完整,质地中硬,色泽正常,多数为单发病灶(图 3-6-1)。瘤体较大时可见到局部充血,黏膜表面多个细小颗粒状突起,部分病例可出现糜烂、溃疡或出血(图 3-6-2)。病灶多起源于固有肌层,少数也可起源于黏膜下层或黏膜层,呈低回声团块,内部回声均匀,病灶较大或恶变者可呈现内部回声不均匀,伴高强回声斑和液化灶(图 3-6-3)。边界大多清楚、规则,周围肠壁层次结构正常,邻近肠壁无明显肿大淋巴结影。EUS 检查还有助于判断间质瘤的良、恶性程度,病灶大、边缘不规则、囊性变、溃疡形成、内部非均质性等往往提示肿瘤具有更高危险度,这些特点在其他的研究中也已得到了佐证。近年来,随着仪器设备的不断更新

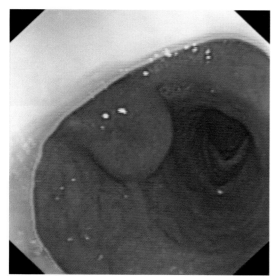
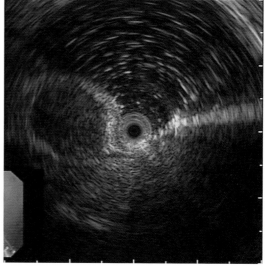

图 3-6-1　十二指肠球部间质瘤

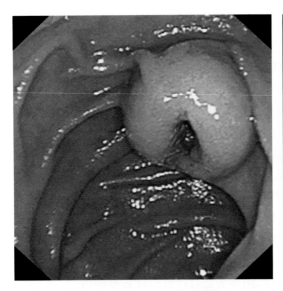
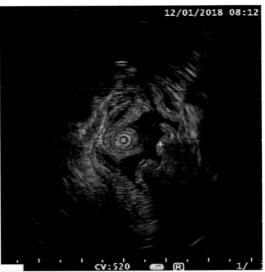

图 3-6-2 十二指肠降部间质瘤(伴溃疡)

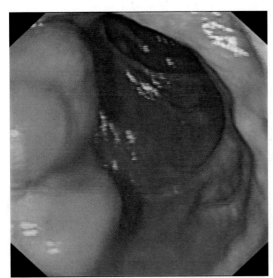
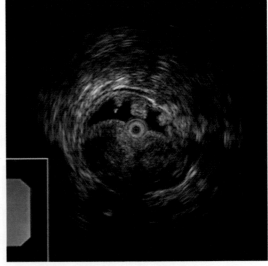

图 3-6-3 十二指肠间质瘤(回声不均匀)

和发展,无创的 CE-EUS 和 EUS-EG 等技术也在临床应用发展,对十二指肠间质瘤的血供、血管分布和软硬度等方面的检测不仅有助于我们对间质瘤进行诊断和鉴别诊断,而且能够帮助我们判断间质瘤的良、恶性,提高诊断的准确性。必要时也可采用 EUS-FNA 获取病变组织用于免疫组化检查(图 3-6-4),进一步提高敏感性与准确率,达到确诊的目的。但要严格掌握适应证,也要警惕假阴性结果和穿刺活检过程中可能存在潜在的种植转移风险等因素。

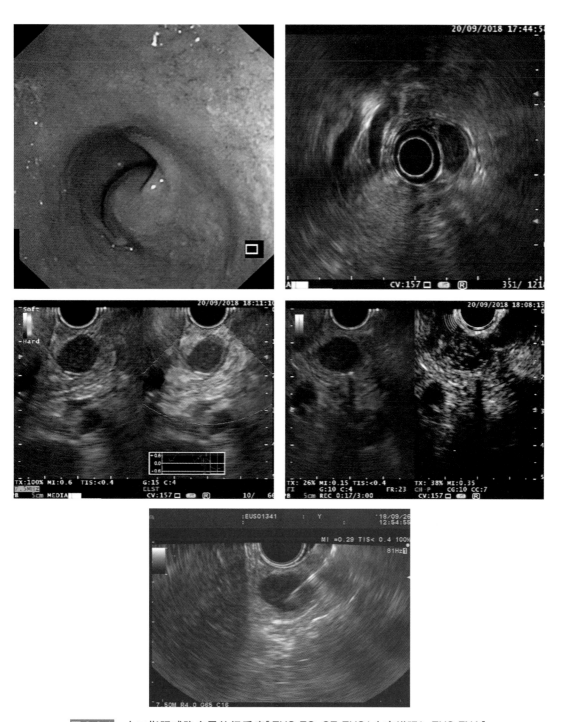

图 3-6-4 十二指肠球降交界处间质瘤[EUS-EG、CE-EUS(中高增强)、EUS-FNA]

三、影像学比较

因十二指肠间质瘤位置相对深,临床上除了内镜检查,亦有一部分患者是通过其他影像学检查手段如钡餐造影、CT、MRI等发现病灶的。吞钡造影所能得到的信息很少,无法显示病灶的起源和内部组成,也无法区分外压隆起,因此临床上无法对病灶进行定性诊断。与GI相比,CT扫描具有更高的密度分辨率,可提供更多的有关病灶的性质、来源以及血供情况,多表现为腔内或腔外突出的圆形或类圆形软组织肿块,少数可呈不规则形、分叶状或哑铃形,富含血供,中等密度(CT值与肌肉相当),良性者直径多<5cm,病灶密度均匀,分界清晰(图3-6-5);恶性者多>5cm,密度不均匀,中央可伴囊变、坏死、出血的低密度区,增强后病灶呈中等或明显强化。恶性者可伴随腹水、网膜和系膜的受累以及肝转移(图3-6-6),但淋巴结转移少见。MRI能够多轴面成像,对病灶有更好的定位优势,且对于肿瘤坏死囊变、出血的显示更为敏感和准确(图3-6-7)。良性十二指肠间质瘤在T_1WI上表现为不均匀的低信号或稍低信号,T_2WI上表现为不均匀稍高或高信号,病灶界限清楚;恶性者在T_1和T_2图像上

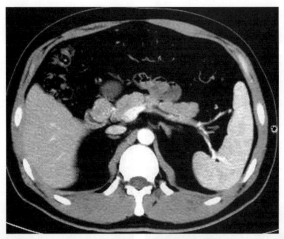

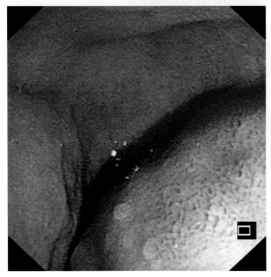
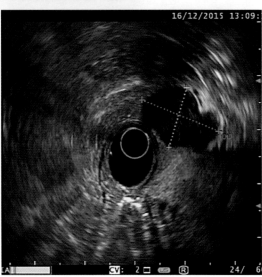

图 3-6-5　十二指肠降部间质瘤(CT/EUS)

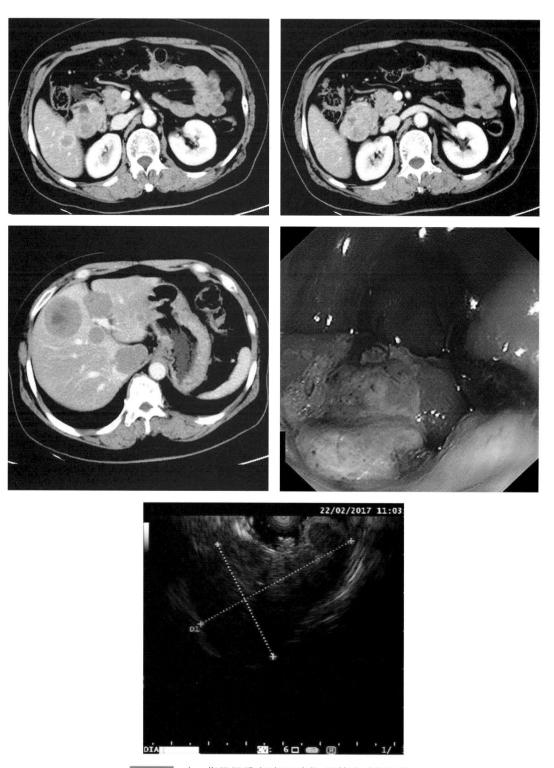

图 3-6-6 十二指肠间质瘤(坏死液化、肝转移,CT/EUS)

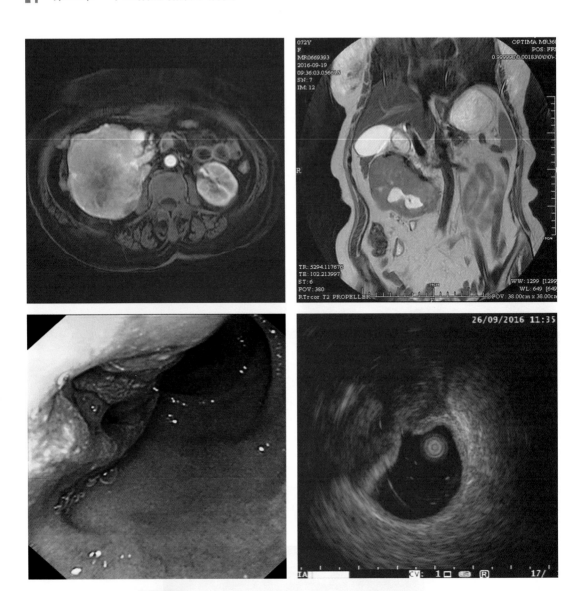

图 3-6-7　十二指肠间质瘤（MRI 动脉期、T$_2$WI 冠状位、EUS）

都由高信号向低信号转变,增强扫描见瘤体实性部分明显强化。在发现病灶和鉴别诊断方面与 CT 相仿,对于 CT 检查禁忌的患者可考虑 MRI 检查。CT 和 MRI 检查对于病灶>2cm 的十二指肠间质瘤具有一定的诊断价值,但对于较小病灶的敏感性及清晰度远不如 EUS,亦无法提示病灶的层次起源和表面结构,也无法获得组织学标本。因此,EUS 相比 CT 和 MRI 等影像学检查,对十二指肠间质瘤的诊断和鉴别诊断价值更大。虽然十二指肠间质瘤多位于球部及降部,但是也有少部分病例位于十二指肠水平部及升部,EUS 难以到达,此时 CT 及 MRI 等在诊断方面则能发挥更大的作用。此外,CT 及 MRI 还对肿瘤组织侵犯情况及远处转移状况予以明确诊断。因此,在临床实践中对于十二指肠间质瘤,我们需要根据情况结合不同的检查手段进行诊断分析。因十二指肠间质瘤多富血供,DSA 检查可提示瘤体供血动脉增粗,周围可见丰富的肿瘤血管网及实质期瘤体染色,期间可见血管池,对诊断活动性出血尤其是发现隐匿病灶有重要的价值,但因无法提供病灶表象和周围肠壁结构的信息,亦不能对病灶的起源和性质作出正确的判断,通常不作为常用的检查手段。

四、治疗和随访

十二指肠间质瘤的治疗处理方案包括外科手术治疗、内镜下治疗、分子靶向药物治疗以及随访观察等。若 EUS 检查发现溃疡形成、边界不规则、区域淋巴结增大、病灶在随访期间迅速增大等高危因素,即使肿瘤直径<2cm,也应考虑治疗。而当间质瘤肿瘤直径>2cm 时,则必须进行治疗。对于原发、局限的十二指肠间质瘤,手术通常作为首选的治疗方式。手术应当尽量达到完整切除肿瘤(即 R0 切除)和保留器官功能的目的,同时应避免术中损伤假包膜,造成肿瘤破裂,导致肿瘤的腹腔播散种植。肿瘤是否完整切除、术中肿瘤有无破裂与患者的预后密切相关。尽管对手术切缘的大小还没有严格定义,但还是推荐 1~2cm 的阴性切缘为佳。根据肿瘤大小、部位、生长方式,以及是否与周围组织、器官浸润等不同情况,可以采用不同的术式,小到肿瘤剜除术,大到胰十二指肠切除手术。因为十二指肠间质瘤容易发生肝转移与腹腔播散,在手术中同时应对腹膜及其他脏器予以密切探查,当发现肿瘤侵犯时,应采用联合脏器切除手术。间质瘤淋巴结转移的概率较低,因此,若无淋巴结的明显肿大,通常不展开广泛淋巴结清扫。由于十二指肠周围解剖复杂,操作困难,又要保证肿瘤完整切除,为避免肿瘤破裂发生腹腔转移,目前绝大多数实施开腹手术。随着近年来内镜技术突飞猛进的发展,利用内镜手术治疗间质瘤得到了越来越广泛的应用。内镜下手术方式多种多样,包括 EMR、ESD 和 EFR 等。相较于外科手术治疗,内镜下治疗有费用相对少、患者恢复快、住院时间短等优点,不过内镜下切除可能存在切除不完全导致复发以及穿孔后引起的腹腔种植等风险,因此在选择内镜下治疗仍需要非常谨慎。相对于外科手术治疗,十二指肠间质瘤内镜下治疗的研究仍旧较少,尚未形成共识,今后需要进行更多的相关研究,从而在间质瘤内镜下治疗的适应证等方面制定出一个相对规范的标准。近年来,腹腔镜联合内镜的双镜联合治疗也已得到了开展,具有定位准确、手术时间短、可保留更多正常组织、并发症发生率低等优点。在我们的临床研究中,有 35 例选择外科手术治疗,术后病理 30 例诊断为间质瘤,3 例病理诊断为异位胰腺,2 例为神经内分泌肿瘤。EUS 诊断与术后病理结果吻合率为 87.18%。除了手术及内镜治疗,分子靶向药物也是十二指肠间质瘤综合治疗中极为重要的一环。伊马替尼作为一线分子靶向药物,通过抑制酪氨酸激酶及其受体磷酸化,可以达到阻止肿瘤细胞增殖、恢复细胞正常凋亡的目的。使用伊马替尼靶向治疗可延长患者生存期,显著提高患者生活质量。其现已被广泛应用于新辅助治疗、术后辅助治疗及不可手术切除或术后复发转移的间质瘤的治疗,并取得了良好效果。对于十二指肠间质瘤术后患者,定期的复查随访也是极为重要的一环。根据中国胃肠间质瘤诊断治疗共识,因术后常见的转移部位为腹膜及肝脏,故推荐腹、盆腔增强 CT 或 MRI 作为常规随访项目,但当 CT 扫描不能确定结果时,往往需行 PET/CT 扫描。中高危患者应每 3 个月进行 CT 或 MRI 检查,持续 3 年,然后每 6 个月 1 次,直至 5 年,5 年后每年随访 1 次;低危患者应每 6 个月进行 CT 或 MRI 检查,持续 5 年。由于肺部和骨骼转移发生率较低,建议至少每年进行 1 次胸部 X 线检查,在出现相关症状的情况下推荐进行 ECT 骨扫描。总之,随着对间质瘤发病机制研究的不断深入,多学科综合治疗仍将是未来治疗十二指肠间质瘤的主要模式。对于肿瘤直径<2cm 的无症状小间质瘤,最新版美国 NCCN 指南建议可暂不治疗,可以采取 EUS 进行随访观察,并且未限制随访周期。在我们的临床研究中,未治疗的有 19 例接受 EUS 随访观察,平均随访时间为 29 个月,病灶平均增大 0.11cm/年(图 3-6-8)。

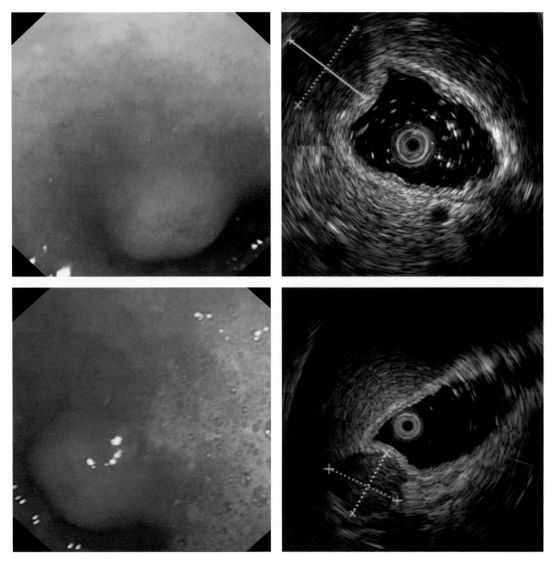

图 3-6-8　十二指肠间质瘤（3.5 年随访）

参考文献

［1］ MIETTINEN M，LASOTA J. Gastrointestinal stromal tumors：pathology and prognosis at different sites［J］. Semin Diagn Pathol，2006，23（2）：70-83.

［2］ BEHAM A，SCHAEFER I M，CAMERON S，et al. Duodenal GIST：a single center experience［J］. Int J Colorectal Dis，2013，28（4）：581-590.

［3］ 胡凤玲，许国强，虞卫华，等. 十二指肠间质瘤诊治分析［J］. 中华消化杂志，2010，30（10）：776-777.

［4］ CORLESS C L，FLETCHER J A，HEINRICH M C. Biology of gastrointestinal stromal tumors［J］. J Clin Oncol，2004，22（18）：3813-3825.

［5］ MIETTINEN M，WANG Z F，LASOTA J. DOG1 antibody in the differential diagnosis of gastrointestinal stromal tumors：a study of 1 840 cases［J］. Am J Surg Pathol，2009，33（9）：1401-1408.

［6］ GUNAWAN B，VON HEYDEBRECK A，SANDER B，et al. An oncogenetic tree model in gastrointestinal stromal tumours（GISTs）identifies different pathways of cytogenetic evolution with prognostic implications［J］. J Pathol，2007，211（4）：463-470.

［7］ LIEGL B，KEPTEN I，LE C，et al. Heterogeneity of kinase inhibitor resistance mechanisms in GIST［J］. J Pathol，2008，216（1）：64-74.

［8］ 胡凤玲，许国强.胃肠道间质瘤的影像学表现及临床价值［J］.国际消化病杂志，2008，28（5）：388-390.

［9］ 宁建文，季峰，王丽君，等. 265 例胃肠道间叶源性肿瘤的临床病理特征及超声内镜诊断价值［J］.中华消化杂志，2006，26（6）：381-385.

［10］ HWANG J H，KIMMEY M B. The incidental upper gastrointestinal subepithelial mass［J］. Gastroenterology，2004，126（1）：301-307.

［11］ VON MEHREN M，RANDALL R L，BENJAMIN R S，et al. Gastrointestinal stromal tumors，version 2. 2014［J］. J Natl Compr Canc Netw，2014，12（6）：853-862.

［12］ AYDIN A，TEKIN F，GUNSAR F，et al. Value of endoscopic ultrasonography for upper gastrointestinal stromal tumors：a single center experience［J］. Turk J Gastroenterol，2004，15（4）：233-237.

［13］ SEKINE M，IMAOKA H，MIZUNO N，et al. Clinical course of gastrointestinal stromal tumor diagnosed by endoscopic ultrasound-guided fine-needle aspiration［J］. Dig Endosc，2015，27（1）：44-52.

［14］ CAI P Q，LV X F，TIAN L，et al. CT Characterization of Duodenal Gastrointestinal Stromal Tumors［J］. AJR Am J Roentgenol，2015，204（5）：988-993.

［15］ O'SULLIVANP J，HARRIS A C，HO S G，et al. The imaging features of gastrointestinal stromal tumors［J］. Eur J Radiol，2006，60（3）：431-438.

［16］ NISHIDA T，BLAY J Y，HIROTA S，et al. The standard diagnosis，treatment，and follow-up of gastrointestinal stromal tumors based on guidelines［J］. Gastric Cancer，2016，19（1）：3-14.

［17］ GERVAZ P，HUBER O，MOREL P. Surgical management of gastrointestinal stromal tumours［J］. Br J Surg，2009，96（6）：567-578.

［18］ KIM H H. Endoscopic treatment for gastrointestinal stromal tumor：Advantages and hurdles［J］. World J Gastrointest Endosc，2015，7（3）：192-205.

［19］ DEMATTEO R P，BALLMAN K V，ANTONESCU C R，et al. Long-term results of adjuvant imatinib mesylate in localized，high-risk，primary gastrointestinal stromal tumor：ACOSOG Z9000（Alliance）intergroup phase 2 trial［J］. Ann Surg，2013，258（3）：422-429.

第七节　十二指肠神经内分泌肿瘤

一、概述

以往所称的神经内分泌肿瘤（neuroendocrine neoplasms，NENs）是指组织分化较好的神经内分泌肿瘤，近年来随着对该类疾病认识的不断加深，统一将该类疾病定义为神经内分泌肿瘤，根据 WHO 的组织病理学分类的不同，按其良、恶性程度可分为 G1、G2 和 G3 三级，G1 和 G2 其生长相对缓慢，恶性程度相对低，G3 恶性度高同腺癌。临床上神经内分泌肿瘤可以在不同的器官组织中出现，如胃肠道、呼吸道、胸腺、肝、胰腺、卵巢、前列腺和肾脏等。其中，以胃肠道神经内分泌肿瘤的发生率最高，约占所有神经内分泌肿瘤的67.5%，不过十二指肠神经内分泌肿瘤仅占 2%~3%，发生率相对低，随着胃镜和 EUS 检查的普及,其检出率在过去数十年中有逐步上升的趋势,据报道其在人群中的整体发病率约为 0.19/10 万。我们的临床研究资料发现,近 10 年浙江大学医学院附属第一医院行 EUS 初步诊断为十二指肠神经内分泌肿瘤的病变共 14 例,占同期十二指肠黏膜下隆起总数的 0.83%,发病年龄在 45~83 岁,平均为 55 岁左右;在性别方面,男性略多于女性,与相关文献所报道基本一致。有关神经内分泌肿瘤的病因及发病机制尚未完全明确,据报道神经内分泌细胞的细胞周期调控因子异常表达、*p16* 基因缺失等因素在其发生与发展中可能发挥了一定的作用。根据 WHO 分型,可将其分为 5 种类型,包括胃泌素瘤、生长抑素瘤、无功能性神经内分泌瘤、副神经节瘤及低分化的神经内分泌癌。另外,有部分十二指肠神经内分泌肿瘤可表现为遗传综合征,如多发性内分泌瘤病 1 型。该病在发病初期通常无明显临床表现,随着肿瘤增大,可出现腹痛、黄疸、恶心、呕吐、消化道出血、腹泻、肠道梗阻等非特异性症状。因部分神经内分泌肿瘤细胞可分泌 20 多种具有生物活性的物质,如 5-羟色胺、缓激肽、组胺、生长抑素、胃泌素等,当这些生物活性物质进入血液循环时,可出现一系列神经内分泌肿瘤综合征的表现,包括哮喘、呼吸困难、腹痛绞痛、面部和躯干上部潮红等不适,后期还可出现三尖瓣闭锁不全和肺动脉瓣狭窄,引起右心衰竭从而导致死亡。临床上十二指肠神经内分泌肿瘤绝大部分无神经内分泌肿瘤综合征表现,其发生率不到 10%,出现神经内分泌肿瘤综合征时常伴肝脏转移,可能与转移灶分泌的活性物质可直接进入肝静脉而进入血液循环,以及肝脏因神经内分泌肿瘤的侵犯导致其清除功能降低有关。其中,在胃泌素瘤中可出现卓-艾综合征,以明显的高胃泌素血症、高胃酸分泌和消化性溃疡为特征。体格检查通常无特异的阳性体征,如有肝脏转移可发现肝脏肿大,如有骨转移可有骨骼的压痛。在实验室检查方面,根据相对应的临床症状,可行血清胃泌素、嗜铬粒蛋白、生长抑素、生长激素释放激素、皮质醇以及尿 5-羟吲哚乙酸等检查,若检查后考虑为多发性内分泌瘤病 1 型,还可进行血清离子钙、血糖、甲状旁腺激素、催乳素、胰高糖素、胰岛素、胰多肽、血管活性肠肽等的检测。十二指肠神经内分泌肿瘤以球部较为常见,大部分为单发病灶,病灶大小在 0.5~1.0cm。该病通常经常规胃镜检查发现病灶,但初步诊断主要依靠 EUS、CT 等检查,确诊则需进行病理及免疫组化染色。十二指肠神经内分泌肿瘤在光镜下可见癌细胞为小梁、腺泡所包绕,呈均匀的带状,为低有丝分裂状态,伴有少量的坏死并被基质分隔开,免疫组化表现出相对特异的 CgA、Syn、NSE 等染色阳性。该病临床上可根据患者的个体情况,结合病灶大小、位置、层次起源、危险程度分级、转移与否等,选择内镜下治疗、外科手术治疗、药物治疗或随访观察。因十二指肠神经内分泌肿瘤具有恶性倾向,且有转移风险,若发现该病一般需要进行积极治疗,不能选择定期随访,只是十二指肠部位特殊,结构复杂、重要,并发症处理困难,故选择治疗方案时应科学、合理。该病的预后与疾病发现的早晚、组织学类型、分化程度等有关。

二、EUS 表现

十二指肠神经内分泌肿瘤在 EUS 下以十二指肠球部较为常见,通常表现为半球形光滑的黏膜下隆起,表面黏膜结构多正常,但病灶不大时,表面可见充血或糜烂(图 3-7-1,图 3-7-2),部分隆起表面有凹陷,质地中硬。在超声探头扫描下可见病灶多起源于黏膜下层,少数可起源于黏膜层,内部回声均匀,呈低回声改变,但回声略高于平滑肌瘤和间质瘤,呈毛玻璃状,边界尚清晰,大部分为单发病灶,少数为多发病灶(图3-7-3)。病灶较大时可突破黏膜下层,侵犯肌层,甚至突破浆膜侵犯到周围组织,边界会不整齐,出现浸润像。因神经内分泌肿瘤具有一定的转移风险,中晚期可探及肠周肿大的淋巴结。位于黏膜层的十二指肠神经内分泌肿瘤病变相对浅表,部分可通过内镜下活检获得病理确诊(图3-7-4)。对于 EUS 考虑神经内分泌肿瘤而普通活检为阴性的患者,CE-EUS 和 EUS-EG 可用与来帮助诊断,特别是 CE-EUS 检查具有特征性高增强,对于诊断和鉴别该类疾病具有重要价值,因为该类肿瘤血供多数丰富(图3-7-5)。必要时,还可进一步行 EUS-FNA 检查来确诊。

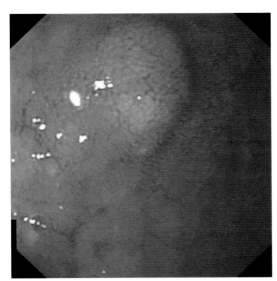
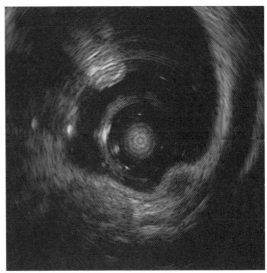

图 3-7-1 十二指肠球部神经内分泌肿瘤

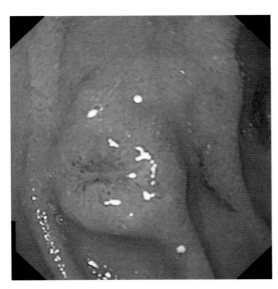
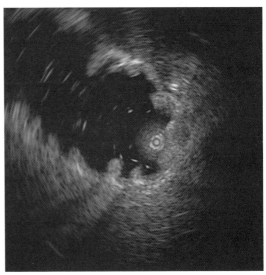

图 3-7-2 十二指肠降部神经内分泌肿瘤

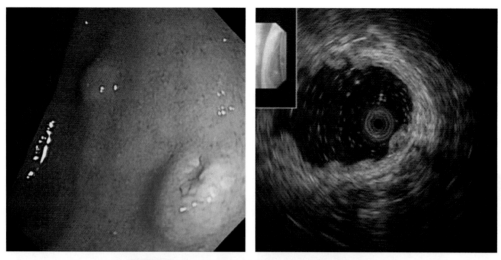

图 3-7-3 十二指肠降部神经内分泌肿瘤 (多发)

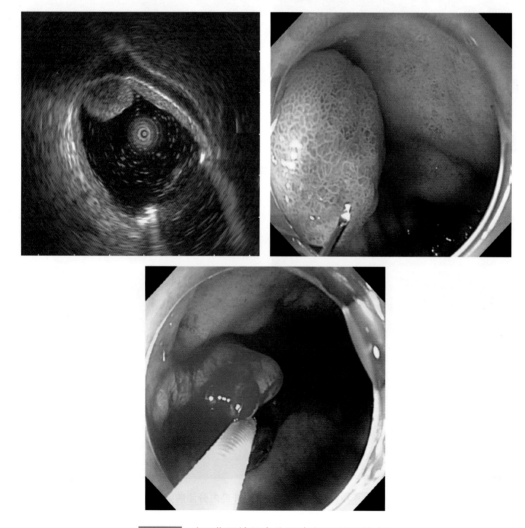

图 3-7-4 十二指肠神经内分泌肿瘤 (深挖活检术)

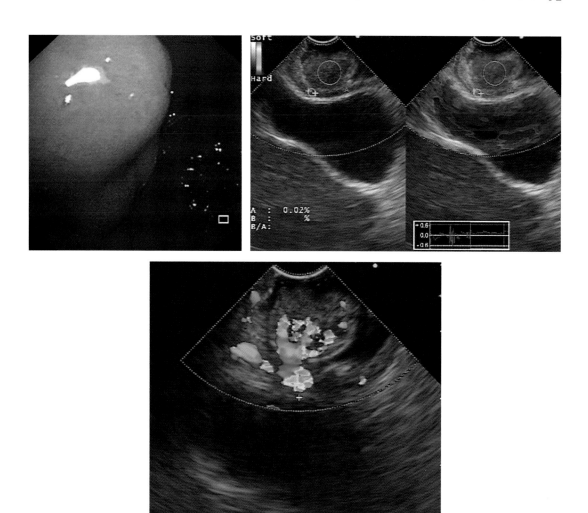

图 3-7-5 十二指肠球部神经内分泌肿瘤血供丰富(EUS-EG)

三、影像学比较

在对十二指肠神经内分泌肿瘤的其他影像检查中,传统的钡餐造影提供的信息极其有限,无法用于诊断和鉴别诊断,现在已基本不用。CT 和 MRI 检查比起钡餐造影,可以得到更多的信息,CT 图像上较大的神经内分泌肿瘤表现为息肉样隆起或管腔内软组织影,较小的可见肠壁增厚或肠壁内团块,在增强扫描的动脉期呈富血供病变,门静脉期多可见显著强化(图 3-7-6),部分可见局部转移的淋巴结强化。较大者多表现为形态不规则、分叶状,容易发生囊变坏死,密度不均匀。MRI 图像上神经内分泌肿瘤同样表现为一团块影,在增强 MRI 中呈现为不同强化程度的类圆形病灶。CT 和 MRI 检查对病灶大小、边界、内部结构和血供情况等能提供一定的信息,不过其精确度相对低,<1cm 的病变容易发生漏诊,而十二指肠神经内分泌肿瘤的病灶普遍较小。相对来说,EUS 对于小病灶仍有很高的检出率,还可以显示病灶的表面黏膜情况和层次起源,同时进行活检;另外,对周边的淋巴结也可进行扫描探查。因此,对于病灶及其附近情况的探查,EUS 检查有较大的检查

优势。但 EUS 难以到达十二指肠升部,并且十二指肠神经内分泌肿瘤具有一定远处转移的风险,需利用 CT 和 MRI 对转移灶存在与否进行充分的评估。所以,在临床工作中,应将 CT 和 MRI 检查与 EUS 进行优势互补。另外,因神经内分泌肿瘤细胞能表达生长抑素受体,使得生长抑素受体显像(somatostatin receptor scintigraphy,SRS)对于该病的定位诊断有很高的阳性率,并能有效检出 CT 和 MRI 漏检的主动脉旁及纵隔淋巴结和骨转移的病灶,故临床工作中可以将 SRS 作为确定恶性程度较高的神经内分泌肿瘤转移范围的补充手段之一。

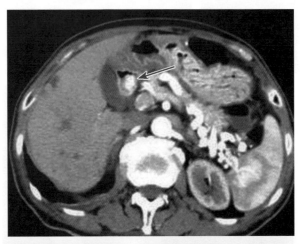

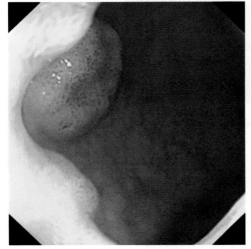 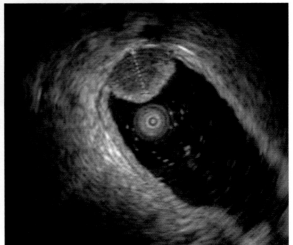

图 3-7-6　十二指肠球部神经内分泌肿瘤(CT/EUS)

四、治疗和随访

十二指肠神经内分泌肿瘤作为低度恶性并有转移风险的肿瘤,在条件允许的情况下,通常应当建议患者选择积极治疗,而非定期随访。治疗方式的选择,则根据 CT、MRI、EUS 等检查结果,并通过综合肿瘤所在的位置、大小、组织学类型、恶性程度分级和有无转移等各方面因素,采取内镜下治疗、外科手术治疗及药物治疗。对于直径<1cm、局限于黏膜下层、G1 和 G2 分级、无淋巴结转移及远处转移的十二指肠神经内分泌肿瘤患者,内镜下治疗(EMR、EMR-L、ESD 等)可作为首选方式,其切除效果与远期预后都已得到了验证。对于大小为 1~2cm 的十二指肠神经内分泌肿瘤,其治疗方式的选择尚存在争议。内镜下治疗由于其创伤小、恢复快的特点,使得有较多人更倾向于选择内镜下治疗。但也有文献报道,>1cm 的十二指肠神经内分泌肿瘤其淋巴结转移的发生率较高,推荐手术切除加淋巴结清扫。因此,对于 1~2cm 的十二指肠神经内分泌肿瘤,可根据 CT、MRI、EUS 检查报告,结合 EUS-FNA 的病理结果和患者的个体情况,权衡利弊后选择合适的治疗方式。对于>2cm 的十二指肠神经内分泌肿瘤,因十二指肠肠壁较薄,内镜下治疗易出现切除不彻底或穿孔的风险,并且其发生淋巴结转移的风险更高。因此,对于>2cm 或任何大小并明确存在淋巴结转移的十二指肠神经内分泌肿瘤,在行 CT、MRI、EUS 等检查,排除远处转移后,可首选手术切除加淋巴结清扫,切除方式根据不同的部位可采用肿瘤剔除术、十二指肠肠段切除术、胰十二指肠切除术等。其中,壶腹部神经内分泌肿瘤较为特殊,相对于其他部位的神经内分泌肿瘤,其在体积较小、有丝分裂率较低的情况下,仍有较高的转移风险,总体生存率也更低,因而在确定无远处转移的情况下,无论其大小,通常建议采取胰十二指肠切除术。对于存在远处转移但转移灶较局限的情况下,可积极对原发肿瘤及转移灶进行切除,对于肝脏的转移灶还可采取动脉栓塞、射频消融等治疗,术后辅以化疗、生物治疗、分子靶向治疗等。对于存在广泛转移无法行手术治疗的患者,则通常直接采取化疗、生物治疗、分子靶向治疗等。我们的临床研究发现,10 余年来共 14 例通过 EUS 初步诊断为十二指肠神经内分泌肿瘤,其中 7 例经病理确诊,术前 EUS 与病理诊断的吻合率为 100%。3 例患者接受了内镜下治疗(图 3-7-7),2 例治疗顺利,术后随访未见复发,1 例内镜下治疗过程中出现十二指肠穿孔,后转至外科再次行手术治疗,术后恢复可。2 例直接行外科手术治疗,随访未见复发。另有 2 例患者,行深挖活检术后确诊为神经内分泌肿瘤,拒绝治疗,其中 1 例随访时间长达 9 年,EUS 提示随访过程中病灶增大 0.4cm(图 3-7-8),但未发生明显转移征象。通常十二指肠神经内分泌肿瘤患者接受治疗后,需进行密切随访。对于接受内镜治疗的患者,需在第 6 个月、24 个月、36 个月通过内镜、多层螺旋 CT 及血清 CgA 检查进行随访。接受手术治疗的患者,可在第 6 个月、12 个月行多层螺旋 CT、SRS 及血清 CgA 检查,此后每年进行随访,至少 3 年。对于多发转移无法切除的患者,如因肿瘤未进展或无明显症状而暂未行治疗者,应每隔 3~6 个月复查多层螺旋 CT、SRS 及血清 CgA 等。对于接受药物抗肿瘤治疗的患者,则应当根据药物使用间隔及预期的毒性反应,制订相应的随访计划。总之,对于十二指肠神经内分泌肿瘤患者,应通过完善而细致的检查,进行全方位的评估,而后制订出相应的治疗及随访方案,从而尽最大可能去改善患者的预后。

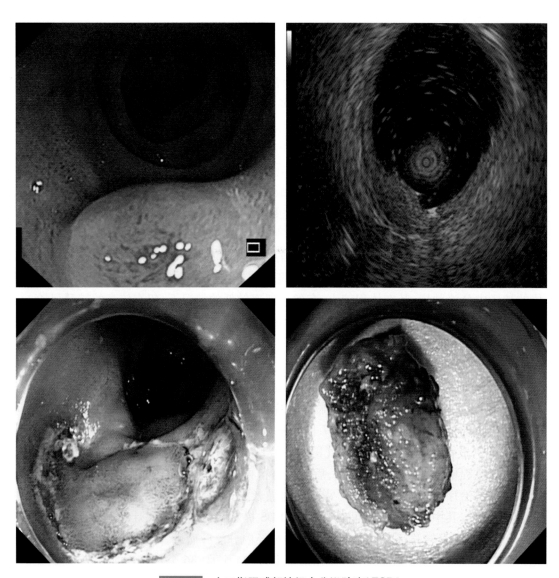

图 3-7-7 十二指肠球部神经内分泌肿瘤（ESD）

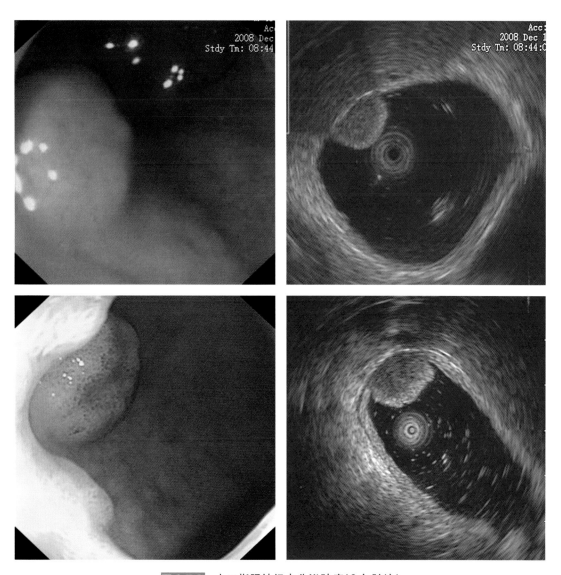

图 3-7-8　十二指肠神经内分泌肿瘤(9 年随访)

===== 参考文献 =====

[1] FITZGERALD T L,DENNIS S O,KACHARE S D,et al. Increasing incidence of duodenal neuroendocrine tumors:Incidental discovery of indolent disease？[J]. Surgery,2015,158(2):466-471.

[2] YAO J C,HASSAN M,PHAN A,et al. One hundred years after " carcinoid ":epidemiology of and prognostic factors for neuroendocrine tumors in 35,825 cases in the United States[J]. J Clin Oncol,2008,26(18):3063-3072.

[3] KLOPPEL G,PERREN A,HEITZ P U. The gastroenteropancreatic neuroendocrine cell system and its tumors: the WHO classification[J]. Ann NY Acad Sci,2004,1014:13-27.

[4] HOFFMANN K M,FURUKAWA M,JENSEN R T. Duodenal neuroendocrine tumors:Classification,functional syndromes,diagnosis and medical treatment[J]. Best Pract Res Clin Gastroenterol,2005,19(5):675-697.

[5] CHIN J L,O' TOOLE D. Diagnosis and Management of Upper Gastrointestinal Neuroendocrine Tumors[J].

Clin Endosc,2017,50(6):520-529.

[6] EL HAJJ I I,EL CHAFIC A H,CRAMER H,et al. Ampullary carcinoid tumors diagnosed by endoscopic ultrasound-guided fine needle aspiration in two patients with biliary and pancreatic duct obstruction[J]. Endoscopy,2011,43(Suppl 2 UCTN):E422-E423.

[7] TSAI S D,KAWAMOTO S,WOLFGANG C L,et al. Duodenal neuroendocrine tumors:retrospective evaluation of CT imaging features and pattern of metastatic disease on dual-phase MDCT with pathologic correlation[J]. Abdom Imaging,2015,40(5):1121-1130.

[8] KIM G H,KIM J I,JEON S W,et al. Endoscopic resection for duodenal carcinoid tumors:a multicenter,retrospective study[J]. J Gastroenterol Hepatol,2014,29(2):318-324.

[9] KUMTA N A,DESAI A,DOSHI R,et al. Endoscopic mucosal resection of duodenal carcinoid[J]. Endoscopy,2016,48(Suppl 1):E158-E159.

[10] DOGEAS E,CAMERON J L,WOLFGANG C L,et al. Duodenal and Ampullary Carcinoid Tumors:Size Predicts Necessity for Lymphadenectomy[J]. J Gastrointest Surg,2017,21(8):1262-1269.

[11] RANDLE R W,AHMED S,NEWMAN N A,et al. Clinical outcomes for neuroendocrine tumors of the duodenum and ampulla of Vater:a population-based study[J]. J Gastrointest Surg,2014,18(2):354-362.

[12] DELLE FAVE G,KWEKKEBOOM D J,VAN CUTSEM E,et al. ENETS Consensus Guidelines for the management of patients with gastroduodenal neoplasms[J]. Neuroendocrinology,2012,95(2):74-87.

第八节 十二指肠外压隆起

一、概述

十二指肠外压隆起在普通胃镜下表现为黏膜下隆起性改变,是由于附近的脏器或病变组织对十二指肠造成压迫而形成的假性黏膜下隆起病变。十二指肠外压隆起大致可分为非肿瘤性外压隆起及肿瘤性外压隆起两大类。非肿瘤性外压隆起主要是指十二指肠周围的器官和非肿瘤性病变所造成的,以胆囊、肝脏、胰腺、血管、胆总管、淋巴结等周边脏器组织贴压最多见,可表现为器官肿大压迫,也可表现为正常器官贴压;部分病例可因如环状胰腺等解剖变异造成。肿瘤性外压隆起主要包括十二指肠周边脏器、腹壁及后腹膜肿瘤等压迫所致。随着 EUS 的普及应用,该病的发现率及诊断率得到了显著提高。浙江大学医学院附属第一医院消化内镜中心近 10 年来经 EUS 初步诊断为十二指肠外压隆起共计 95 例,占同期十二指肠黏膜下隆起病变总数的 5.65%。其中非肿瘤性病变 80 例,肿瘤性病变 15 例。十二指肠外压隆起大多是在胃镜检查时发现的,然后通过 EUS 检查作出初步的诊断,其中非肿瘤性外压患者通常无明显症状,特别是那些正常器官组织外压的患者,部分压迫较明显者可出现腹痛、腹胀、恶心、呕吐和嗳气等不适症状,以及病变器官相关的相应症状,如环状胰腺患者可引起肠腔狭窄、梗阻等症状。而肿瘤性外压病变患者症状则相对更明显,并可呈进行性加重,同时也常有与肿瘤相关的各种症状。因肿瘤可侵犯十二指肠肠壁,故还可导致十二指肠黏膜出现溃疡、糜烂等病变,引起出血,亦可引起黏膜肿胀、肠腔出现狭窄等表现。无论是非肿瘤性外压隆起还是肿瘤性外压隆起,部分患者均可出现相关的阳性体征,但是正常器官外压通常无阳性体征,肿瘤性外压隆起多数具有相关的阳性体征。部分患者根据器官病变的不同,也会出现相应的血清学检查的改变。如肿瘤性病变患者可出现腹部压痛、腹部包块、胃型和体重下降等体征,血清学检查在部分患者中则可出现血红蛋白、白蛋白降低、肿瘤标志物升高等表现。十二指肠外压病变可发生在十二指肠的任何部位,以球部多见,水平部和升部因胃镜检查深度的局限,发现较少。该病初步诊断主要依靠 EUS 检查,需进一步明确诊断,必要时可以考虑采用 EUS-FNA。部分患者因十二指肠压迫狭窄而无法进行 EUS 检查时,可联合腹部增强 CT、腹部动脉 CTA 等检查进一步佐证,部分患者也可以通过内镜下诊疗或外科手术来获得病变组织确诊。有关该类疾病的治疗方案主要是根据外压隆起病变的性质、大小、部位和与周围器官的关系等来决定,对于非肿瘤性病变,特别是正常器官的贴压隆起,通常无需采取任何治疗措施,除非十二指肠受压严重引起肠梗阻等症状,对于肿瘤性病变,则需采取积极的措施,应当结合 CT、MRI、穿刺活检等方法进一步明确病变性质、范围和程度等,并进行相应的对因治疗,必要时及时手术治疗。该类疾病的预后主要与病变的性质、程度等因素有关。

二、EUS 表现

普通胃镜仅能观察十二指肠黏膜表面的情况,无法将外压隆起与十二指肠黏膜下病变区分开来,而 EUS 除了可以观察黏膜情况,超声探头还可对病灶所在部位和肠壁层次结构作出准确的评估,使两者的鉴别诊断成为可能。十二指肠非肿瘤性外压在 EUS 下通常表现为肠壁表面光滑的隆起性病变,多为浅隆起或半隆起,隆起表象可随肠蠕动而出现大小改变,并伴有肠壁下滑感,注水后隆起会变浅或消失,部分患者也会随着体位的改变,隆起病灶出现变化。在压迫较明显时可见黏膜糜烂,另外环状胰腺因环形压迫十二指肠肠壁,故常常引起肠腔狭窄,使内镜难以通过。在超声下可见十二指肠肠壁层次结构正常,肠壁外可见相应的压迫脏器组织或非肿瘤性病变的征象,特别是微型超声探头,对肠壁没有压迫,能够很清晰地显示肠壁的 5 层结构,正确判断是肠壁病变还是壁外的压迫,壁外病变会呈现特征性的外翻弧形征象,即外压病灶与肠壁呈 X 形。但是,微型探头探查深度有限,对外压组织、器官的全貌显示较差,对外压组织及其病变的诊断准确性不如标准内镜超声检查术,也没有血流显示、谐波增强和弹性成像等功能。同时,标准内镜超声检查术也存在镜身粗大、对肠壁可产生压迫、肠壁层次显示欠清、肠腔受压明显时镜子难以进入等缺点。所以,有时需要两种 EUS 同时联合应用,来判断是否外压和外压组织与病变是什么。如最常见的胆囊外压(图 3-8-1)时,可见一无回声或低回声暗区紧贴肠壁,若伴有胆囊结石,还可在无回声区内见一高回声团块,团块后方可见声影,团块还可随体位发生改变(图 3-8-2)。胆总管外压时,可在肠壁后方见一管腔样低回声结构,彩色多普勒下其内无血流信号。胰腺外压(图 3-8-3)时,可在贴近小弯侧肠壁见一中低回声影,与正常胰腺组织相连。肝脏外压时,可见肠壁外细密分布的中低点状回声(图 3-8-4),比胰腺回声略低,有时还可在其内见囊状暗区的存在,考虑产生压迫的肝组织中存在肝囊肿(图 3-8-5)。血管外压时,可见一无回声的条索状、管腔样结构,彩色多普勒下其内可见血流信号。囊肿外压时,可见一规则的无回声暗区,其后可见增强。淋巴结外压时,可见一孤立的椭圆形低回声区,内部回声欠均匀(图 3-8-6)。残留异物外压时,壁外可见条状的高回声结构,周围组织呈低回声改变,且明显增厚。环状胰腺外压时,可见低回声区 C 形包绕肠壁,与胰头分界不清。十二指肠肿瘤性外压在 EUS 下,则通常可见黏膜表面呈充血糜烂性改变,可伴有溃疡形成,当肿瘤较大或侵犯肠壁时,还可引起肠壁僵硬变形、肠腔狭窄。在超声下通常可见肠壁外存在一低回声团块影,内部回声常不均匀,边界不清,形态欠规则(图 3-8-7),血供丰富,部分可侵犯肠壁,可伴有周边淋巴结肿大。对于非肿瘤性外压考虑的病变,通常无需行 EUS-FNA 检查。对于肿瘤性外压考虑的病变,可行 CE-EUS 和 EUS-EG 来协助诊断,必要时还可通过 EUS-FNA 取组织行病理学检查进行确诊(图 3-8-8),为制订后续治疗方案提供依据,但操作时需注意可能发生的出血、感染等风险。

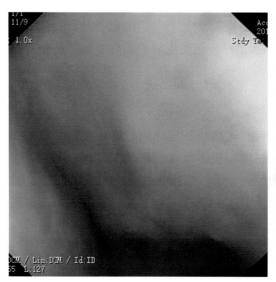
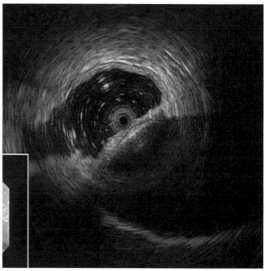

图 3-8-1 十二指肠球部外压隆起(胆囊)

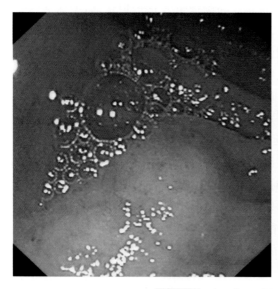
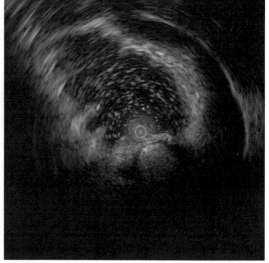

图 3-8-2 十二指肠球部外压隆起(胆囊颈结石)

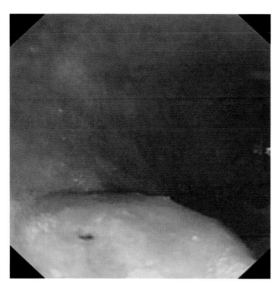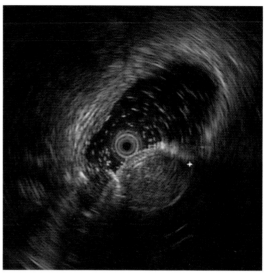

图 3-8-3　十二指肠球部外压隆起（胰腺）

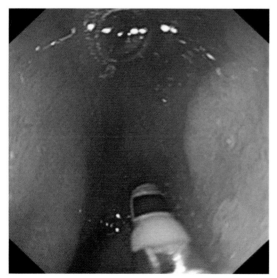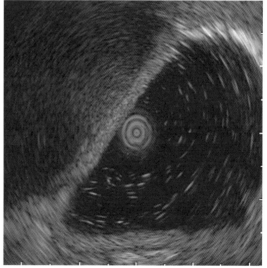

图 3-8-4　二指肠球部外压隆起（肝脏）

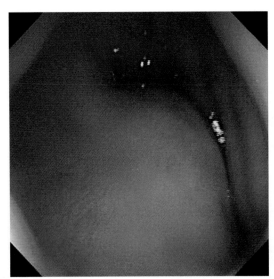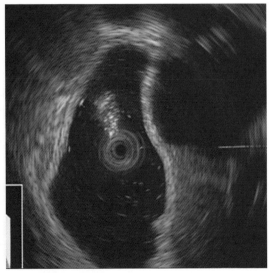

图 3-8-5　十二指肠球部外压隆起（肝囊肿）

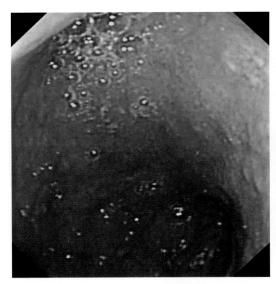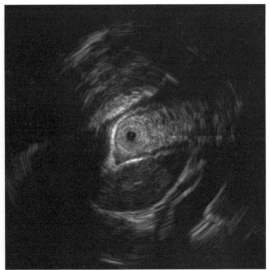

图 3-8-6　十二指肠球部外压隆起（淋巴结）

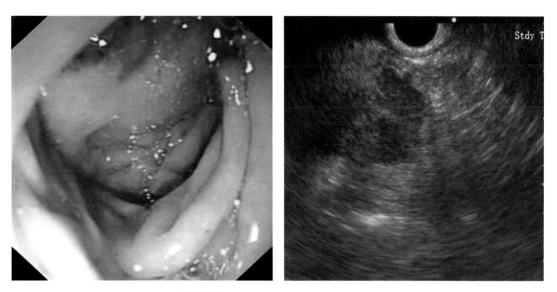

图 3-8-7　十二指肠外压隆起(结肠癌)

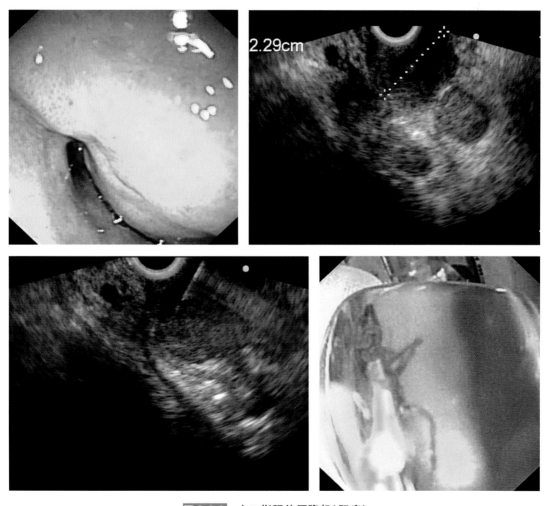

图 3-8-8　十二指肠外压隆起(肝癌)

三、影像学比较

十二指肠外压通常无特异性症状,常常在普通胃镜检查时发现黏膜下隆起,后行进一步检查而确定。在胃食管吞钡造影中,充盈缺损仅能提示十二指肠隆起性病变,无法鉴别是否为外压,因此现在已极少使用,但对了解肠道受压狭窄程度和长度是有帮助的,特别是当内镜不能通过时。CT 及 MRI 相对胃肠造影能提供更多的信息,可在大小、边界、血供等方面对病灶作出评估。对于大多数非肿瘤性外压,特别是正常组织、器官的贴压,CT 及 MRI 等检查通常无阳性发现,但对于部分如慢性胆囊炎伴胆囊结石(图 3-8-9)等导致相关脏器出现病理性肿大,从而压迫十二指肠的情况,仍具有一定的辅助诊断价值。其中,环状胰腺(图 3-8-10)在 CT 及 MRI 的横断面扫描中有较鲜明的特点,胰头部可见部分胰腺实质向前延伸,包绕十二指肠肠壁,可伴肠壁局部增厚、狭窄,增强扫描下可见强化水平与正常胰腺相一致。对于肿瘤性外压,CT 及 MRI 可通过肿瘤所在部位、与周边脏器的关系,对其来源作出一定的判断,另外通过增强扫描还可以对病灶的强化水平及血供情况提供一定的信息,并可观察是

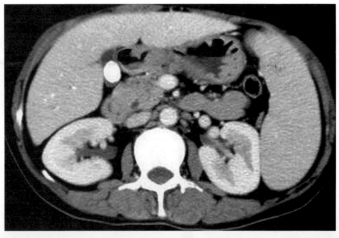

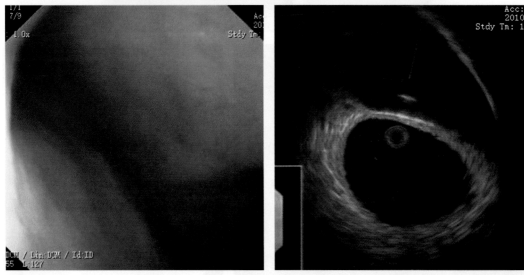

图 3-8-9 十二指肠球部外压隆起(胆囊结石,CT/EUS)

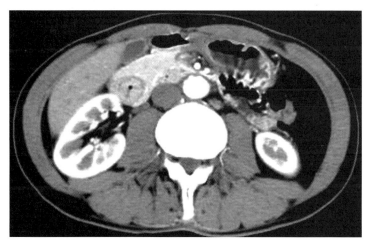

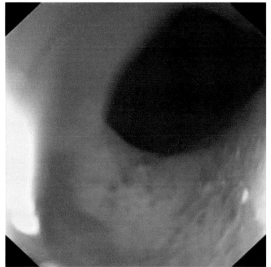 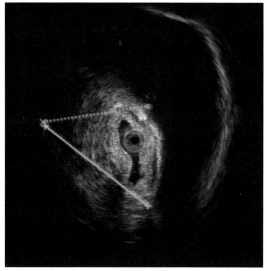

图 3-8-10 十二指肠环状胰腺外压(CT/EUS)

否存在周边脏器的转移灶,从而对后续治疗方式的选择提供相应的依据。但由于 CT 及 MRI 扫描精度相对于 EUS 欠佳,对于部分贴近肠壁、病灶体积较小的外压病变,无法明确判断其与十二指肠的关系,而 EUS 可通过超声下浆膜层是否完整以及十二指肠层次关系,从而对病变的起源及十二指肠肠壁是否受侵犯作出一个相对准确的判断。因此,对于 EUS 下较为肯定的考虑为非肿瘤性病变的患者,可以不行 CT 及 MRI 检查,但对于部分症状明显以及 EUS 下有恶性倾向的病变,特别是病灶较大伴有淋巴结肿大和转移的病灶,仍需进一步接受 CT 和 MRI 等影像学检查来了解病灶的整体情况。因此,将两者结合起来应用,对病灶的正确诊断和评估及患者后续治疗方案的选择更为有利。

四、治疗和随访

EUS、CT 及 MRI 等检查相辅相成,对于十二指肠外压患者制订进一步的治疗方案有重要的指导意义。对于大部分非肿瘤性病变,如胆囊、肝脏、胰腺等正常组织对十二指肠造成的压迫以及壁外囊肿等,通常无需进行进一步治疗,只需定期随访即可。对于部分存在慢性胆囊炎伴胆囊结石的患者,如胆囊及消化道症状较严重,可行手术治疗切除胆囊,同时可解除十二指肠压迫的症状。壁外囊肿如需治疗,可行 EUS 引导下穿刺引流。另外,对于环状胰腺引起的肠腔狭窄、黏膜糜烂等情况,通常采取保守治疗,但对于十二指肠压迫症状十分明显、存在肠梗阻等情况时,则需外科手术治疗解除压迫。对于考虑为肿瘤性病变的患者,根据影像学检查结果以及患者意愿,可选择直接外科手术切除,或者先行穿刺活检,根据病理结果进一步采取手术、化疗等治疗方式;对于无法进一步治疗者,则可用支架植入术解除可能存在的十二指肠恶性梗阻等。在我们的研究中,非肿瘤性病变外压患者中有 2 例考虑为胆囊外压的患者,因症状明显,接受手术治疗,术后病理提示慢性胆囊炎、胆囊结石,胆囊切除后症状明显缓解。另有 6 名非肿瘤性病变患者采取普通内镜或增强 CT 随访,随访过程中均未发现恶变征象。在 EUS 初步诊断考虑为肿瘤性病变外压的患者中,共 11 例病理结果明确病灶性质,其中 3 例接受穿刺活检,8 例接受外科手术。总的来说,在临床工作中,对于考虑为十二指肠外压病变的患者,应充分利用 EUS、CT、MRI 等辅助检查手段,必要时采取 EUS-FNA 以获取组织病理学信息,在充分评估病灶后,根据病变是否存在恶性征象,采取随访或相应的治疗措施。

===== 参考文献 =====

[1] 赵丽莎,龙辉,郝顺心.超声胃镜对上消化道隆起性病变的诊疗价值[J].临床内科杂志,2017,34(9):606-607.

[2] XU G Q,WU Y Q,WANG L J,et al. Values of endoscopic ultrasonography for diagnosis and treatment of duodenal protruding lesions[J]. J Zhejiang Univ Sci B,2008,9(4):329-334.

[3] OZTAS E,OGUZ D,KURT M,et al. Endosonographic evaluation of patients with suspected extraluminal compression or subepithelial lesions during upper gastrointestinal endoscopy[J]. Eur J Gastroenterol Hepatol,2011,23(7):586-592.

[4] MOTOO Y,OKAI T,OHTA H,et al. Endoscopic ultrasonography in the diagnosis of extraluminal compressions mimicking gastric submucosal tumors[J]. Endoscopy,1994,26(2):239-242.

[5] SHIM J J,JANG J Y,CHANG R. An unusual EUS finding of a gastric extraluminal compression[J]. Gastrointest Endosc,2011,74(2):406-407.

[6] AFFI A,VAZQUEZ-SEQUEIROS E,NORTON I D,et al. Acute extraluminal hemorrhage associated with EUS-guided fine needle aspiration:frequency and clinical significance[J]. Gastrointest Endosc,2001,53(2):221-225.

[7] RÖSCH T,KAPFER B,WILL U,et al. Accuracy of endoscopic ultrasonography in upper gastrointestinal submucosal lesions:a prospective multicenter study[J]. Scand J Gastroenterol,2002,37(7):856-862.

[8] 杨选民,吕斌.十二指肠外压性病变的影像学诊断[J].陕西医学杂志,2014,43(4):501-502.

[9] NAM H S,KIM H W,KANG D H,et al. Endoscopic Ultrasound-Guided Drainage without Fluoroscopic Guidance for Extraluminal Complicated Cysts[J]. Gastroenterol Res Pract,2016,2016:1249064.

[10] LI B,CHEN W B,WANG S Q,et al. Laparoscopic diagnosis and treatment of neonates with duodenal obstruction associated with an annular pancreas:report of 11 cases[J]. Surg Today,2015,45(1):17-21.

第九节　十二指肠黏膜下病变的鉴别

一、概述

临床上通常将起源于十二指肠黏膜上皮层以下的病变称为十二指肠黏膜下病变,包括十二指肠黏膜下肿瘤和其他非肿瘤性病变。较常见的有十二指肠囊肿、间质瘤、十二指肠脂肪瘤、十二指肠神经内分泌肿瘤、十二指肠异位胰腺、十二指肠 Brunner 腺瘤、十二指肠副乳头等,发病原因和机制各不相同。患者一般无明显不适,缺乏与病灶相关的临床症状,大多数病变在检查上消化道其他疾病或体检时意外发现。但也有部分病例因病灶较大、伴发溃疡、部位靠近十二指肠乳头等,可引起梗阻、出血、黄疸等症状。大部分病变在体格检查时无明显阳性体征,部分肿瘤性病灶,特别是已出现相关症状的患者也可出现相应的体征;血清学检查除部分神经内分泌肿瘤外,多无肿瘤、免疫和炎症等方面的指标异常。十二指肠黏膜下病变在普通内镜下表象相似,表现为黏膜下隆起,表面光整,彼此之间很难鉴别,甚至容易把外压隆起误诊为黏膜下病变。近年来随着 EUS 检查术的普及,人们对十二指肠黏膜下病变的了解在不断加深,根据 EUS 提供的病灶层次起源、生长方式、边界、内部回声特点等不同征象,大大提高了对十二指肠黏膜下病变彼此间的诊断和鉴别诊断的水平和能力。临床上除神经内分泌肿瘤、间质瘤等少数具有恶性潜能或低度恶性的病变外,超过90%的十二指肠黏膜下病变为良性病变。治疗上,可分别采取内镜下治疗、外科手术治疗或随访观察。根据病变的性质、大小、部位和层次起源等不同,治疗方案的选择有所不同,特别是良、恶性病变的正确诊断和鉴别诊断非常重要。另外,鉴于十二指肠部位特殊,周围结构复杂,并发症处理困难。因此,需要通过 EUS 检查进行相对准确的初步诊断,从而指导制订科学、合理的治疗和处理方案,避免误诊误治,减少过度治疗。

二、EUS 表现

EUS 兼具内镜和超声的双重功能,通过超声扫描可明确病变的大小、数目、层次起源、内部回声结构及与周围肠壁、肠外组织与器官的关系,为十二指肠黏膜下病变的诊断和鉴别诊断提供了极其重要的信息。我们的临床经验表明,部分十二指肠黏膜下病变在 EUS 下极具特征性的影像,EUS 对其诊断有很高的准确性,如十二指肠囊肿、十二指肠副乳头和十二指肠脂肪瘤等。容易误诊的主要有十二指肠 Brunner 腺瘤、十二指肠异位胰腺、十二指肠间质瘤和十二指肠神经内分泌肿瘤等。

十二指肠 Brunner 腺瘤 EUS 下呈现中高回声,回声均匀,边界清楚,起源于黏膜层或黏膜下层,质地中等,易误诊为十二指肠脂肪瘤;部分表现为均匀的中低回声的病灶,易误诊为十二指肠间质瘤(图 3-9-1);少数病灶巨大、表面高低不平并伴有糜烂溃疡的十二指肠 Brunner 腺瘤,也易误诊为十二指肠腺癌(图 3-9-2)。同样,存在少数十二指肠脂肪瘤误诊为十二指肠 Brunner 腺瘤的情况(图 3-9-3)。通常十二指肠脂肪瘤 EUS 下表现为高强回声,病灶较大时后方可见超声衰减现象,起源于黏膜下层,病灶内不会出现囊管样结构,表面黏膜呈微黄色,质地柔软,黏膜层非常完整和整齐,可用于诊断和鉴别诊断。

部分表现不典型的十二指肠异位胰腺因为表面光整、无脐凹或开口,回声基本均匀,无高强回声斑和管状结构,容易误诊为十二指肠间质瘤和十二指肠神经内分泌肿瘤等(图 3-9-4),它们之间的鉴别非常重要,后两者需要进行治疗,而前者可以不处理或随访观察。其鉴别要点是,间质瘤通常回声低且均匀,边界十分清楚,起源于固有肌层,病灶较大时表面可出现糜烂和溃疡(图 3-9-5);而十二指肠神经内分泌肿瘤多起源于黏膜层或黏膜下层,早期很少累及肌层,呈中低回声,毛玻璃状,有边界但欠清晰,病灶较小时表面即可出现充血、糜烂(图 3-9-6),CE-EUS 呈特征性的高增强。当鉴别发生困难时,也可通过深挖活检或 EUS-FNA 来帮助鉴别诊断。另外,定期的随访也能帮助鉴别,通常十二指肠间质瘤和神经内分泌肿瘤生长较快,表象也会出现充血、糜烂、溃疡和不平等变化,而十二指肠异位胰腺多无明显变化。

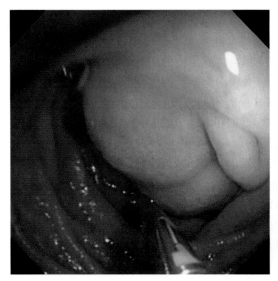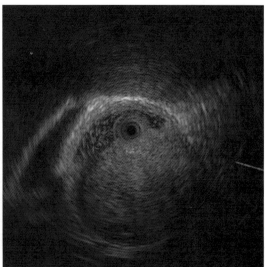

图 3-9-1 十二指肠降部 Brunner 腺瘤（误诊为间质瘤）

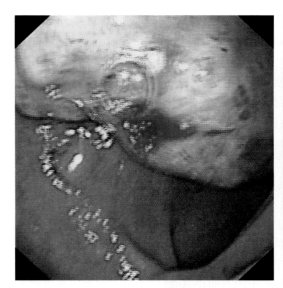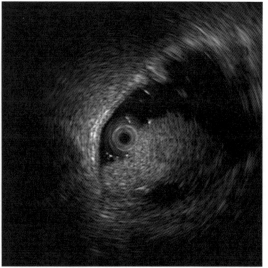

图 3-9-2 十二指肠 Brunner 腺瘤（误诊腺癌）

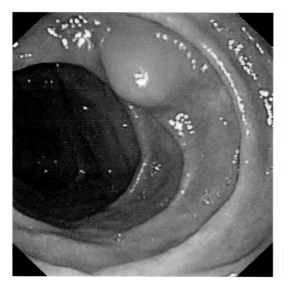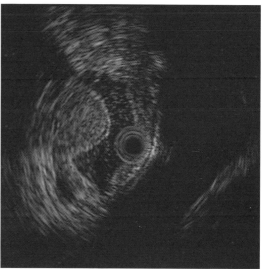

图 3-9-3　十二指肠脂肪瘤（误诊为 Brunner 腺瘤）

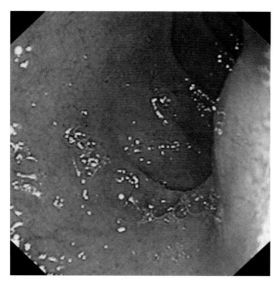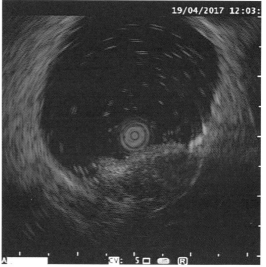

图 3-9-4　十二指肠异位胰腺（误诊间质瘤）

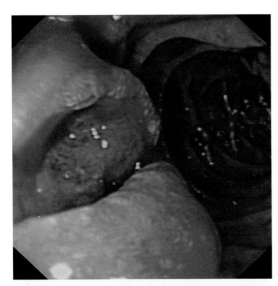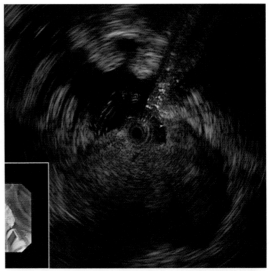

图 3-9-5 十二指肠降部间质瘤(伴溃疡)

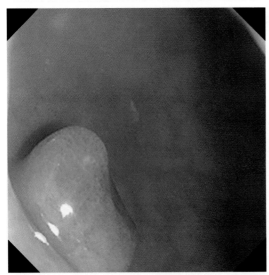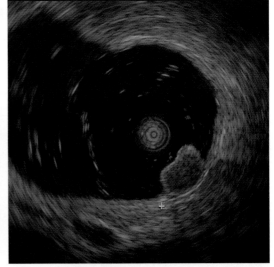

图 3-9-6 十二指肠球部神经内分泌肿瘤(糜烂)

少数表现为黏膜下肿瘤的转移癌肿,也会误诊为十二指肠异位胰腺或十二指肠间质瘤(图 3-9-7);而十二指肠间质瘤因表面伴有明显的溃疡灶,也易误诊为十二指肠腺癌(图 3-9-8)。

最后,十二指肠副乳头的诊断和鉴别诊断也非常重要,部分不典型的副乳头表面无乳头样结构,酷似黏膜下肿瘤,无明显的导管样结构,易误诊为十二指肠间质瘤而造成误诊误治,应引起高度重视,因副乳头是先天变异,通常不需要如何处理。主要鉴别要点是副乳头在EUS 下表现为特征性的低回声,均匀,无边界,外场呈声影状等(图 3-9-9)。

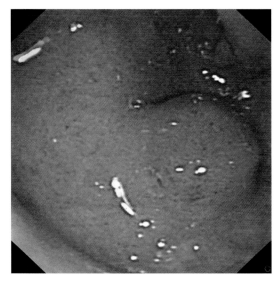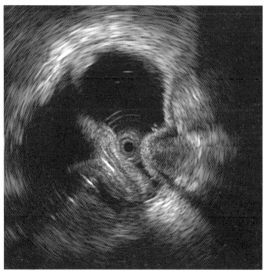

图 3-9-7　十二指肠球部转移性腺癌(误诊异位胰腺)

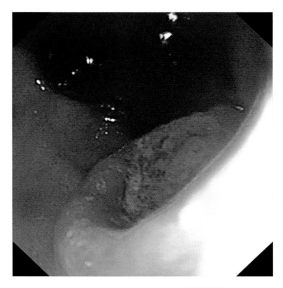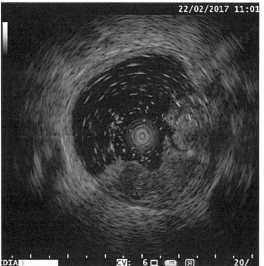

图 3-9-8　十二指肠间质瘤(误诊腺癌)

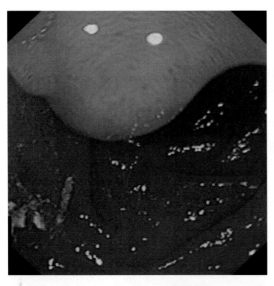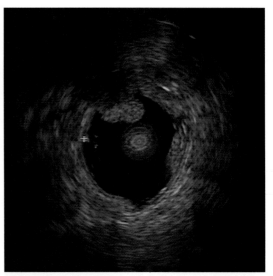

图 3-9-9 十二指肠副乳头（误诊间质瘤）

三、影像学比较

上消化道 X 线钡餐造影对十二指肠黏膜下病变来说,仅能发现较大的肠腔内占位,表现为充盈缺损,对于病变之间的鉴别诊断基本无价值。CT、MRI 等尤其是增强扫描检查能提供病变的大小、边界、病灶内部的信息及血供情况,对于病变之间的鉴别诊断有一定的价值。部分病变在 CT、MRI 下有较为鲜明的特点,如较大的十二指肠囊肿和脂肪瘤等,十二指肠 Brunner 腺瘤、十二指肠间质瘤、十二指肠异位胰腺、十二指肠神经内分泌肿瘤在 CT 下都表现为结节状或团块影,增强扫描可见不同程度的强化,以十二指肠神经内分泌肿瘤强化最为明显和具特征性。在 MRI 下除异位胰腺在 T_1 相呈高信号相对于其他病变有鉴别意义外,其余病变在 MRI 中表现也都类似,故容易发生误诊。此外,CT 和 MRI 检查对<1cm 的十二指肠病变敏感性低。十二指肠副乳头在腹部 CT 和 MRI 检查中通常难以被发现,ERCP 在其诊断中或有较大的价值,但应用较少。根据我们的研究结果显示,多数黏膜下病变大小都在1cm 左右或以下,而大多数病灶 CT、MRI 等都难以发现,或仅能提示十二指肠壁增厚。因此,CT 和 MRI 在显示十二指肠黏膜下病变的病灶起源层次、边界、内部构造等方面敏感性和特异性不如 EUS,临床诊疗价值较低;但对于病灶较大者、判断与周围脏器关系方面仍有较好的价值,尤其在恶性浸润病灶或需要明确有无腹腔内他处转移灶时,有着不可或缺的价值。但在临床实际工作中,尽管 EUS 的诊断和鉴别诊断作用明显优于 CT 和 MRI,当 EUS 影像不典型、诊断和鉴别诊断发生困难时,仍需要联合 CT 和 MRI 检查来互补和印证。

四、治疗和随访

不同的十二指肠黏膜下病变,预后差别较大,通常需要采取不同的治疗及随访措施。我们的临床资料表明,十二指肠黏膜下病变大多数是良性的,病灶多数不大,无需进行治疗和干预,特别是十二指肠副乳头、十二指肠异位胰腺、十二指肠囊肿和十二指肠脂肪瘤等良性病灶,经 EUS 初步诊断后可考虑定期复查,部分病灶经复查评估后可停止随访复查。因此,应用 EUS 等方法进行正确的诊断和鉴别诊断非常重要和必要,关键是要及时发现,早期诊断,以及鉴别出十二指肠转移癌、十二指肠间质瘤、十二指肠神经内分泌肿瘤等恶性或潜在恶性的病灶并及时处理。各种黏膜下病变的具体治疗处理原则和方法见前面各论中的表述。总之,目前尚缺乏十二指肠黏膜下病变内镜治疗、外科手术和随访观察的统一的规范和共识意见,有待进一步研究和探索。我们的体会是,EUS 在该类疾病的诊断、鉴别、治疗、随访中发挥着极其重要的作用。

======= 参考文献 =======

[1] XU G Q,WU Y Q,WANG L J,et al. Values of endoscopic ultrasonography for diagnosis and treatment of duodenal protruding lesions[J]. J Zhejiang Univ Sci B,2008,9(4):329-334.

[2] CHEN H T,XU G Q,WANG L J,et al. Sonographic features of duodenal lipomas in eight clinicopathologically diagnosed patients[J]. World J Gastroenterol,2011,17(23):2855-2859.

[3] 胡凤玲,许国强. 胃肠道间质瘤的影像学表现及临床价值[J]. 国际消化病杂志,2008,28(5):388-390.

[4] CAI P Q,LV X F,TIAN L,et al. CT Characterization of Duodenal Gastrointestinal Stromal Tumors[J]. AJR Am J Roentgenol,2015,204(5):988-993.

[5] TSAI S D,KAWAMOTO S,WOLFGANG C L,et al. Duodenal neuroendocrine tumors:retrospective evaluation of CT imaging features and pattern of metastatic disease on dual-phase MDCT with pathologic correlation[J]. Abdom Imaging,2015,40(5):1121-1130.

[6] PARRA V,PRECIADO J,HUERTAS M,et al. Low-cost technique for resection of a large duodenal lipoma with the aid of a modified polypectomy snare[J]. Endoscopy,2018,50(1):E22.

[7] BETZLER A,MEES S T,PUMP J,et al. Clinical impact of duodenal pancreatic heterotopia - Is there a need for surgical treatment? [J]. BMC Surg,2017,17(1):53.

[8] BROWN I S,MILLER G C. Brunner's gland cyst:a clinicopathological study of 25 cases highlighting an underappreciated lesion[J]. Pathology,2017,49(5):476-478.

[9] DOGEAS E,CAMERON J L,WOLFGANG C L,et al. Duodenal and Ampullary Carcinoid Tumors:Size Predicts Necessity for Lymphadenectomy[J]. J Gastrointest Surg,2017,21(8):1262-1269.

第四章

结肠黏膜下病变

第一节　结肠脂肪瘤

一、概述

脂肪瘤是常见的非上皮性良性肿瘤,生长缓慢,极少恶变,可发生于胃肠道的任何部位,以结肠最为多见。文献报道,结肠脂肪瘤发病率为 0.2%~4.4%,为第二大常见的结肠良性肿瘤,仅次于结肠息肉。该病发病年龄大多在 60 岁左右,女性发病率略高于男性,好发于升结肠及回盲部所在的右半结肠。肿瘤以单发为主,多发者占 6%~20%。瘤体直径可大小不等,小者几毫米,大者可超过 10cm。浙江大学医学院附属第一医院近 10 年来超声肠镜诊断结肠黏膜下隆起总计 800 例,其中脂肪瘤 247 例,占 31%。247 例患者中,女性多于男性,占 64.7%,平均年龄为 58.8 岁。病变部位以回盲部最多见(占 32%),其次为升结肠(占 28%)。绝大部分患者为单发,仅 9 例表现为多发,与文献报道基本相符。本病病因尚不明确,可能与炎症刺激、脂肪代谢障碍、营养不良等有关。少活动及锻炼,常食高脂、高胆固醇食品是本病危险因素。多数患者无相关的临床症状,通常在结肠镜、CT、手术及尸检时意外发现,文献报道该病有症状者约占 25%,通常瘤体直径<2cm 者无明显症状,而超过 4cm 者则约 75%会出现相关的腹部症状。症状主要是由于肿瘤表面黏膜炎症、溃疡或肠腔变化及结肠运动改变等,引起的患者腹胀、腹痛、腹泻、便血及排便习惯改变等;随着瘤体增大,可出现肠套叠、肠扭转、肠梗阻及消化道大出血等严重并发症。我们的临床实践发现,绝大多数结肠脂肪瘤病灶均<2cm,无相关的临床症状。在体格检查时,无相关的阳性体征。血清学检查也多无肿瘤、炎症和免疫等方面指标的异常。临床诊断主要是通过结肠镜检查发现病灶,然后通过 EUS 检查结合腹部 CT 等影像学检查来作出初步的诊断,确诊需靠组织病理学检查。关于该病,目前尚缺乏有效的药物预防和治疗手段。临床实际工作中,可根据患者的个体情况,结合病灶大小、位置和并发症等情况,选择内镜下治疗、外科手术等治疗,通常治疗效果较好,术后无复发,预后良好。因为该病系一种良性疾病,发展缓慢,几无癌变报道;多数患者病灶不大,若无症状,也无相关的并发症,可考虑选择随访观察。

二、EUS 表现

EUS 具有内镜和超声双重的功能,是目前诊断结肠脂肪瘤最具价值的检查方法。结肠脂肪瘤内镜下多表现为圆形或椭圆形黏膜下隆起,大小不一,质地柔软,少数带蒂似息肉状,部分呈指状隆起或分叶状,多为单发(图 4-1-1)。瘤体表面光滑,黏膜结构完整,可以看到特征性浅黄色(图 4-1-2),少数患者偶有表面糜烂。此外,病灶较大的消化道脂肪瘤还具有特征性表现即软垫征(图 4-1-3)、帐篷效应,以及裸脂征——当肿瘤表面的黏膜被反复活检或合并溃疡时,可看到外漏的脂肪组织。这些内镜下的特征性表现对于诊断和鉴别诊断均具有重要的价值。EUS 下结肠脂肪瘤病灶表现为圆形或椭圆形,边界整齐,呈高强回声团,内部回声均匀,无管腔样结构,也无液化坏死灶,上被黏膜层完整、清晰。病灶较大时,病灶外侧可伴回声衰减,或导致超声外场显示欠清(图 4-1-4)。绝大多数病灶起源于黏膜下层,极少数可起源于浆膜层,通常病灶周围肠壁结构层次正常,无肿大淋巴结。浙江大学医学院附属第一医院 EUS 诊断为结肠脂肪瘤的 247 例患者中,仅 1 例起源于浆膜层,余均起源于黏膜下层。通常根据以上内镜和超声的典型影像,我们能够对大多数结肠脂肪瘤作出正确的诊

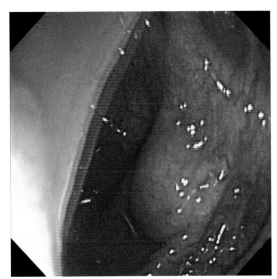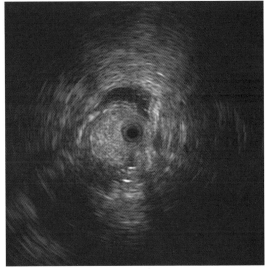

图 4-1-1 降结肠脂肪瘤

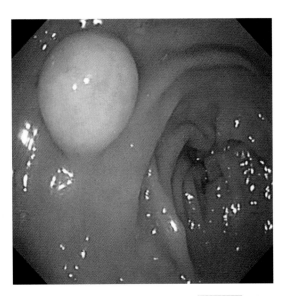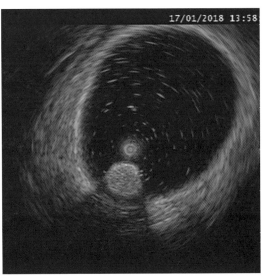

图 4-1-2 直肠脂肪瘤(浅黄色)

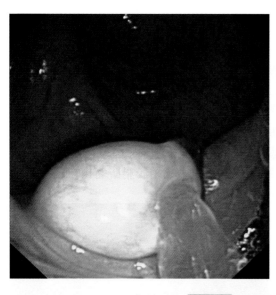
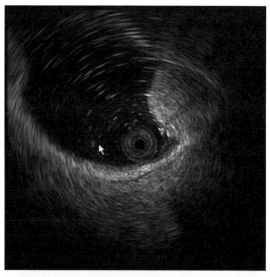

图 4-1-3 回盲瓣脂肪瘤(软垫征)

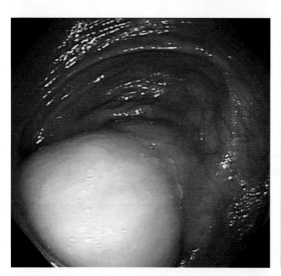
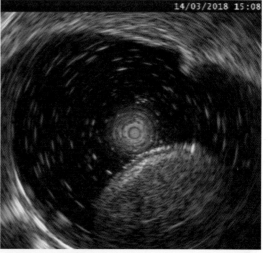

图 4-1-4 升结肠脂肪瘤(有回声衰减)

断。当然,如设备条件允许,也可结合应用 CE-EUS 和 EUS-EG 等技术检查来帮助诊断和鉴别诊断。当 EUS 影像不典型,需要用组织病理学检查来明确或排除恶性病灶的可能时,可考虑进行 EUS-FNA,也可进行内镜下切开深挖活检等方法。

三、影像学比较

结肠脂肪瘤 X 线钡餐灌肠可表现为边界清楚的充盈缺损,常为圆形或椭圆形,当患者体位改变或肠管蠕动时,肿瘤的大小或形态可发生改变(挤压征,squeeze sign)。因其显示的是间接的影像,故临床应用存在很大局限性。随着 CT 和 MRI 检查的普及应用,钡餐灌肠造影检查对肠道黏膜下病变的诊断已很少应用。腹部 CT 对诊断脂肪瘤具有重要的参考价值,由于脂肪的特异性密度,CT 检查可清晰地显示胃肠道的脂肪瘤。其典型的 CT 表现为肠腔内边界清晰的脂肪密度肿块,CT 值一般在 -40～120HU,增强后无明显强化,必要时可调整窗宽、窗位,至脂肪组织能清晰显示(图 4-1-5)。CT 还能早期发现脂肪瘤引起的肠套叠、扭转等严重并发症,该病通常腹腔和后腹膜无相关肿大淋巴结。但对较小的脂肪瘤,特别是肿瘤直径<1cm 者,易造成漏诊或仅提示肠壁局部增厚。无法清楚显示病灶的表象结构,也不能进行实时的组织活检。MRI 对脂肪组织也较敏感,在 T_1WI、T_2WI 上均呈高信号强度,脂肪抑制序列肿块呈明显低信号。对 2cm 以上的脂肪瘤也有较高的诊断价值,与 CT 的作用和功能相似,但无辐射副作用。因此,比较常规结肠镜和 CT、MRI 等影像学检查,EUS 检查能够获得更清晰的病灶大小、层次起源、部位、数量、生长方式和内部结构等信息帮助诊断,其临床价值明显优于普通肠镜、CT 和 MRI 等。对于部分病灶较大的脂肪瘤,由于 EUS,特别是由微探头介导的 EUS 无法完全探查清楚病灶的边界、周边组织及淋巴结等情况,需要联合腹部CT 或 MRI 协助诊断、鉴别及评估病灶的整体情况。

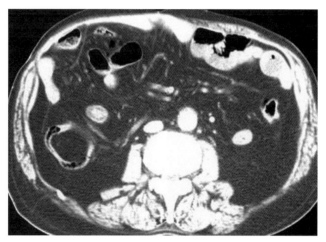

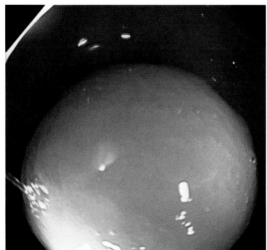 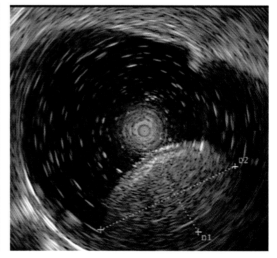

图 4-1-5　升结肠脂肪瘤(CT/EUS)

四、治疗和随访

EUS 检查对结肠脂肪瘤部位、起源层次、大小等指标的判断评估,对该病的治疗具有重要的指导意义。因为该病的良性属性,目前大多认为对于无症状且瘤体直径<2cm 者,可选择随访观察;对于直径>2cm,尤其是瘤体>4cm 者,因易导致并发症而需要切除治疗。切除方式可选择内镜下切除或外科手术切除。目前常用的内镜下切除方式包括 EMR(图 4-1-6)、ESD(图 4-1-7)、内镜下尼龙绳套扎术(图 4-1-8)等。另有文献报道,可采用瘤体开窗去顶术治疗巨大结肠的脂肪瘤。内镜治疗成功率和并发症发生率与其他肠道黏膜下肿瘤相似,主要为消化道出血、穿孔、狭窄及感染等。并发症的发生与瘤体大小、形状、部位、层次起源及手术方式等相关。文献报道表明,对于瘤体有蒂状结构、<2cm 者,内镜治疗相对安全。部分学者认为,由于脂肪瘤组织密度的特殊性,内镜切除过程中穿孔概率增高。对于瘤体巨

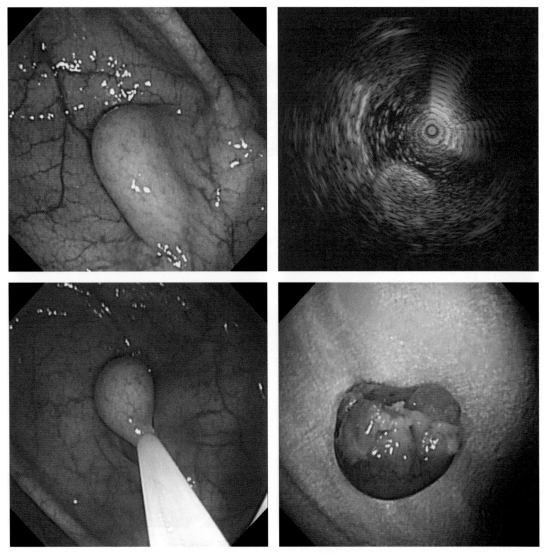

图 4-1-6　肝曲脂肪瘤(EMR)

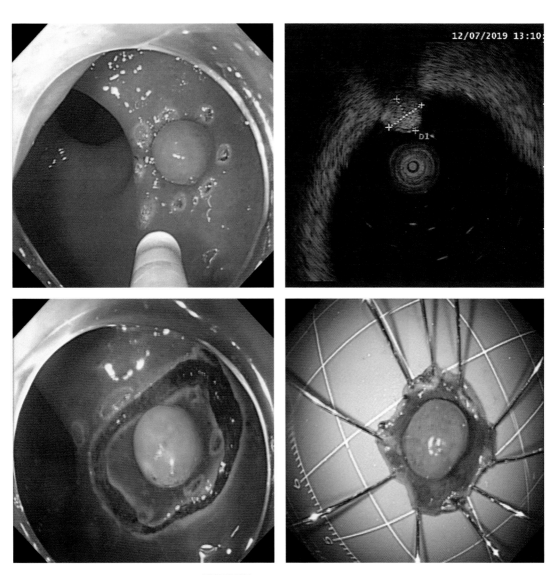

图 4-1-7　直肠脂肪瘤（ESD）

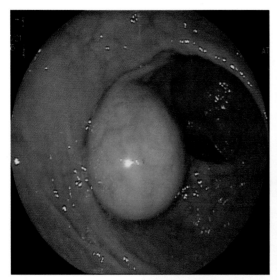
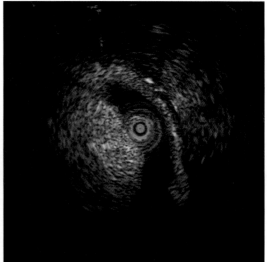

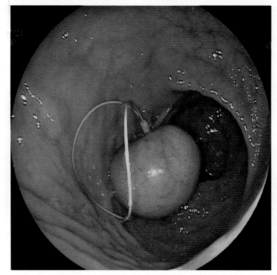

图 4-1-8 直乙交界脂肪瘤(套扎术)

大、呈腔外生长型,或壁间型及混合型脂肪瘤,应首选外科手术治疗。肿瘤合并肠套叠、消化道大出血或经内镜治疗无法切除等情况,则需考虑外科手术治疗。手术方式包括局部切除、区段切除或结肠部分切除术等。一般情况下,局部切除适合术前明确诊断的脂肪瘤患者,结肠部分切除术或结肠次全切术适合于术前恶性不能除外或脂肪瘤合并并发症的患者。手术途径可选择传统的开腹手术及腹腔镜手术,鉴于其良性属性,条件许可首选腹腔镜下手术。文献报道和我们的临床实践均显示,经内镜或外科手术下完整切除瘤体者,均未发现有局部复发,说明结肠脂肪瘤治疗效果好,预后佳。对无症状且瘤体较小而选择随访的脂肪瘤患者,肠镜和 EUS 可成为其首选的随访检查手段,通过定期检查,观察瘤体的大小变化。我们对本中心经 EUS 诊断为结肠脂肪瘤、病灶<2cm、没有进行切除治疗的部分患者进行随访复查,发现病灶数年内发展缓慢,显示了其良性、惰性的生长方式和特性,没有发现有恶变的病例(图 4-1-9)。因此,根据患者病情和病灶的具体情况选择随访观察而避免过度治疗,是对大多数无症状、病灶小的结肠脂肪瘤患者较为合理、安全的处理方法。

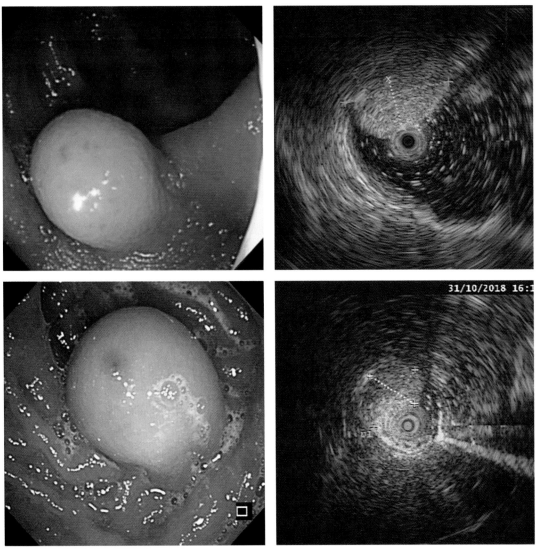

图 4-1-9　肝曲脂肪瘤随访无变化(2.5 年)

━━━━━━━━━ 参考文献 ━━━━━━━━━

［1］ DANIELE C,PAOLO S,ANTONIO V,et al. Surgery for Symptomatic Colon Lipoma:A Systematic Review of the Literature［J］. Anticancer Res,2014,34(11):6271-6276.

［2］ TSIAOUSIDOU A,CHATZITHEOKLITOS E,HATZIS I,et al. Giant transmural lipoma of the sigmoid colon ［J］. Hippokratia,2012,16(3):278-279.

［3］ BÖLER D E,BACA B,URAS C. Laparoscopic resection of colonic lipomas:When and why? ［J］. Am J Case Rep,2013,14(2):270-275.

［4］ YAMAN İ,DERICI H,DEMIRPOLAT G. Giant colon lipoma［J］. Ulus Cerrahi Derg,2013,31(2):102-104.

［5］ SUGIMOTO K,SATO K,MAEKAWA H,et al. Unroofing technique for the endoscopic resection of a large colonic lipoma［J］. Case Rep Gastroenterol,2012,6(2):557-562.

［6］ LEUFKENS A M,KWEE T C,VAN DEN BOSCH M A,et al. Diffusion-weighted MRI for the detection of colorectal polyps:Feasibility study［J］. Magn Reson Imaging,2013,31(1):28-35.

［7］ LEE J M,KIM J H,KIM M,et al. Endoscopic submucosal dissection of a large colonic lipoma:Report of two Cases［J］. World J Gastroenterol,2015,21(10):3127-3131.

［8］ MUMMADI R,RAJU G S. New endoscopic approaches to removing colonic lipomas［J］. Gastroenterol Hepatol (NY),2007,3(11):882-883.

［9］ KIM G W,KWON C I,SONG S H,et al. Endoscopic resection of giant colonic lipoma:case series with partial resection［J］. Clin Endosc,2013,46(5):586-590.

第二节 结 肠 囊 肿

一、概述

结肠囊肿是一种较为少见的疾病,单纯结肠囊肿的文献报道较少。浙江大学医学院附属第一医院自2008年3月至2018年3月期间,EUS诊断为黏膜下隆起的患者有800例,诊断为结肠囊肿的患者有93例,占11.6%。我们的临床研究发现,结肠囊肿的发病年龄为30~80岁,平均年龄为53.7岁。男性稍多于女性(50:43)。其确切的发病原因和机制目前尚不清楚,可能为先天性,可伴有其他器官如肝、肾和脾的囊肿。大多数结肠囊肿是在因消化道其他疾病做结肠镜检查时意外发现的,多无相关的临床症状,少数结肠囊肿可因病灶较大而出现肠腔堵塞、囊肿出血、感染等症状。体格检查时多无相关的阳性体征。血清学检查各种指标正常。结肠囊肿可发生在结肠的任何部位,但以右半段较为多见,绝大多数为单发病灶,病灶形状以类圆形多见。浙江大学医学院附属第一医院近10年的临床资料显示,横结肠囊肿发病率最高(32例),其次为升结肠囊肿(20例),与文献报道大致相同。据报道,结肠囊肿的病灶大多数在0.5~2.0cm,也有少数大至4cm;浙江大学医学院附属第一医院临床资料显示,结肠囊肿的病灶直径大多在0.5~2.5cm。该病诊断主要依靠肠镜检查发现,再结合EUS检查作出初步诊断,确诊则需要进行组织病理学检查。关于该病的治疗,目前尚缺乏有效的药物治疗手段,只有内镜下治疗或外科手术两种方法。临床实际工作中可根据患者的个体情况,结合临床表现、病灶大小、位置和层次起源等,选择内镜下治疗、外科手术治疗或随访观察。我们的临床资料表明,大多数结肠囊肿(80.6%)的患者不需要进行治疗,结肠囊肿大多数在2cm以下,无相关症状和体征,为良性病变,发展缓慢,几乎无恶变报道,临床病理意义不大,预后良好。

二、EUS 表现

结肠囊肿内镜下表现为黏膜下隆起,多呈圆形或类圆形,以单发病灶多见,也可多发。表面黏膜结构正常,有透明感,色泽稍白、光亮(图 4-2-1),极少数表面可有充血、糜烂。多数位于升结肠,通常病灶质地柔软,压之变形(图 4-2-2),注水后因水压的关系病灶会变浅、变小(图 4-2-3)。EUS 下结肠囊肿多起源于黏膜下层,其他各层结构清晰,边界清楚,包膜连续完整,病灶呈无回声改变,部分内部可有间隔或分隔状,后方有增强效应(图 4-2-4),肌层和浆膜层完整。周围肠壁结构显示正常,无相关的肿大淋巴结。根据这些 EUS 的影像学特征,可初步诊断为结肠囊肿。因囊肿的 EUS 影像特征性较强,绝大多数病灶均能通过 EUS 检查作出正确的诊断。部分诊断有困难者,可应用 CE-EUS 来检查病灶的血供情况、囊壁或分隔的增强情况,如有囊实相间的改变,可行 EUS-FNA 做组织病理学检查,部分病例通过 EUS 检查后也可通过穿刺或深挖活检来帮助佐证,即活检后有清亮液体流出(图 4-2-5)。

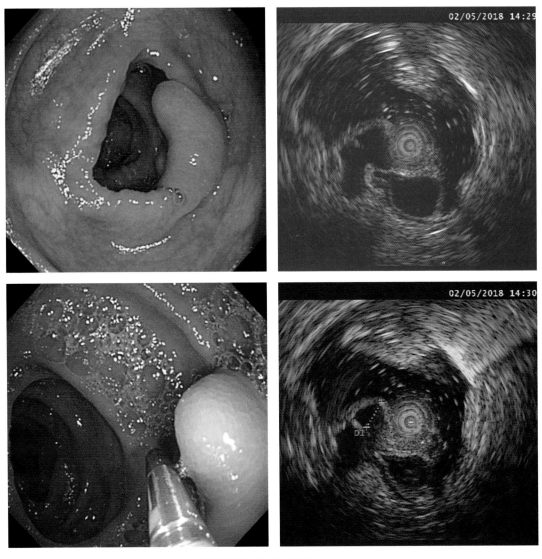

图 4-2-1 横结肠囊肿(多发)

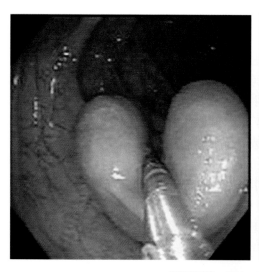
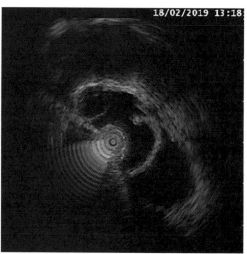

图 4-2-2　升结肠囊肿(压之变形)

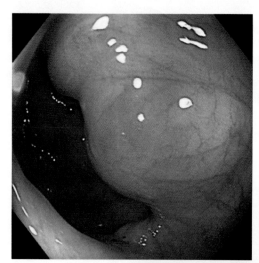
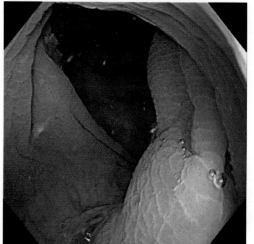

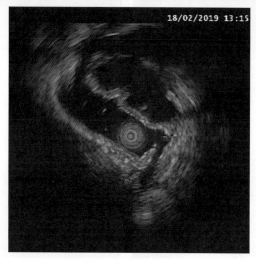

图 4-2-3　升结肠囊肿(注水后变浅)

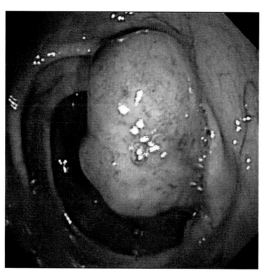
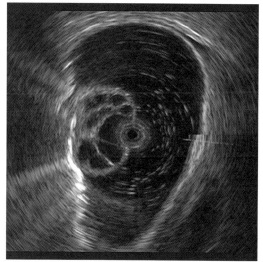

图 4-2-4 回盲瓣囊肿(分隔状)

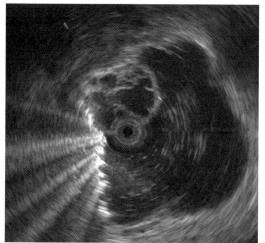
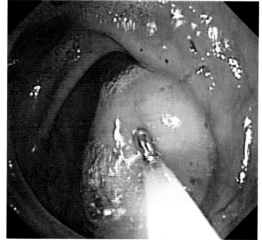

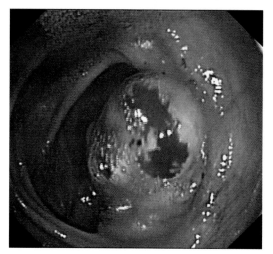

图 4-2-5 升结肠囊肿(活检)

三、影像学比较

结肠黏膜下囊肿主要依靠结肠镜检查发现病灶,然后再经 EUS 检查作出初步的诊断。除了内镜检查发现诊断外,放射影像检查也有较好的临床应用价值,腹部增强 CT 检查结肠囊肿多表现为局部肠壁内囊性低密度影,边界清楚,增强后无强化,能清楚显示病灶的密度和边界(图 4-2-6),但因为大多数结肠囊肿病灶直径<1cm,临床上腹部 CT 检查难以显示病灶,但却能发现其他部位的囊肿,如肝、肾和附件等。MRI 检查较少应用于结肠囊肿,多为其他疾病检查时发现结肠囊肿,其表现为均匀长 T_1、长 T_2 信号,囊壁薄且光滑,囊内物信号均匀,囊内可见分隔,但通常也难以显示 1cm 大小的病灶。普通结肠镜能直接发现病灶,但不能正确判断病灶的起源、内部结构和确切大小等。EUS 可清楚显示结肠囊肿的层次起源、大小、内部结构等,与 CT、MRI 等相比,具有较好的诊断和鉴别诊断价值,尤其是应用微型超声探头,非常简便、易行。但若病灶较大,CT、MRI 检查在评价病灶整体、与周围器官的关系和淋巴结肿大情况时具有较好的互补价值。

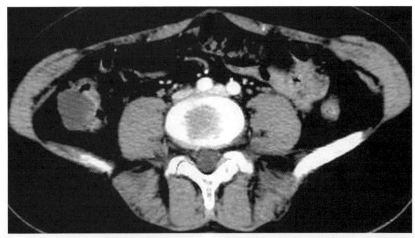

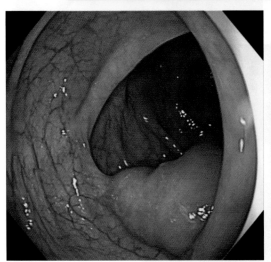
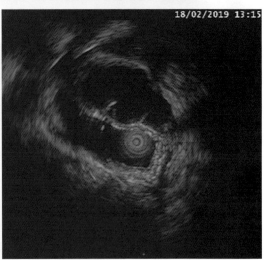

图 4-2-6　升结肠囊肿(CT/EUS)

四、治疗和随访

无临床症状的结肠囊肿患者一般只需随访,不做特殊处理,当囊肿病灶造成腹痛、大便性状改变、便血、梗阻、感染或有恶变可能时,应采取相应治疗。一般认为,结肠囊肿<2cm 且局限于黏膜下层时,可采用内镜下治疗,如囊肿穿刺抽液术、开窗去顶术及尼龙绳套扎术。对于内镜下因囊肿巨大或者位置特殊而无法切除的患者,则需要外科手术治疗。浙江大学医学院附属第一医院近 10 年 EUS 诊断为结肠囊肿的 93 例患者中,共有 18 例接受了治疗,其中 1 例诊断为阑尾黏液性囊肿而行阑尾切除术,3 例行囊肿切除术,其余 14 例行囊肿穿刺抽液术、开窗去顶术或 ESD(图 4-2-7,图 4-2-8)。行囊肿穿刺抽液术或开窗去顶术后,可见清亮或黄色囊液,囊肿明显缩小、变平。术后均无出现腹痛、便血等并发症。病理诊断除 1 例为低级别阑尾黏液性肿瘤外,其余均为结肠黏膜慢性炎伴脉管瘤。有 1 例女性患者,在 2012 年 EUS 发现大小约为 3.36cm×3.31cm 的结肠囊肿,行升结肠囊肿 EPMR,2015 年肠镜

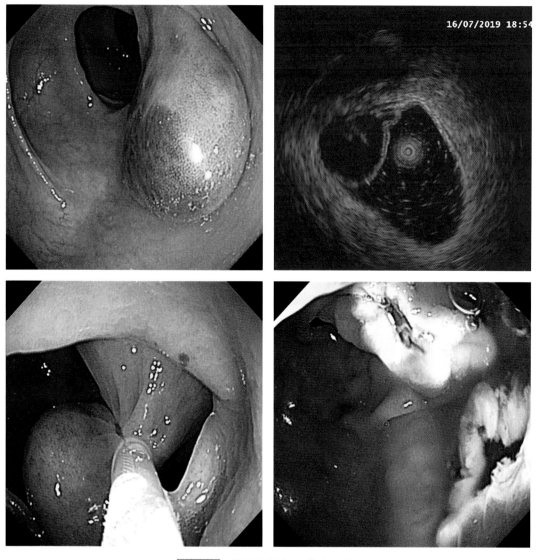

图 4-2-7 降结肠囊肿(开窗去顶术)

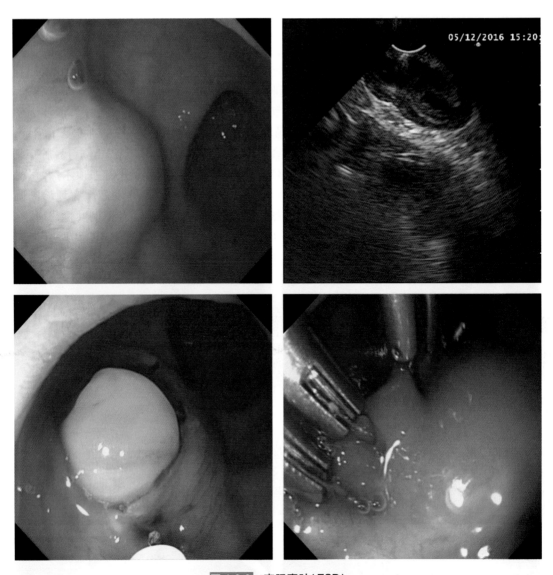

图 4-2-8 直肠囊肿（ESD）

复查发现升结肠囊肿再发,大小约为 1.0cm×1.0cm,2016 年复查肠镜显示囊肿大小无明显变化,目前继续随访观察中。其余接受治疗的患者在随后的结肠镜检查中未再发现结肠囊肿。通常经 EUS 诊断基本明确为结肠囊肿的病例,若病灶<2cm、无相关症状,我们大多建议定期 EUS 或肠镜随访观察,但结肠囊肿患者的随访率很低,其中 10 例患者进行了1~2 年的随访,EUS 或肠镜复查显示囊肿大小无明显变化。由此可见,结肠囊肿一般较稳定,罕有出现突然增大或恶变。我们的体会是,该病自然病程和病理意义与较小的肝、肾囊肿相同。

===== 参考文献 =====

[1] RANA S S,SHARMA V,GUPTA R. Cystic duplication cyst of ascending colon in an adult[J]. J Dig Endosc,2017,8(3):148-149.

［2］VITKOVSKI T,MILMAN P J,FAN C. Colonic Submucosal Cyst:A Tailgut Variation［J］. AJSP-Rev Rep,
　　　2017,22（3）:175-177.

［3］姜洪磊,金俊哲,刘星,等.升结肠黏膜下囊肿一例［J］.中华胃肠外科杂志,2011,14（12）:963-963.

［4］黄春梅,袁喜红,李坚,等.横结肠黏膜下囊肿1例报道［J］.江西医药,2016,51（8）:778-779.

［5］陈玉祥.结肠黏液性囊肿的诊治体会［J］.中国医药指南,2012,10（20）:589.

第三节　结肠神经内分泌肿瘤

一、概述

神经内分泌肿瘤（neuroendocrine neoplasms,NENs）是一组起源于神经外胚层,含神经内分泌粒的肿瘤。最常见的肿瘤发生部位为消化系统和支气管-肺区域,其中,消化系统 NENs 发病率近年来不断上升,其确切的病因和发病机制目前尚不清楚。消化道神经内分泌肿瘤旧称"类癌",2010 年 WHO 对消化系统 NENs 提出了新的分类系统:神经内分泌瘤（neuro-endocrine tumor,NET）、神经内分泌癌（neuroendocrine carcinoma,NEC）、混合性腺神经内分泌癌（mixed adenoneuroendocrine carcinoma,MANEC）、增生性和肿瘤前病变。同时,制定了 GI-NETs 的分类标准,G1~G2 为低到中度恶性,低分化的 G3 期为高度恶性。目前我国尚无 NENs 发病的流行病学资料报道。日本学者报道,空、回肠 NENs 在亚洲人群中的年发病率仅为 0.20/100 000,而直肠 NENs 占所有消化道 NENs 的 60%~89%。我们的临床资料显示,近 10 年来浙江大学医学院附属第一医院经 EUS 初步诊断的结直肠 NENs 有 94 例,占同期结直肠黏膜下病变的 11%（94/800）,发病年龄在 20~80 岁,平均为 51.33 岁,男性多于女性;绝大多数位于直肠。结直肠 NENs 大多体积较小且生长缓慢,绝大多数为非功能性,多是在结肠镜检查其他疾病时被偶然发现的。病灶较大的结直肠 NENs 临床症状与结直肠癌类似,表现为疼痛、肛周坠胀感、贫血及便血等非特异性症状,极少有激素分泌相关的神经内分泌肿瘤综合征症状;另外,也可出现转移引起的相应症状。我们临床研究发现,在 60 例确诊为结直肠 NENs 的患者中,无症状患者占 41 例,其余表现为腹泻 9 例、大便次数增多 4 例、腹痛 3 例、腹胀 2 例和肛门不适感 1 例。体格检查一般无相关的阳性体征。血浆嗜铬粒蛋白 A（chromogranin A,CgA）广泛存在于神经内分泌细胞的嗜铬性颗粒内,因其半衰期长而成为评估整个神经内分泌系统活性的重要指标;因此,CgA 成为 NENs 中最常用、最有效、较灵敏的肿瘤标志物,可用于协助诊断、指导治疗和评估疗效,还可用于肝转移患者的随访,并可预测患者预后。此外,β-HCG、胰多肽（直肠）也为需检测的生化指标。该病主要是通过结肠镜检查发现病灶,再通过 EUS 检查作出初步诊断,确诊则需要组织病理学和免疫组化检查。显微镜下肿瘤细胞在黏膜下浸润性生长,大多呈圆形,细胞中等大小、形态一致、边界不清,胞质内含有酸性颗粒;核呈圆形或椭圆形,大小一致,核仁不明显,核分裂象较少见。癌细胞大部分呈巢片状或条索状排列,部分呈腺管状、腺泡状或菊形团排列。癌巢间有纤维结缔组织分隔,血管丰富。胃肠神经内分泌肿瘤主要免疫组化指标包括突触蛋白（synapsin,Syn）、嗜铬粒蛋白 A（chromogranin A,CgA）、CD56、细胞角蛋白 pan（CKpan）和 Ki-67 阳性指数。结直肠 NENs 中最敏感的免疫组化标志物是 Syn 和 CgA。目前,关于该病的治疗主要有内镜治疗、外科手术和药物治疗等方法,其中前两者是主要的治疗手段。在临床实际工作中可根据患者的个体情况,结合病灶大小、位置、层次起源、浸润深度和转移等情况,选择内镜下治疗、外科手术等治疗。根据我们的临床经验和文献报道表明,早期发现、诊断该病,并进行早期的治疗,无论是内镜还是外科手术,均治疗成功率高、治疗效果好、复发少、预后佳。若中晚期发现,则治疗效果不好,特别是伴有转移者,预后较差;因此,对于该病,早诊、早治非常重要。

二、EUS 表现

结直肠 NENs 大多数为单发病灶,在内镜下病灶形状大多呈椭圆形或类圆形,也有呈结节状或不规则形。大多数表面黏膜结构正常,部分病灶表面可出现充血、血管网显现(图 4-3-1)、糜烂甚至溃疡,特别是病灶不大时就会出现充血、糜烂等征象,是其特征性的改变,部分病灶表面可呈浅黄色(图 4-3-2),质地中硬。超声下病灶呈低回声,回声尚均匀,比平滑肌瘤和间质瘤等回声略高略粗,病灶边界尚清楚,病灶较小时边缘整齐,周围肠壁层次结构正常,多无肿大淋巴结;病灶较大时可表现为边界不整齐(图 4-3-3),有浸润像并可见周围肿大的淋巴结。部分病灶可采用 CE-EUS、EUS-EG 等来帮助诊断和鉴别诊断,特别是 CE-EUS 有较好的诊断价值,具有特征性的超声增强影像表现。必要时,也可通过 EUS-FNA 来帮助确诊。应该指出的是,若病灶位于黏膜层,通过较深活检也能确诊。从我们的临床研究发现,大多数病灶直径在 0.5~1.0cm,平均约 6.56mm,其中大多数病灶起源于黏膜层或黏膜下层(图 4-3-4),也有少数起源于固有肌层。

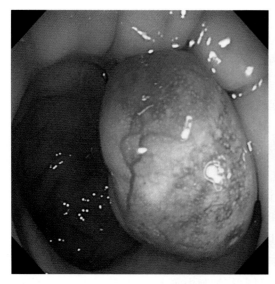 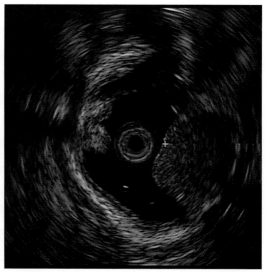

图 4-3-1　结肠神经内分泌肿瘤(血管丰富)

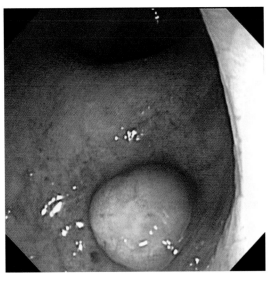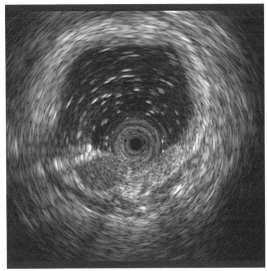

图 4-3-2　直肠神经内分泌肿瘤(表面浅黄色)

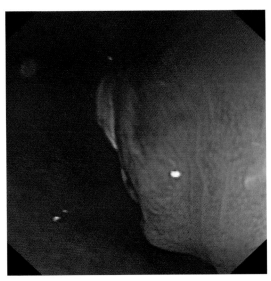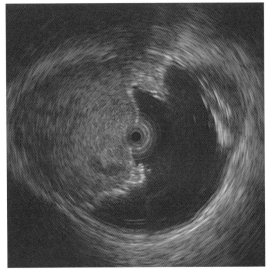

图 4-3-3　直肠神经内分泌肿瘤(表面溃疡,浸润至肌层)

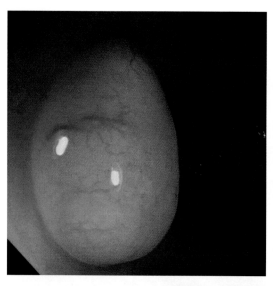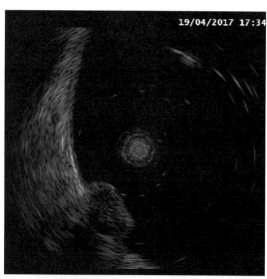

图 4-3-4　结直肠神经内分泌肿瘤（黏膜层）

三、影像学比较

结直肠镜通常是发现结直肠 NENs 病灶的最基本的检查手段，通过肠镜检查结合活检进行病理检查，对部分病例可以明确诊断，据文献报道，术前深挖活检可以对 59.3% 的患者作出正确诊断。CT、MRI、PET/CT 都可以帮助确定肿瘤位置、估计临床分期和监测转移，因 NENs 是富血供的肿瘤，上述检查可根据其高增强的特征对该类肿瘤进行诊断和鉴别诊断（图 4-3-5）。但这些检查通常可以发现直径为 2~3cm 的肿瘤，对直径<1cm 的肿瘤敏感性不高，容易漏诊，且在显示病灶确切大小、边界、内部结构等方面清晰度远不如 EUS，无法显示病灶的层次起源和表面黏膜结构（图 4-3-6），仅能提示局部肠壁增厚，也无法进行组织活检。生长抑素受体显像（somatostatin receptor scintigraphy，SRS）是将放射性核素标记的生长抑素类似物引入体内，与生长抑素受体阳性的 NENs 细胞表面的受体特异性结合，从而使肿瘤显像，可以对原发肿瘤及其转移灶进行定位。对于生长抑素受体阳性的 NENs 有较好的灵敏度和特异性，可以发现 CT、MRI 阴性的病灶。但由于结直肠 NENs 多为无功能性，利用 SRS 对其显像较困难。我们的临床实践表明，大部分结直肠 NENs 病灶<1cm，因此我们认为选择用 EUS 检查，能清晰显示肿瘤原发灶大小、浸润深度和肠周淋巴结转移情况。由于大部分结直肠 NENs 起源于黏膜层或黏膜下层，常规内镜活检易造成假阴性结果，而 EUS 引导下进行穿刺活检或靶向深挖活检能够显著提高确诊率，对该病诊断、治疗方案选择、监测肿瘤生长情况及预后分析都具有重要意义。因此，比较常规结直肠镜和 CT、MRI 等影像学检查，EUS 检查能够获得更清晰的病灶影像和更多的诊断信息来帮助诊断结直肠 NENs，其临床诊断价值明显优于 CT 和 MRI 等。但部分经 EUS 初步诊断为 NENs 的患者，若病灶较大、内部回声不均匀、有淋巴结肿大或有其他特殊病史等情况，我们还是需要用 CT 和 MRI 来佐证，明确大病灶的整体、与周围组织结构的关系和淋巴结等情况。

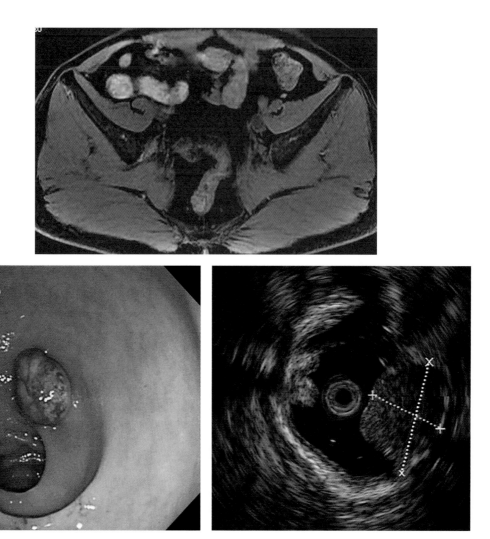

图 4-3-5 直肠神经内分泌肿瘤(EUS/MRI)

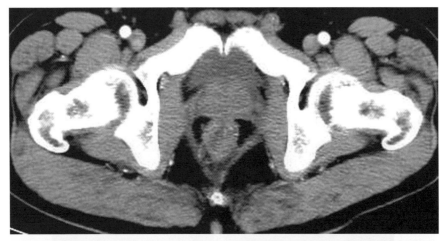

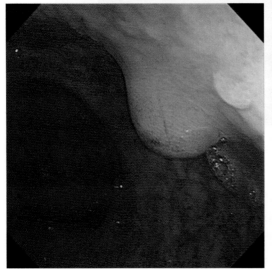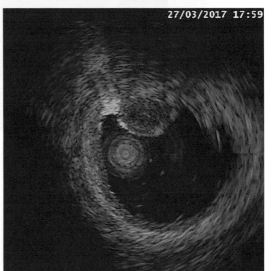

图 4-3-6　直肠神经内分泌肿瘤（CT/EUS）

四、治疗和随访

结直肠 NENs 的治疗方法选择主要取决于肿瘤大小、病理分级、浸润深度与有无转移等情况。根据 2016 年结直肠 NENs 的诊治指南，限于黏膜层或黏膜下层、直径不超过 1cm 的直肠 NETs 首选内镜下切除，可采用 EMR、ESD 或经肛门内镜显微手术系统（transanal endoscopic microsurgery，TEM）等来切除治疗直肠 NENs。在我们的临床研究中共 60 例病理确诊的结直肠 NENs 患者，54 例行 EMR 或 ESD 切除（图 4-3-7，图 4-3-8），6 例行外科手术切除。在 54 例行内镜治疗的患者中，有 10 例病理提示切缘阳性，约占 18.5%。因此，术前精准的浸润深度诊断对于指导治疗方案的选择和进行精准的治疗是十分重要的，EUS 检查诊断结果对于结直肠 NENs 患者选择和制订科学、合理的治疗方案具有极其重要的指导意义，我们可以根据病灶的部位、数量、大小、层次起源、与周围组织结构的关系和患者的个体情况选择不同的处理方法。对<2cm 的 NENs，可以考虑内镜下切除。对于切除不完整或者是 G3 的患

者,应按照结肠腺癌的规范进行手术,结肠 NENs 的根治性手术与结肠腺癌的手术切除范围及淋巴结清扫类似。对于转移性结肠 NENs 患者,手术理念与腺癌不同,由于易引起梗阻,通常需要切除原发灶,再针对转移灶进行治疗。对于结直肠 NENs 患者的术后随访,《中国胃肠胰神经内分泌肿瘤专家共识(2016 年版)》推荐:对于 G1~G2 患者,每年复查 1 次;对于 G3 患者、肿瘤<2cm 者,每年复查 1 次;对于肿瘤>2cm 者,第 1 年每 4~6 个月复查 1 次,以后每年复查 1 次。随访内容应包括生化指标(血浆 CgA)、常规影像学检查(CT/MRI)以及结直肠镜、EUS 检查。我们的临床研究表明,<2cm 的 NENs 经内镜治疗后一般均无复发,绝大多数都能获得治愈的效果,所以早期诊断和及时治疗非常重要,内镜治疗可首先考虑和选择。

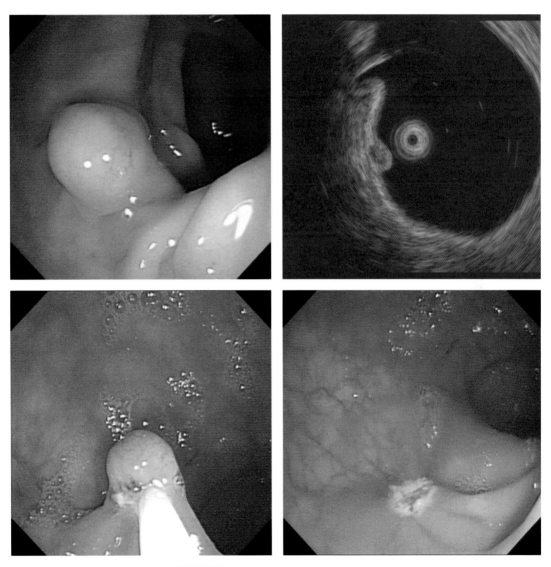

图 4-3-7 直肠神经内分泌肿瘤(EMR)

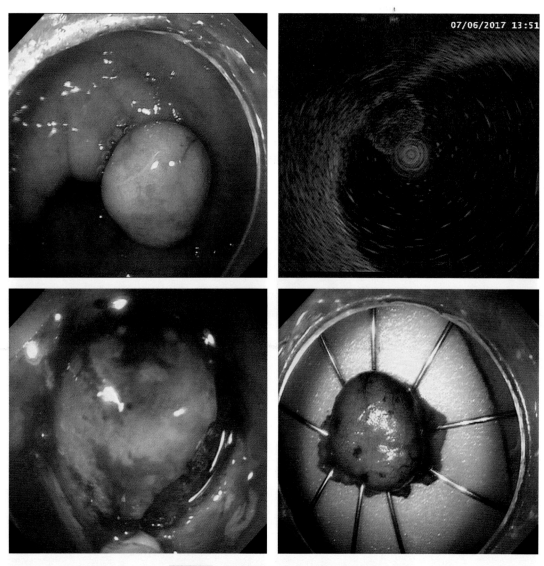

图 4-3-8 结直肠神经内分泌肿瘤（ESD）

=== 参考文献 ===

[1] National Comprehensive Cancer Network. NCCN Clinical Practice Guidelines in Oncology（NCCN Guidelines®）—Neuroendocrine tumors［S/OL］. Version 1.（2018-03-29）［2020-06-23］. http://www. nccn. org.

[2] YAO J C,HASSAN M,PHAN A,et al. One hundred years after "carcinoid"：epidemiology of and prognostic factors for neuroendocrine tumors in 35,825 cases in the United States［J］. J Clin Oncol,2008,26（18）：3063-3072.

[3] KLOPPEL G,COUVELARD A,PERREN A,et al. ENETS consensus guidelines for the standards ofcare in neuroendocrine tumors：toward a standardized approach to the diagnosis of gastroenteropancreatic neuroendocrine tumors and their prognostic stratification［J］. Neuroendocrinology,2009,90（2）：162-166.

[4] MODLIN I M,LYE K D,KIDD M. A 5-decade analysis of 13,715 carcinoid tumors［J］. Cancer,2003,97

(4):934-959.

[5] MODLIN I M,OBERG K,CHUNG D C,et al. Gastroenteropancreatic neuroendocrine tumours[J]. Lancet Oncol,2008,9(1):61-72.

[6] 许国强.超声内镜在消化系疾病诊治中的应用[J].现代实用医学,2008,20(5):329-331.

[7] VARAS M J,GOMALS J B,PONS C,et al. Usefulness of endoscopic ultrasonography(EUS)for selecting carcinoid tumors as candidates to endoscopic resection[J]. Rev Esp Enferm Dig,2010,102(10):577-582.

[8] CHEN T H,LIN C J,WU R C,et al. The application of miniprobe ultrasonography in the diagnosis of colorectal subepithelial lesions[J]. Chang Gung Med J,2010,33(4):380-388.

[9] LIU J,WANG Z Q,ZHANG Z Q,et al. Evaluation of colonoscopy in the diagnosis and treatment of rectal carcinoid tumors with diameter less than 1cm in 21 patients[J]. Oncol Lett,2013,5(5):1667-1671.

[10] BERNICK P E,KLIMSTRA D S,SHIA J,et al. Neuroendocrine carcinomas of the colon and rectum[J]. Dis Colon Rectum,2004,47(2):163-169.

[11] GLANCY D G,PULLYBLANK A M,THOMAS M G. The role of colonoscopicendoanal ultrasound scanning(EUS)in selecting patients suitable for resection by transanal endoscopic microsurgery(TEM)[J]. Colorectal Dis,2005,7(2):148-150.

[12] RAMAGE J K,DE HERDER W W,DELLEFAVE G,et al. ENETS Consensus Guidelines Update for Colorectal Neuroendocrine Neoplasms[J]. Neuroendocrinology,2016,103(2):139-143.

[13] 徐建明,梁后杰,秦叔逵,等.中国胃肠胰神经内分泌肿瘤专家共识(2016年版)[J].临床肿瘤学杂志,2016,21(10):927-946.

第四节　结肠子宫内膜异位症

一、概述

子宫内膜异位症(endometriosis,EM)是指子宫内膜组织(腺体和间质)在子宫以外的部位出现、生长、浸润及反复出血,为生育年龄妇女的多发病、常见病,其发病率可占育龄期妇女的8%～15%。如病灶浸润肠壁达到浆膜下脂肪组织或靠近神经血管分支,称为肠道子宫内膜异位症(bowel endometriosis,BE),严重者可累及肠壁整个浆肌层甚至穿透肠黏膜,属于深部浸润型子宫内膜异位症的一种。根据文献报道,在确诊的子宫内膜异位症患者中,BE的发生率占3.8%～37.0%。病灶好发于直肠及乙状结肠(50%～90%),其次为小肠(2%～16%)、阑尾(3%～18%)和盲肠(2%～5%)。浸润深度以固有肌层为主,部分可累及黏膜下层甚至黏膜层。我们的临床研究发现,浙江大学医学院附属第一医院近10年来超声肠镜诊断的800例结肠黏膜下隆起中,经EUS检查初步诊断为BE有10例,其中接受治疗的有5例,均经组织病理诊断确诊。患者平均年龄为38.2岁,病变部位以直肠最多见。关于该病的发病机制目前尚未明确,但多因素共同作用的概念已被普遍接受,主要病因包括"经血逆流种植""体腔上皮化生""血行及淋巴播散"等学说。因BE常与盆腔EM病灶同时存在,故临床表现多样,既可表现为子宫内膜异位症的症状,如痛经、性交痛、不孕等,又可以消化道症状为主诉,如腹痛、便血、腹泻、便秘、里急后重感、肛门坠胀感、肠梗阻等,症状与月经周期相关是该病特征性的临床表现。BE的体征常不明显,累及直肠者指诊可触及黏膜下结节,妇科双合诊或三合诊可触及子宫直肠窝增厚、变硬、压痛、包块等。实验室检查方面,部分患者可出现 CA125 水平升高,抗子宫内膜抗体可呈阳性,其他可无特异性血清指标异常。临床上多数病灶是经结肠镜检查发现,然后通过超声肠镜检查作出初步诊断。经阴道超声、CT及 MRI 检查对侵犯阴道直肠隔或腹膜、卵巢等肠外病变的诊断和评估有一定意义。但 BE的最终确诊需要依靠组织病理学检查,其诊断标准为病灶中可见子宫内膜腺体和间质,可伴有炎症反应及纤维化。免疫组化检查可对诊断起协助作用,文献报道异位的子宫内膜腺体及间质可表达 CK7、ER、CD10,区别于直肠腺体的 CK20 及 CDX2 等。有关 BE 的治疗,现认为药物治疗可暂时控制症状,但不能根除病灶使患者长期获益。外科手术是效果比较确切的治疗手段。子宫内膜异位症目前被认为是可复发及有恶变潜能的疾病,因此,有临床症状者,经诊断明确可考虑手术切除治疗,对于术后患者也要进行密切随访,因系良性病变,大多数患者通过及时的诊断和治疗,预后良好。我们的临床实践表明,该病发病率不高,多数经结肠镜检查时意外发现病灶,且多无明显相关的临床症状,若病灶较小,特别是中老年妇女,定期复查即可,无需临床治疗处理。

二、EUS 表现

EUS 具有内镜和超声双重的功能,对诊断结直肠子宫内膜异位症有重要临床价值。内镜下该病表现为黏膜下隆起,以直肠和乙状结肠最常见,呈结节状或不规则状隆起(图 4-4-1)。多数表面黏膜结构完整,色泽如常,少数病例表面黏膜可出现充血、水肿,甚至糜烂和溃疡(图 4-4-2)。病灶质地中硬,以单发为主。EUS 下病灶表现为结直肠壁内、外不规则低回声病灶,内部回声不匀,病灶边界不清晰、不规则,似浸润状,通常由肠壁外向肠壁内侵及并突破管壁浸润至固有肌层(图 4-4-3),少数患者侵至黏膜下层和黏膜层。周围肠壁层次结构正常,肠壁外也无肿大的淋巴结。因大部分病灶不累及黏膜层,常规活检一般不能获得确切的诊断信息,对于较大的病灶,特别是累及黏膜层,出现黏膜表面糜烂或溃疡时易误为癌肿。因此,当诊断有困难时,可采用 CE-EUS 和 EUS-EG 来帮助诊断,必要时可应用 EUS-FNA 作组织学检查(图 4-4-4)。

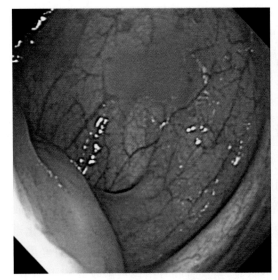
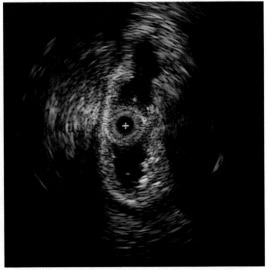

图 4-4-1 乙状结肠子宫内膜异位症

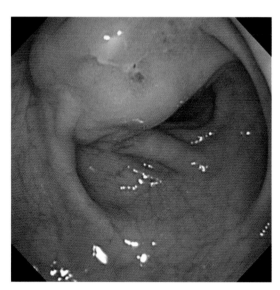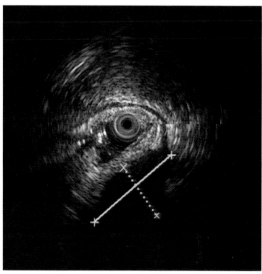

图 4-4-2 直乙交界子宫内膜异位症(表面溃疡)

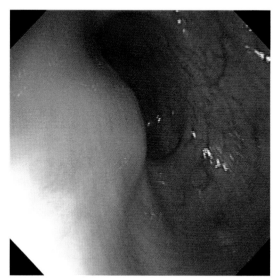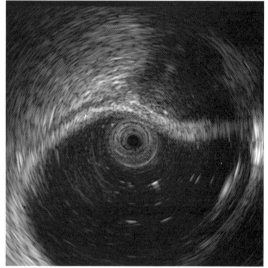

图 4-4-3 直肠子宫内膜异位症

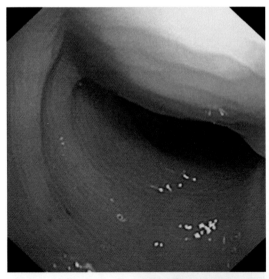
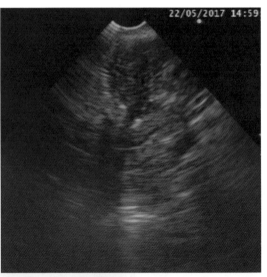

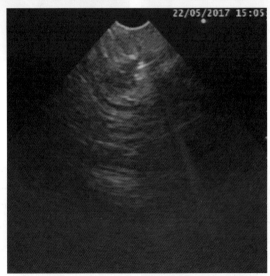

图 4-4-4　直肠子宫内膜异位症（EUS-FNA）

三、影像学比较

临床上除了内镜检查,亦有一部分患者是通过其他影像学检查手段如 B 超、CT、MRI 等发现病灶和诊断该病的。BE 在经阴道超声检查中常表现为一个不规则的低回声包块,伴或不伴低回声或强回声光点穿透肠壁(图 4-4-5),可部分延续至子宫。同时 B 超尚可对盆腔内脏器,包括膀胱、子宫及其韧带、直肠陷窝、双卵巢、阴道直肠隔等扫查,发现其他部位子宫内膜异位病灶,操作简便、经济实用,可作为临床首要选择。但对于未婚女性,直肠乙状结肠交界以上病灶检查受限,而且不能准确评估肠道浸润层次。腹部增强 CT 可提示局部肠壁增厚、肠壁结节(图 4-4-6),也可表现为肠腔狭窄。CT 还可同时显示并发肠外盆腔其他部位的子宫内膜异位灶。但对于<1cm 的子宫内膜异位病灶,CT 较易漏诊,也无法清楚显示病灶的

表象结构。MRI 检查能够多轴面成像,对病灶有更好的定位优势,因 BE 病灶内存在出血内容物,使组织在 T$_1$ 加权像中呈高信号,在 T$_2$ 加权像中呈低信号(图 4-4-7),有利于诊断和鉴别诊断;在发现病灶、鉴别诊断及局限性方面与 CT 相仿。与 CT 和 MRI 检查相比,EUS 可清楚显示病变大小、形态、部位、回声、浸润深度、周边血管、淋巴结等;鉴别管壁外压迫或管壁本身病变等情况;对于 CT 及 MRI 较易漏诊的<1cm 的病灶,亦有较高的敏感性及清晰度。除病灶观察外,通过 EUS-FNA 尚能达到病理诊断,显示出其诊治方面的独特优势。但对于较大的异位灶,可能存在微探头无法完全探清病灶外围边界、壁外组织、壁外淋巴结、腔外异位灶等,需要联合阴道 B 超、腹部 CT 及 MRI 等检查协助诊断。

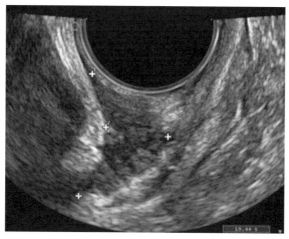

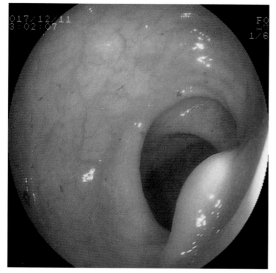
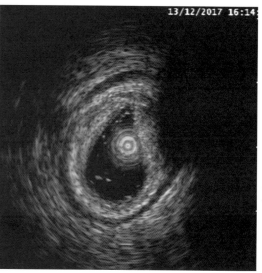

图 4-4-5 直肠子宫内膜异位症(US/EUS)

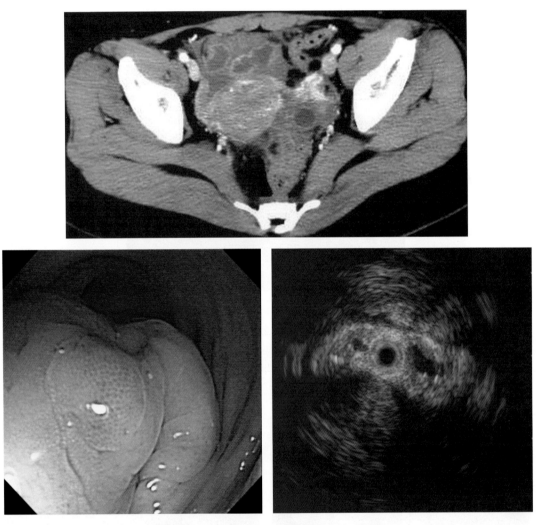

图 4-4-6　乙状结肠子宫内膜异位症（CT/EUS）

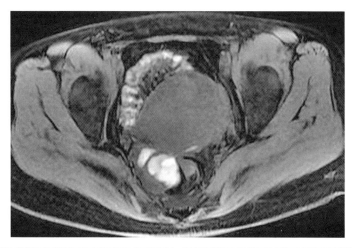

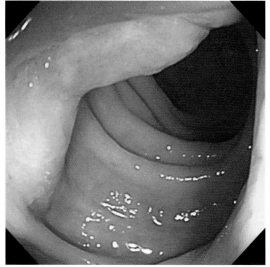
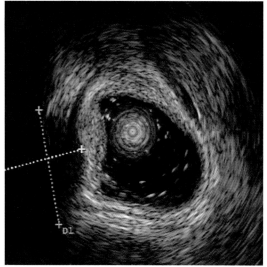

图 4-4-7　直肠子宫内膜异位症（MRI/EUS）

四、治疗和随访

肠道子宫内膜异位症的治疗需根据患者年龄、生育要求、症状的轻重和病灶的大小等，制订个体化的治疗方案。治疗方面主要包括药物治疗及手术治疗。由于其壁外浸润壁内的生长方式，内镜治疗受限，主要适用于 BE 诊断及随访。关于药物治疗，目前尚无标准化治疗方案，可供选择的药物包括口服避孕药、高效孕激素、雄激素衍生物以及促性腺激素释放激素激动剂（GnRH-α）、非甾体抗炎药等。但药物治疗因不能清除病灶，仅能暂时控制症状，停药后可复发，不能使患者长期获益。主要是用于不愿手术或暂时不能手术的患者，或者是手术切除病灶后的巩固治疗。关于手术治疗，目前最佳的手术方案仍有争议，原则上应该最大限度切除所有病灶，以期达到消除症状、预防复发的目的。腹腔镜手术治疗被认为是目前 BE 的首选治疗方法，EUS 检查通过对异位灶部位、起源层次、大小等指标的判断评估，对该病手术方式的选择具有重要的指导意义。手术方式包括肠壁表面病灶切除术（病灶<1cm，浸润肠壁浅表）、肠壁病灶蝶形切除术（病灶<2cm、肠壁全层浸润但小于肠道周径 1/3）、节

段性肠切除吻合术(病灶直径≥2cm,浸润超过50%肠壁或多个病灶并存)等。对年龄大、无生育要求或者病情重特别是复发的患者,可以同时采取子宫切除或子宫及双侧附件切除术以预防复发。直肠阴道瘘为最常见的手术并发症,其他包括尿潴留、吻合口狭窄、盆腔脓肿、出血等。根据文献报道,子宫内膜异位症虽被认为是一种具有侵袭性的良性疾病,但仍有恶变潜能,资料显示其恶变率为0.3%~1.0%。同时,对于手术切除病灶者仍有一定复发概率,4.7%~25%肠道切除术后的患者存在复发。因此,对于子宫内膜异位症的患者,长期随诊是非常重要、不可忽视的工作。关于肠道子宫内膜异位症的随访,目前指南尚无统一、规范的共识意见,EUS结合妇科B超及CT/MRI可发现早期复发,特别是对于未行手术的患者,定期的超声肠镜检查是非常必要的,可动态观察病灶大小、浸润层次等的变化,为制订后续治疗方案提供指导。我们的临床实践发现,部分病灶不大、无临床相关症状者无需治疗处理,用EUS随访复查也无明显变化(图4-4-8)。

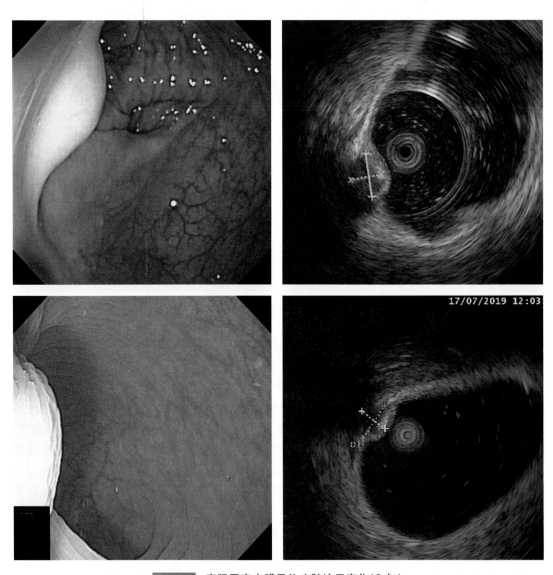

图 4-4-8　直肠子宫内膜异位症随访无变化(9 年)

———————————————— 参考文献 ————————————————

［1］ KIM K J,JUNG S S,YANG S K,et al. Colonoscopic findings and histologic diagnostic yield of colorectal endometriosis［J］. J Clin Gastroenterol,2011,45(6):536-541.

［2］ REMORGIDA V,FERRERO S,FULCHERI E,et al. Bowel endometriosis:Presentation,diagnosis,and treatment［J］. Obstet Gynecol Surv,2007,62(7):461-470.

［3］ ALEXANDRINO G,LOURENÇO L C,CARVALHO R. Endometriosis:A Rare Cause of Large Bowel Obstruction［J］. GE Port J Gastroenterol,2018,25(2):86-90.

［4］ VERCELLINI P,VIGANÒ P,SOMIGLIANA E,et al. Endometriosis:pathogenesis and treatment［J］. Nat Rev Endocrinol,2014,10(5):261-275.

［5］ CHEN H,LUO Q,LIU S,et al. Rectal mucosalendometriosis primarily misinterpreted adenocarcinoma:a case report and review of literature［J］. Int J Clin Exp Pathol,2015,8(5):5902-5907.

［6］ ALBORZI S,RASEKHI A,SHOMALI Z,et al. Diagnostic accuracy of magneticresonanceimaging,transvaginal, and transrectalultrasonography in deep infiltrating endometriosis［J］. Medicine (Baltimore),2018,97(8):e9536.

［7］ YOUNG S,BURNS M K,DIFRANCESCO L. Diagnostic and treatment guidelines for gastrointestinal and genitourinary endometriosis［J］. J Turk Ger Gynecol Assoc,2017,18(4):200-209.

［8］ MOAWAD N S,CAPLIN A. Diagnosis,management,and long-term outcomes of rectovaginal endometriosis［J］. Int J Womens Health,2013,5(8):753-763.

［9］ 中华医学会妇产科学分会子宫内膜异位症协作组. 子宫内膜异位症的诊治指南［J］. 中华妇产科杂志, 2015,50(3):161-169.

［10］ BALLA A,QUARESIMA S,SUBIELA J D,et al. Outcomes after rectosigmoid resection for endometriosis:a systematic literature review［J］. Int J Colorectal Dis,2018,33(7):835-847.

［11］ GARCÍA-MARÍN J A,PELLICER-FRANCO E M,SORIA-ALEDO V,et al. Malignant degeneration of rectal endometriosis［J］. Rev Esp Enferm Dig,2015,107(12):761-763.

第五节 结肠间质瘤

一、概述

GISTs 是一组发生于胃肠道的间叶源性肿瘤,其起源于胃肠道管壁的 Cajal 间质干细胞, 具有向平滑肌及神经组织分化的潜能。GISTs 多发于胃和小肠,发生于结直肠的间质瘤只占 GISTs 的 4%~5%,其中文献报道直肠间质瘤比结肠间质瘤发病率高。结直肠间质瘤大多数 发生在成年人,多见于 50~70 岁,男性较为多见。在浙江大学医学院附属第一医院经 EUS 检查的直结肠黏膜下病变 800 例中,考虑为结直肠间质瘤的有 83 例,占 10.3%。其中 28 例 经过手术治疗及内镜下治疗,最后经病理确诊为结直肠间质瘤的有 6 例,男性 4 例,女性 2 例,年龄在 46~68 岁,平均年龄为 60.7 岁,均位于直肠。上述说明,该病发病率不高,好发 于直肠,且较易误诊。结直肠间质瘤早期无明显症状,部分可出现中下腹不适、隐痛、排便习 惯和大便性状改变等非特异性症状,病灶较大者可出现便血和肛门疼痛。体检时多无相关 体征,但少数患者可以腹部包块为首发体征。直肠间质瘤多发生于直肠的中低位,直肠指诊 可对肿瘤的位置、大小、质地和活动度作出直观判断,对其早期检出和鉴别诊断具有不可忽 视的作用。结直肠间质瘤目前尚未发现有特异性的血清学诊断指标。EUS、CT 和 MRI 均对结直肠间质瘤的初步诊断有一定价值。结直肠间质瘤系黏膜下肿瘤,普通肠镜通常只能发现病灶。结直肠间质瘤的确诊需要组织病理学、免疫组化等检查,90%~95%的胃肠间质瘤表达 CD117,是诊断 GISTs 的特异性抗体。70%~80%的患者表达 CD34,对 GISTs 也具有较高的诊断价值。若结直肠肿瘤具有形似平滑肌和/或神经的梭形肿瘤细胞和上皮样肿瘤细胞、CD117 阳性者(或 CD117 阴性而 CD34 阳性者),且伴平滑肌和神经双向分化或无分化者即可诊断 GISTs,同时可将其危险度分为极低危、低危、中危和高危。关于该病的治疗,目前根据结直肠间质瘤是否局限,分为手术治疗和以伊马替尼为一线的药物治疗。据文献报道,结直肠间质瘤恶性程度高于其他部位的胃肠道间质瘤,且年龄越小,恶性程度越大。近年来随着内镜治疗技术的发展和提高,病灶较小的间质瘤也可以选择内镜微创治疗。总之,GISTs 病灶小、危险度低,如能早期发现、及时治疗,预后则较好。我们的临床体会是,该病发病率较低,容易误诊,关键是及时、准确的诊断,手术治疗和药物靶向治疗效果好,总体预后优于结肠癌。

二、EUS 表现

在临床日常工作中,对于位于肠壁<2cm 的间质瘤病灶,一般可选用 12~20MHz 的超声微探头进行 EUS 检查,经结肠镜的活检腔道,采用水浸法扫描病灶简单、易行,病变若>2cm 可选用环扫或线阵的内镜超声检查术进行 EUS 检查。部分机型可选用 CE-EUS 和 EUS-EG 来帮助诊断和鉴别诊断,必要时可进行 EUS-FNA 以获得病理学诊断。结直肠间质瘤在内镜下表现为黏膜下隆起,表面光整,黏膜结构正常,色泽如常。病灶呈圆形、类圆形,也可呈不规则形,部分较大病灶表面可有一个或多个中心溃疡和出血,质地中硬(图 4-5-1)。在 EUS 下结直肠间质瘤大多起源于固有肌层,也有小部分来源于黏膜下层。多为单发病灶,也可多发,可向腔内生长,也可向腔外生长,通常边界清楚、整齐(图 4-5-2)。肿瘤大多呈低回声,一般回声均匀,瘤体较大时可出现内部回声不均匀,可有强回声斑或无回声区以及边界不规则等改变(图 4-5-3)。CE-EUS 检查可以发现极低和低危的间质瘤病灶呈均匀的等增强表现,中高危的病灶则可出现不均匀的增强和不规则的血管影,EUS-EG 多以蓝色为主。通常病灶周围肠壁层次结构正常,无肿大的淋巴结,但在部分高危患者可在邻近器官探及转移病灶。

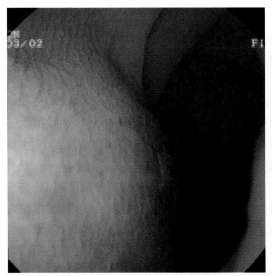
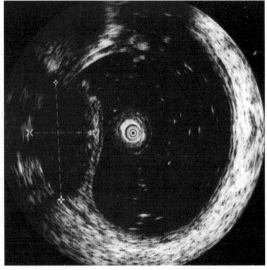

图 4-5-1　直肠间质瘤(表面溃疡)

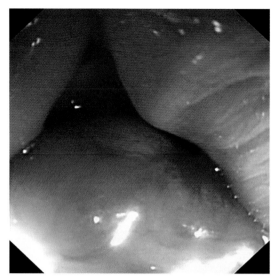
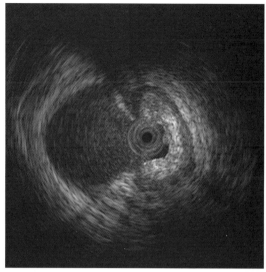

图 4-5-2 肛管间质瘤

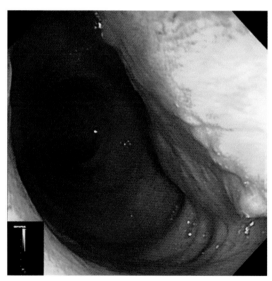
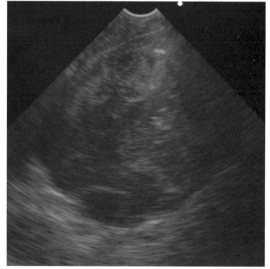

图 4-5-3 直肠间质瘤(回声不均匀)

三、影像学比较

结肠镜检查可发现黏膜下肿块,用于结直肠间质瘤的早期发现。CT 检查不但能对间质瘤的良、恶性进行鉴别,而且定性、定位诊断价值较高,也能判断是否有周围及远处器官转移,对患者的临床诊断、鉴别以及治疗都具有十分重要的意义。典型的 CT 影像表现为良性病灶大多<3cm,密度均匀,形态规则,未见显著钙化点,表面黏膜完整,与周围组织、器官之间的分界清晰,邻近部位没有明显增厚(图 4-5-4)。恶性病灶多>4cm,密度不均匀,且形状多不规则,多呈分叶状,在肿瘤中心存在大小、形态不一的坏死囊变,并有低密度出血区,瘤体边缘与周围组织之间分界不清,经增强扫描可见周围实性部分有明显强化,但中间囊性坏死区未见强化。部分患者存在肝转移和腹腔种植转移情况,累及肠系膜。MRI 检查主要通过信号改变从而反映患者病灶,同时还能通过三维成像,直观地反映患者周围脏器和病变之间的关系,对直肠间质瘤患者病灶成分、范围和定位判断优于 CT 检查,且无辐射(图 4-5-5)。但是,CT 和 MRI 对于 1cm 左右或<1cm 的病灶通常检出率不高,容易造成漏诊。与 CT、MRI 相比,EUS 对肿瘤与周围脏器的关系及腹腔较小转移灶、肿瘤旁细小血管的显示不如 CT,但 EUS 在发现 1cm 以下的病灶及判断病灶确切大小、边界、内部结构及显示病灶的层次起源方面要优于 CT、MRI 检查,且还能进行组织活检。因此,EUS 联合 CT/MRI 检查对于结直肠间质瘤,可显示病变与腔壁的关系、肿瘤血供的来源,提供各种术前信息,对病变的良、恶性进行正确判断和评估。

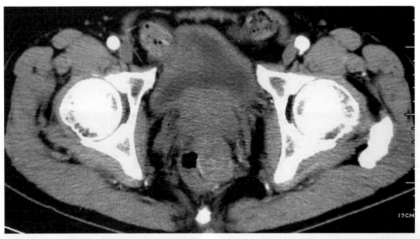

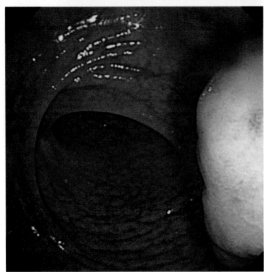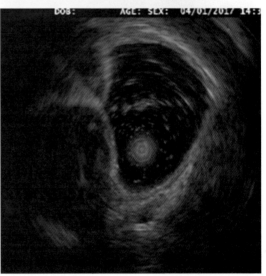

图 4-5-4　直肠间质瘤(CT/EUS)

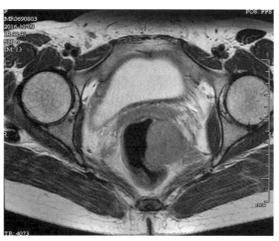

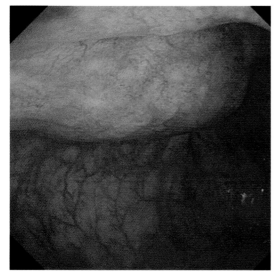

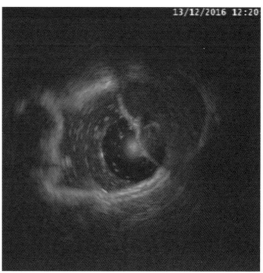

图 4-5-5 直肠间质瘤（MRI/EUS）

四、治疗和随访

2018 年美国 NCCN 指南主张所有间质瘤患者需要接受具有肉瘤诊疗经验的多学科诊疗团队（MDT）的评估，根据肿瘤是局限性可切除还是不可切除或转移性的，来决定进一步处理原则。对于<2cm 的病灶，用 EUS-FNA 及影像学手段评估肿瘤危险度（图 4-5-6），对于出现 EUS 下表现高危因素如边缘不规则、囊性变、溃疡形成、强回声灶以及异质性的间质瘤患者，建议手术切除；反之，可考虑定期的 EUS 随访。对>2cm 的肿瘤，需要考虑手术治疗。对于局限可切除或潜在可切除的间质瘤，需要评估患者是否可能从术前甲磺酸伊马替尼（imatinib mesylate，IM）治疗中获益，从而决定是直接手术还是使用术前 IM 治疗。对于拟行术前 IM 治疗、不可切除或转移性间质瘤，则先取得病理活检，然后根据病理结果，结合手术可切除性，决定直接手术或 IM 治疗，推荐进行基因检测，并在用药期间密切监测病情的发展。浙江大学医学院附属第一医院在 EUS 初步诊断为结直肠间质瘤的患者中，18 例进行外科手术和活检,有 6 例病理证实为间质瘤,术后随访 2~3 年,没有出现复发,病灶较小者经 1~2 年随访复查也未见明显增大。以上说明,该病术前的正确诊断非常重要,EUS 可在结直肠间质瘤的诊断、鉴别发挥重要作用,也可用于较小病灶的随访和观察。

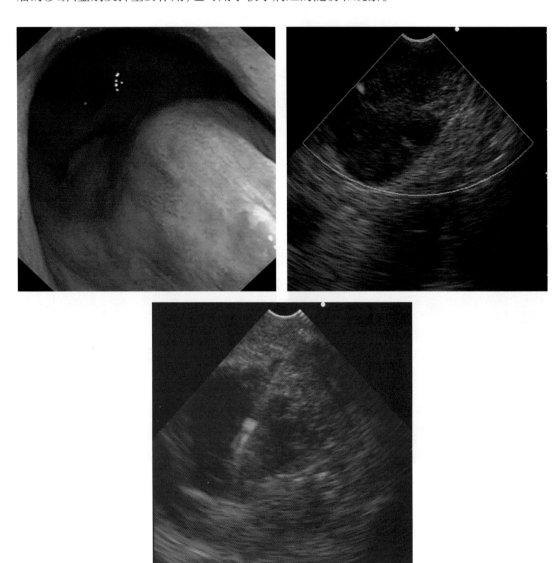

图 4-5-6 直肠间质瘤(EUS-FNA)

===== 参考文献 =====

[1] REDDY R M,FLESHMAN J W. Colorectal gastrointestinal stromal tumors:a brief review[J]. Clin Colon Rectal Surg,2006,19(2):69-77.

[2] NISHIDA T,BLAY J Y,HIROTA S,et al. The standard diagnosis,treatment,and follow-up of gastrointestinal stromal tumors based on guidelines[J]. Gastric Cancer,2016,19(1):3-14.

[3] NISHIDA T,GOTO O,RAUT C P,et al. Diagnostic and treatment strategy for small gastrointestinal stromal tumors[J]. Cancer,2016,122(20):3110-3118.

[4] 王锡山.直肠间质瘤的诊断与外科治疗[J].中华普外科手术学杂志(电子版),2011,5(2):135-139.

[5] 周维霞,丁科枫,殷国建,等.EUS对结直肠黏膜下病变的诊断价值[J].中国内镜杂志,2017,23(6):92-97.

[6] 宁建文,季峰,王丽君,等.265例胃肠道间叶源性肿瘤的临床病理特征及EUS诊断价值[J].中华消化杂志,2006,26(6):381-385.

[7] 胡凤玲,许国强.胃肠道间质瘤的影像学表现及临床价值[J].国际消化病杂志,2008,28(5):388-390.

[8] ZHAO G,WANG M. Updates and interpretations of the NCCN Clinical Practice Guidelines (2018 first version) on gastrointestinal stromal tumor[J]. Chin J Pract Surg,2018,38(5):515-519.

第六节 结肠外压隆起

一、概述

随着内镜技术的不断发展和其临床应用的日益普及,黏膜下病变的发现率也越来越高,而结直肠周围毗邻器官及其良、恶性病变在一定条件下均可产生对结直肠造成不同程度的压迫,从而在进行普通结肠镜检查时出现结直肠腔内隆起灶的征象,因此,区分起源于结直肠壁各层的真性黏膜下病变和由外周组织压迫所形成的假性黏膜下病变显得尤为重要。普通结肠镜、CT等影像学检查对于鉴别肠腔内隆起灶的起源有一定的局限性,而EUS对于外压所造成的假性黏膜下病变诊断的灵敏度和特异度却高达92%和100%,是区别腔内外病变的有效方法。据文献报道,在疑似为胃黏膜下病变中,有约30%其实是由胃外的组织或病变压迫造成的;我们的临床研究发现,结直肠外压隆起的发病率远低于胃外压,约为8.5%。结直肠外压可由其周围邻近器官等正常解剖结构的改变、病变和占位压迫等所致,也可以是扩张的肠管和在肠管周围走行的血管贴压引起的。通常这些外压所造成的黏膜下隆起的位置、形状大小和明显度会随患者体位和注气体量的改变而发生变化,若隆起病变的形状随患者的体位和充吸气量的改变而改变,则要高度怀疑外压隆起的可能。外压为正常组织时,患者通常缺乏相应的消化道症状和实验室检查的改变;而外压为病变组织时,如腹部肿块、子宫肌瘤等,患者可出现相应的临床症状和血清学指标的改变。浙江大学医学院附属第一医院近10年EUS检查初步诊断为结直肠外压病变有71例,包括直肠和结肠各段的外压隆起,直肠部位的外压隆起包括前列腺、子宫、肿大的淋巴结、阴道、宫颈、骶椎椎体、骶骨、子宫肌瘤、血管和血肿等,以病变的前列腺最常见;结肠部位的外压隆起包括脾脏、肾脏、血管、曲张静脉和肠管等压迫所致,以肠管最常见。结肠外压隆起临床上绝大多数都是通过结肠镜检查时发现的,然后再经EUS检查来进行诊断。诊断为结肠外压隆起的病变,因病变在腔外,通常无法进行常规活组织检查,要明确外压病隆起的病因及其性质,通常需要结合其他辅助检查如体表B超、CT/MRI等,包括病史。有关结肠外压隆起的治疗主要是根据外压隆起的原因和病因,可采取对因和对症治疗,对正常组织、器官外压无需处理,部分病例也可随访观察处理;治疗的方法主要包括药物、内镜和手术治疗,我们的临床实践表明,如果外压隆起药物治疗无效,多数需要外科手术治疗,所以术前正确的诊断和鉴别诊断非常重要。外压隆起病变的预后取决于外压隆起病变的性质、病因和病变程度等。

二、EUS 表现

EUS 能清楚显示结直肠壁的层次结构,对于鉴别起源于结直肠壁各层的真性黏膜下病变和由外周组织压迫所形成的假性黏膜下病变具有重要价值。浙江大学医学院附属第一医院在结直肠内镜超声检查术多使用 12MHz 的小探头,虽然能清楚显示肠壁的 5 层结构,但穿透力相对弱,而结直肠肠管和周围组织之间的排列相对疏松,因此对病灶远场及结直肠毗邻器官和结构显示得不够全面、清楚,外压病灶较大时难以显示整体。如果条件允许,可以应用超声结肠镜来明确较大外压病变的性质,但超声结肠镜通常配备医院较少,操作灵活性较差,探查距离有限,因此在没有超声结肠镜配备的情况下,微探头结合 CT/MRI 检查对较大的外压隆起病灶探查是需要的。结直肠外压病变在内镜下主要表现为黏膜下隆起,黏膜表面光整,结构色泽如常,黏膜下隆起可随患者体位的改变和进出气量的多少而改变,部分患者的黏膜下隆起可随肠蠕动波时隐时现;注水后因水压的原因,隆起病灶会变浅或消失。在 EUS 下可见隆起处肠壁结构完整,呈清晰的 5 层结构,外压组织多紧贴于肠壁的浆膜侧。根据 EUS 的这些影像学特征,可以比较清楚地辨别黏膜下隆起是起源于肠壁内还是来源于肠壁外;有时起源于浆膜层、向外生长的病灶需要与外压隆起相鉴别。要明确结直肠外压组织的性质和病因,首先要熟悉和掌握不同结肠直肠部位邻近的组织、器官分布,同时也要熟悉和掌握各种不同组织、器官的超声影像学特征,包括正常时的影像和发生病变的影像变化。目前有关 EUS 诊断结直肠外压隆起的报道比较少,尚没有对结直肠周围不同组织外压的典型 EUS 表现进行一个明确、标准的归纳和总结。前列腺外压的 EUS 表现为直肠壁外栗子形的低回声团块(图 4-6-1);子宫外压的病例表现为直肠前壁半球形低回声结构(图 4-6-2);阴道外压表现为直肠浅隆起,肠壁结构正常,壁外见条状肌性结构(图 4-6-3);骶椎椎体外压的病例表现为直肠壁外锥形低回声结构紧贴,乙状结肠处可探查到与髂部血管贴压(图 4-6-4)。除了正常组织结构的贴压隆起,临床上较有价值的是病理组织结构所造成的结肠外压隆起,肿大淋巴结外压表现为结肠壁外肿大的淋巴结影。较为常见的有肿大子宫肌瘤引起的直肠前壁的外压隆起(图 4-6-5);盆腔肿瘤引起的外压隆起,部分较大的恶性肿瘤因压迫和浸润可造成肠壁不规则隆起伴充血、水肿(图 4-6-6);在降结肠脾曲处可因脾脏肿大或胃、胰等占位病灶造成外压隆起(图 4-6-7);盲肠部位也可出现阑尾脓肿或肿瘤所造成的回盲部外压隆起等,通常阑尾脓肿等炎症引起的隆起,肠黏膜表面会表现为充血、水肿,质地中软(图 4-6-8)。当 EUS 检查不能对外压隆起病变的性质作出诊断时,可采用 CE-EUS 和 EUS-FNA 来帮助诊断和鉴别诊断(图 4-6-9)。应该指出的是,由于 EUS 设备在结直肠中应用的一些局限性,使得结直肠外压病变诊断的困难度远大于胃食管外压病变的诊断。

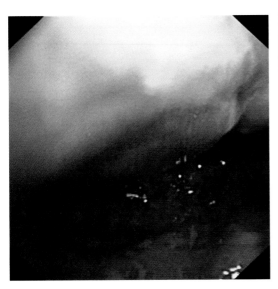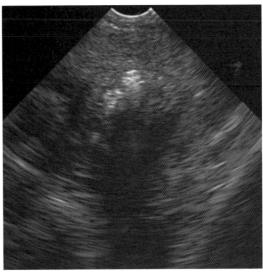

图 4-6-1　直肠外压隆起（前列腺）

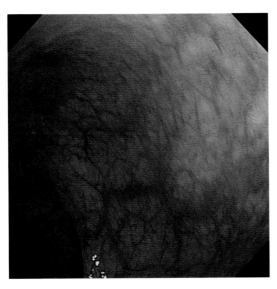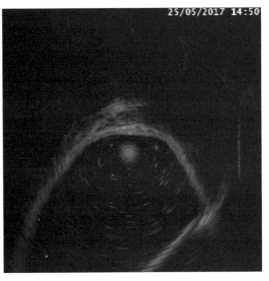

图 4-6-2　直肠外压隆起（子宫）

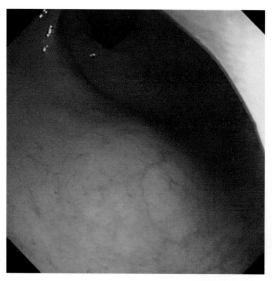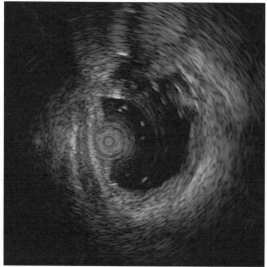

图 4-6-3 直肠外压隆起（阴道）

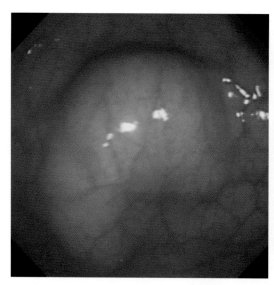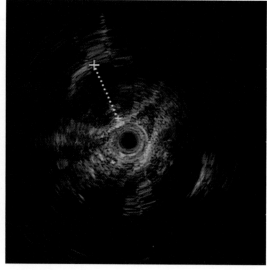

图 4-6-4 乙状结肠外压隆起（血管）

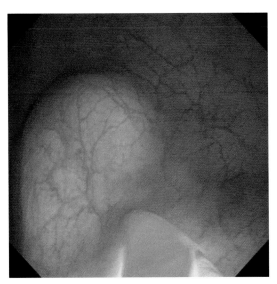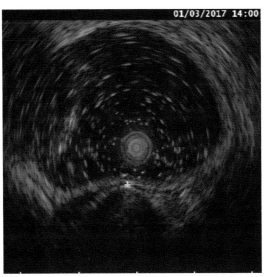

图 4-6-5 直肠外压隆起（子宫肌瘤）

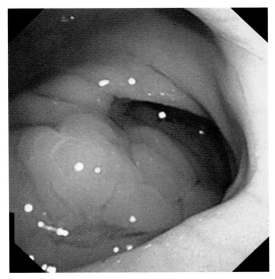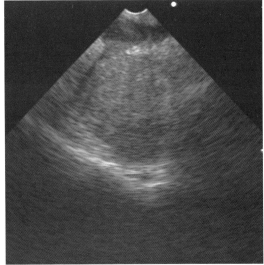

图 4-6-6 直肠外压隆起（癌肿复发）

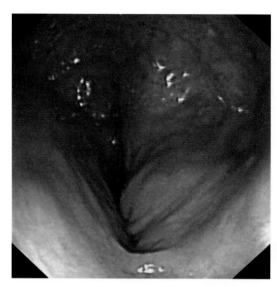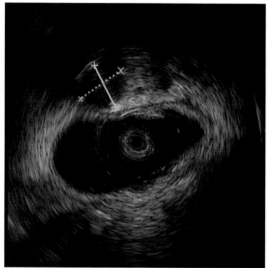

图 4-6-7　脾曲外压隆起（胃癌）

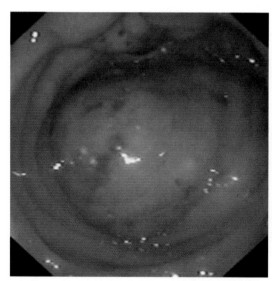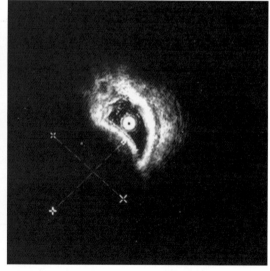

图 4-6-8　回盲部外压隆起（阑尾脓肿）

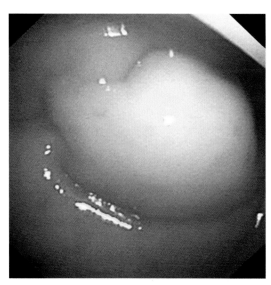
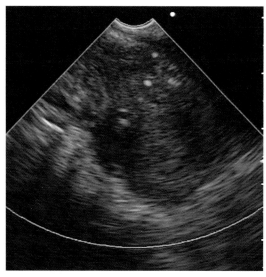
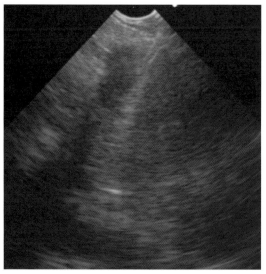

图 4-6-9 直肠外压隆起（盆腔淋巴瘤）

三、影像学比较

有报道显示,CT 和 B 超在鉴别结肠黏膜下病变和外压病变时准确率仅为 19%~28%,而 EUS 的准确率可以高达 100%。普通内镜因不具有超声的功能,无法清楚地显示肠壁结构和肠外组织之间的关系,通常也不被用来诊断结直肠外压病变。当外压为正常组织时,B 超、CT 或 MRI 等检查通常没有阳性发现;而外压为结直肠外的病变组织时,这些影像学检查对于明确外压病变的性质是具有意义的。如子宫肌瘤外压的患者,B 超检查可发现子宫相应位置存在子宫肌瘤。前列腺外压的患者,泌尿系 B 超常提示前列腺良性或恶性增生。回盲部肠管外压的患者,全腹 CT 多提示相邻肠管积气、液平等。对于一些 EUS 无法判断的外压病变,结合相应部位 B 超、CT 和 MRI 等影像学检查的阳性发现,以及相邻脏器与结直肠之间的解剖关系,可以对外压组织的性质作出正确判断。我们的临床实践表明,我们应用 12~20MHz 的微型探头进行结肠黏膜下隆起病变的诊断和鉴别诊断时,大多能够对是否结肠外压隆起作出正确的诊断,但由于微型超声探头探查深度有限,对于较大病灶,需要通过 B 超、CT 或 MRI 来联合诊断外压组织、病变性质,以及病变的整体情况和淋巴结转移状况(图 4-6-10,图 4-6-11)。

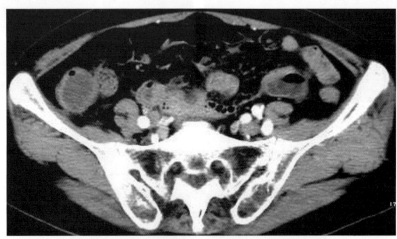

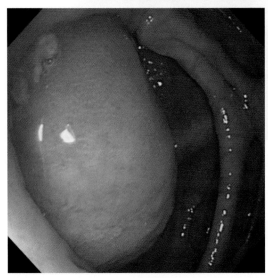
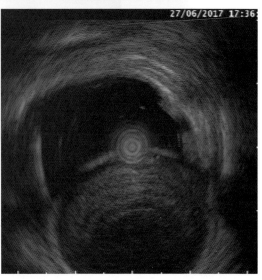

图 4-6-10　回盲部外压隆起(阑尾黏液性肿瘤,CT/EUS)

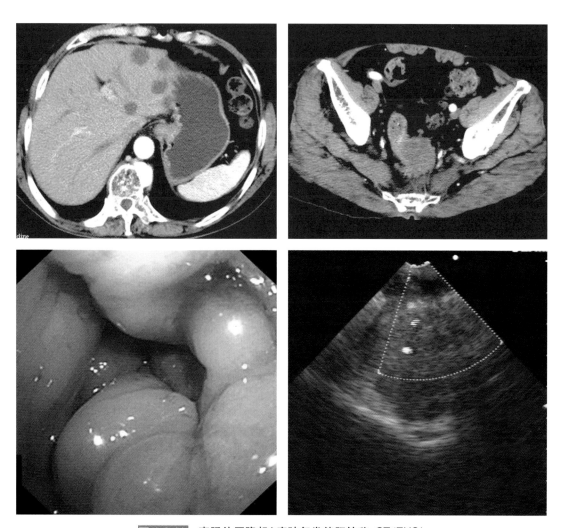

图 4-6-11 直肠外压隆起(癌肿复发伴肝转移,CT/EUS)

四、治疗及随访

EUS 检查对于诊断和鉴别结肠外压隆起具有非常重要的价值,通过检查能够帮助指导科学、合理的治疗和处理方案。若确诊外压的为正常组织,则不需要任何干预和监测措施,能够避免误诊误治和不必要的、弊大于利的外科手术。若 EUS 结合其他相关检查诊断外压的为结直肠周围的病变组织、器官,包括炎症、良性肿瘤、恶性肿瘤等,则需要到相应科室进行治疗处理。我们的临床经验表明,很大部分结直肠外压隆起是由周围正常组织和良性病变引起,多数不需要进行处理,也可以用普通肠镜或 EUS 进行复查随访。部分外压病灶也可以在 EUS 的引导下进行穿刺引流。如果外压隆起是病理性肿大器官、炎症肿块或肿瘤等,可选择药物或外科手术治疗,可用 EUS、CT 或 MRI 等进行疗效评估和术后随访复查。

参考文献

[1] ROSCH T,KAPFER B,WILL U,et al. Accuracy of endoscopic ultrasonography in upper gastrointestinal submucosal lesions:a prospective multicenter study[J]. Scand J Gastroenterol,2002,37(7):856-862.

[2] MOTOO Y,OKAI T,OHTA H,et al. Endoscopic ultrasonography in the diagnosis of extraluminal compressions mimicking gastric submucosal tumors[J]. Endoscopy,1994,26(2):239-242.

[3] LANDI B,PALAZZO L. The role of endosonography in submucosal tumours[J]. Best Pract Res Clin Gastroenterol,2009,23(5):679-701.

[4] KIM T O. Colorectal Subepithelial Lesions[J]. Clin Endosc,2015,48(4):302-307.

[5] CHEN T K,WU C H,LEE C L,et al. Endoscopic ultrasonography to study the Causes of extragastric compression mimicking gastric submucosal tumor[J]. J Formos Med Assoc,2001,100(11):758-761.

[6] MOTOO Y,OKAI T,OHTA H,et al. Endoscopic ultrasonography in the diagnosis of extraluminal compressions mimicking gastric submucosal tumors[J]. Endoscopy,1994,26(2):239-242.

[7] ERKIN O,DILEK O,MEVLUT K,et al. Endosonographic evaluation of patients with suspected extraluminal compression or subepithelial lesions during upper gastrointestinal endoscopy[J]. Eur J Gastroenterol Hepatol,2011,23(7):586-592.

[8] 许国强,金恩芸,厉有名,等.微型超声探头对消化道疾病的诊治价值[J].中华医学杂志,2004,84(2):119-124.

第七节　结肠黏膜下病变的鉴别

一、概述

　　结直肠黏膜下病变分为肿瘤性及非肿瘤性病变,较为常见的包括结肠囊肿、结肠脂肪瘤、结肠神经内分泌肿瘤、结肠间质瘤、结肠子宫黏膜异位等。除了结肠神经内分泌肿瘤、结肠间质瘤等具有恶性和潜在恶性外,大多数结直肠黏膜下病变为良性病变。浙江大学医学院附属第一医院近10年来超声肠镜诊断结肠黏膜下隆起病变总计约800例,其中脂肪瘤例数最多(占30%),其次分别为神经内分泌肿瘤(20%)、囊肿(15%)和间质瘤(12%)等,还有比较少见的如结肠子宫内膜异位症、结肠平滑肌瘤等。从我们的临床资料表明,多数结直肠黏膜下病变无相关的临床症状,大多数病例是在结肠镜检查过程中偶尔发现病灶,少数病例是因病变表面黏膜炎症、溃疡或结肠运动改变等引起的腹胀、腹痛、腹泻、便血、肛门不适感及排便习惯改变等症状就诊检查,并可随着病变体积增大,出现肠套叠、肠扭转、肠梗阻或消化道大出血等严重并发症。大部分结肠黏膜下病变在体格检查时无相关阳性体征,部分已出现相关症状的患者可出现相应的体征,如肠梗阻的体征——腹部包块、压痛等。直肠部位的病灶可通过直肠指诊发现和触诊。在实验室检查方面,除部分神经内分泌肿瘤外,其他结直肠黏膜下病变通常无特异性的血清学指标异常。肠镜检查是发现结直肠黏膜下肿物最常见的手段,由于黏膜下病变位于上皮黏膜层以下,常规活检不易获得病变组织,故常规肠镜检查和活检很难明确黏膜下肿物的起源和性质。该类疾病临床上通常经结肠镜检查发现黏膜下病灶后,再经EUS检查来作出初步的诊断。随着EUS的普及应用,极大提高了结直肠黏膜下病变的诊断准确率,但还是存在不少误诊的情况。有关结肠黏膜下病变的治疗和处理,主要可采取内镜下治疗、外科手术治疗或定期随访观察等;可根据黏膜下病变性质、患者个体状况,并结合病灶大小、位置和层次起源等,选择不同治疗方案。因此,正确诊断和鉴别诊断对于临床上制订科学、合理的治疗方案极其重要,特别是要及时、准确地诊断出恶性或有潜在恶性的病变并及时处理。有关该类疾病的预后,通常与病灶的性质、大小和病变范围有关,大部分结直肠黏膜下病变预后良好。

二、EUS 表现

EUS 同时具有内镜检查与超声扫描的双重功能,对于结直肠黏膜下病变有很好的诊断和鉴别诊断价值。结直肠黏膜下病变因其不同的组织结构,在 EUS 下的表现各具特点,大部分结肠黏膜下病变通过 EUS 检查,对其影像进行认真、仔细地分析后,能够对病变的性质、部位、大小和层次起源等作出正确的诊断,如结肠囊肿、结肠脂肪瘤等,因为这些病变在内镜表象、质地和超声影像等方面具有特征性的表现,EUS 检查后根据其典型的影像学表现很容易作出正确的诊断。容易造成误诊的主要是 EUS 影像相似或 EUS 影像表现不典型的病灶,在结直肠部位容易造成误诊,需要彼此进行鉴别的主要有结肠间质瘤、结肠平滑肌瘤、结肠神经内分泌肿瘤和结肠子宫内膜异位症等。

结肠神经内分泌肿瘤和结肠间质瘤容易造成误诊(图 4-7-1),两者均好发于直肠,均表现为低回声、类圆形和中硬质地的黏膜下肿瘤。但间质瘤通常比神经内分泌肿瘤回声更低、更均匀,边界更清楚和整齐,且绝大部分起源于固有肌层。而神经内分泌肿瘤大多起源于黏膜层或黏膜下层,病灶较小时表面即可出现充血、糜烂或毛细血管显露;而间质瘤在病灶巨大时才会出现糜烂和溃疡,CE-EUS 检查时神经内分泌肿瘤增强比间质瘤更明显。

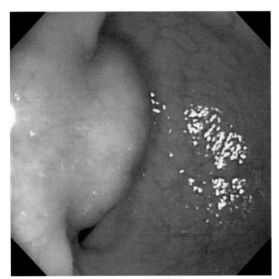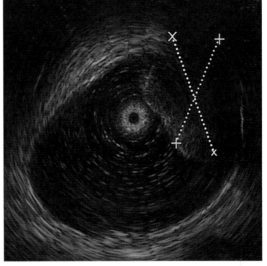

图 4-7-1　直肠神经内分泌肿瘤误诊为间质瘤

结肠平滑肌瘤在结肠发病率很低,但超声影像学特征与间质瘤非常相似,很容易误诊为间质瘤(图 4-7-2)。

少数 EUS 表现不典型的结肠神经内分泌肿瘤也会被误诊为结肠脂肪瘤(图 4-7-3),特别是病灶较小、声像特征不明显时,两者内镜像均可表现为微黄的黏膜下隆起,可都起源于黏膜下层,似中回声,容易造成误诊。必须引起高度重视、认真鉴别,因为神经内分泌肿瘤是潜在恶性的肿瘤,而脂肪瘤是完全良性的病灶,通常脂肪瘤为高强回声灶,起源于黏膜下层,黏膜层完整、均匀,边界清楚。与神经内分泌肿瘤相比,脂肪瘤质地柔软。神经内分泌肿瘤通常回声低于脂肪瘤,大多数起源于黏膜下层或黏膜层(图 4-7-4)。

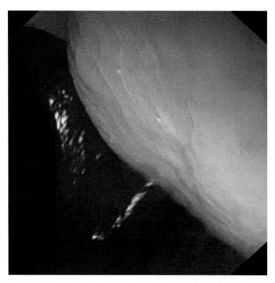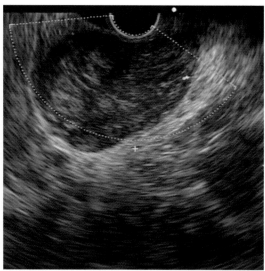

图 4-7-2 结肠平滑肌瘤误诊为间质瘤

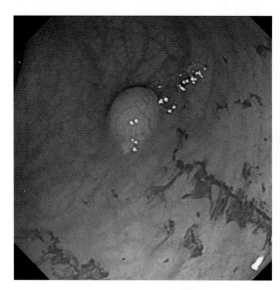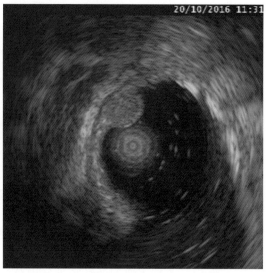

图 4-7-3 直肠神经内分泌肿瘤误诊为脂肪瘤

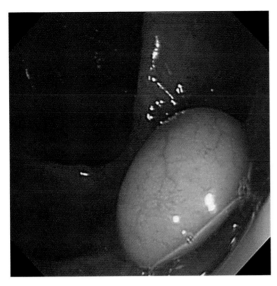
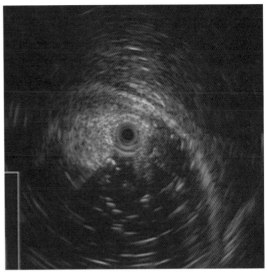

图 4-7-4　结肠脂肪瘤误诊为神经内分泌肿瘤

　　结肠子宫内膜异位症、结肠神经内分泌肿瘤和结肠间质瘤均好发于直肠,三者的 EUS 影像较类似,很容易造成彼此误诊,特别是间质瘤和结肠子宫内膜异位症(图 4-7-5),两者病灶均大多位于固有肌层,低回声,质地中硬。但子宫内膜异位症多由肠壁外浸润至固有肌层,边界不规则、不整齐,病灶形状呈生姜状;内部回声欠均匀,浆膜层多显示不清。而间质瘤多呈圆形和类圆形,内部回声多均匀,边界整齐、清楚,浆膜层完整。

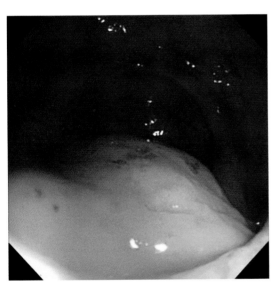
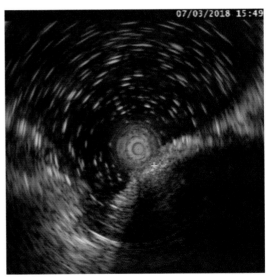

图 4-7-5　直肠子宫内膜异位误诊为间质瘤

　　少数结肠子宫内膜异位症可累及黏膜下层和黏膜层,造成局部肠黏膜表面充血、水肿和糜烂等,也有可能误诊为肠癌(图 4-7-6),特别是病灶较大时,因为都表现为低回声灶、回声欠均匀和边界不整齐、不规则。但是,累及固有肌层的结肠神经内分泌肿瘤和结肠癌通常表现为从黏膜层向浆膜面浸润的顺序和规律,而非从肠壁外侧向黏膜面浸润,常规活检对于结肠癌和部分结肠神经内分泌肿瘤有较好的确诊价值,也可应用 CE-EUS 和 EUS-FNA 等技术来帮助诊断和鉴别诊断。另外,临床症状和随访观察动态变化也有助于彼此间的鉴别,结肠癌等恶性肿瘤通常发展快、有症状,而结肠子宫内膜异位症的病灶动态变化不大,多数无相关症状。

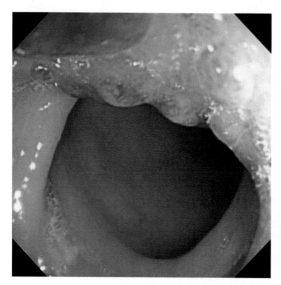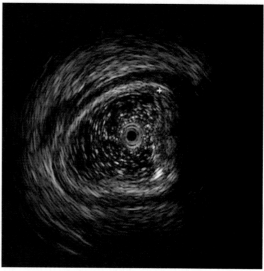

图 4-7-6　直肠子宫内膜异位误诊直肠癌

在我们的临床实践中,也有个别结肠囊肿的病例,因超声影像不典型、表现为囊实相间而误诊为间质瘤(图 4-7-7)。通常囊肿表现为无回声,边界清楚、整齐,后方有增强效应等超声特点,绝大多数起源于黏膜下层,表面黏膜结构正常,质地柔软,有透明感,压之变形,一般诊断不困难,但表现不典型时就会造成误诊误治。因此,临床上遇到囊实相间或 EUS 影像不典型时应综合考虑,必要时也可应用 EUS-EG/CE-EUS 等(图 4-7-8)。

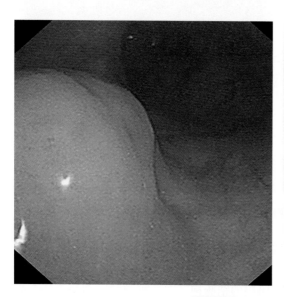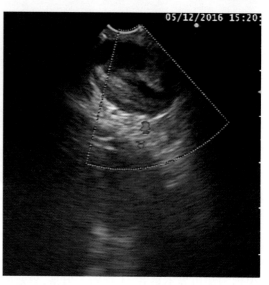

图 4-7-7　直肠囊肿误诊为间质瘤

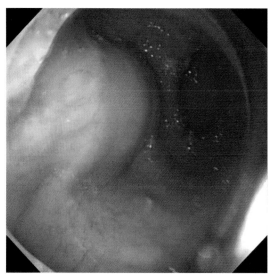
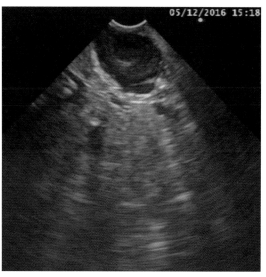
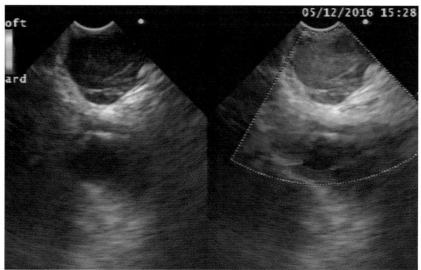

图 4-7-8 直肠囊肿(CE-EUS)

三、影像学比较

EUS 是目前公认的诊断胃肠道黏膜下病变的最佳方法和手段,但在结直肠部位,CT、MRI 可以帮助确定黏膜下病变的位置、估计临床分期和监测转移,对结直肠黏膜下病变的鉴别诊断也具有重要的临床价值。部分结肠黏膜下病变在 CT、MRI 下有较为鲜明的影像特点,如结直肠脂肪瘤,典型的 CT 表现为肠腔内边界清晰的脂肪密度肿块,囊肿 CT 表现为局部肠壁内边界清楚的囊性低密度影,两者增强后均无强化。间质瘤、神经内分泌肿瘤的 CT 表现为结节状或团块影,增强扫描可有不同程度的强化,其中神经内分泌肿瘤 CT 表现与其临床及病理分型相关,强化具有特征性。MRI 能直观反映病变与周围脏器之间的关系,对肠壁结构显示优于 CT,对于判断结直肠黏膜下病灶成分、范围和定位更加准确。CT、MRI 通常可以发现直径为 1cm 以上黏膜下病变,对直径<1cm 的病灶敏感性较低,且在显示病灶确切

大小、边界、内部结构等方面清晰度不如 EUS,但对于较大病灶,判断与周围组织结构关系,尤其在恶性浸润病灶及需明确是否转移时十分重要。因此,在实际临床工作中,尽管 EUS 的诊断和鉴别诊断作用明显优于 CT 和 MRI,仍需要联合腹部 CT 及 MRI 协助诊断、鉴别及评估病灶的整体情况,包括周围淋巴结肿大情况和其他部位的异位病灶等。

四、治疗和随访

不同的结直肠黏膜下病变,因良、恶性程度不一,预后差别也较大,因此采取的治疗手段及随访措施也不尽相同。良性病灶如脂肪瘤及囊肿,若病灶直径<2cm 且无临床症状者,可选择随访观察,一般无需进行治疗和干预,经 EUS 初步诊断后可考虑定期复查。对于间质瘤、神经内分泌肿瘤等恶性或潜在恶性的病灶,则推荐通过内镜下切除或外科手术及时处理,术后定期复查随访。各种结直肠黏膜下病变的具体治疗处理原则和方法见前面各论中的表述。因此,对于结肠黏膜下病变的正确诊断和鉴别诊断,是我们制订科学、合理的治疗处理方案的前提和基础,应用 EUS 等检查手段,对于及时发现及初步诊断结直肠黏膜下病变,特别是发现恶性或具有恶性倾向的病灶,对指导该类疾病的治疗及随访具有极其重要的意义。

===== 参考文献 =====

[1] 许国强,方英,厉有名,等.微型超声探头对消化道疾病的诊断价值[J].中国内镜杂志,2002,8(1):1-3,6.

[2] 金震东,徐灿.中国内镜超声技术发展现状[J].中华消化内镜杂志,2012,23(1):1-3.

[3] 许国强.超声内镜在消化系疾病诊治中的应用[J].现代实用医学,2008,20(5):329-331.

[4] 郭花,盛剑秋,赵晓军,等.消化道黏膜下肿物的内镜及超声内镜下特点分析[J].胃肠病学和肝病学杂志,2012,21(8):719-723.

[5] 张明黎,李为慧,吴正祥,等.经肠镜微探头超声检查对结直肠黏膜下隆起病灶的诊断分析[J].中华消化内镜杂志,2013,30(7):383-385.

[6] 周维霞,丁科枫,殷国建,等.EUS 对结直肠黏膜下病变的诊断价值[J].中国内镜杂志,2017,23(6):92-97.

[7] RAMAGE J K,DE HERDER W W,DELLE FAVE G,et al. ENETS Consensus Guidelines Update for Colorectal Neuroendocrine Neoplasms[J]. Neuroendocrinology,2016,103(2):139-143.

[8] CASALI P G,ABECASSIS N,ARO H T,et al. Gastrointestinal stromal tumours:ESMO-EURACAN Clinical Practice Guidelines for diagnosis,treatment and follow-up[J]. Ann Oncol,2018,29(Suppl 4):68-78.